中西医结合护理研究

陈　丽　雷方芳　高昌琴◎主编

北方联合出版传媒（集团）股份有限公司

辽宁科学技术出版社

图书在版编目（CIP）数据

中西医结合护理研究 / 陈丽, 雷方芳, 高昌琴主编.

沈阳 : 辽宁科学技术出版社, 2024. 8. -- ISBN 978-7
-5591-3741-8

Ⅰ. R47

中国国家版本馆CIP数据核字第2024X3R614号

出版发行：辽宁科学技术出版社
　　　　　（地址：沈阳市和平区十一纬路25号　邮编：110003）
印　刷　者：北京虎彩文化传播有限公司
经　销　者：各地新华书店
幅面尺寸：185mm×260mm
印　　张：17.75
字　　数：350千字
出版时间：2024年8月第1版
印刷时间：2024年8月第1次印刷
策划编辑：王玉宝
责任编辑：李　红
责任校对：康　倩

书　　号：ISBN 978-7-5591-3741-8
定　　价：88.00元

编委会

作者简介

陈丽，毕业于中国医科大学，本科学历，从事护理工作14年，现任四川省护理学会第二届门诊护理专业委员会委员，宜宾市门诊质量控制专委会常务委员。

雷方芳，毕业于重庆医科大学，从事临床护理工作16年，就职于宜宾市中医医院，副主任护师。

高昌琴，从事临床护理工作14年，2009年毕业于川北医学院，大专学历，2015年通过自学获得成都中医药大学本科学历。2009年取得护士执业证书并在宜宾骨科从事临床工作，目前就职于宜宾市中医院，2018年取得主管护师资格证书。

内容简介

　　《中西医结合护理研究》一书介绍了中西医结合护理概论、中西医结合护理学的基本原则、中西医结合护理程序、中西医结合护理常规及方案、中西医结合康复护理与治疗、中西医结合护理管理以及中西医结合护理教育。本书旨在促进基层中西医医务工作者的学术交流，提高其技术水平和医学理论水平。

前　言

现代医学模式和中医学的迅速发展，给中西医结合医学的发展带来了前所未有的机遇，形成了一个新的医学体系。与此同时，中医与西医相互渗透，使得中西医结合护理学得到了快速发展。

中西医结合护理事业持续不断发展，并打开国门走向世界，近几年发展尤为迅猛，具有中国特色的中西医结合的护理事业也迈进了新世纪。中西医结合护理学者、工作者应通过深入学习和总结，以严谨、求实、开拓、创新的科学态度，在各自所从事的专业中，努力寻找交叉点和结合点，交叉兼容、互补创新，以期使中西医结合护理事业更快地发展。

为适应我国中西医结合护理事业发展的需要，我们组织相关学科人员，根据多年的临床经验，参考国内外有关资料，编写了本书。本书以理论联系实际为原则，几经试用、反复修订，最后成文，可供中西医结合专业师生、相关专业人员参考使用。

由于编者水平有限，书中难免存在不足之处，恳请读者指正。

目 录

第一章　中西医结合护理概论

第一节　中西医结合护理概述

中医护理重视"天人合一"的思想，强调局部与整体的协调，重视人体内外环境的统一，并通过辨证施护、三因制宜的方式，针对患者的不同年龄、不同体质和发病的不同季节以及所处的不同环境，采取不同的护理措施。它强调个性化护理，同时兼顾整体调整，符合人类健康需求。西医护理在新的医学模式影响下，更强调有针对性地对临床出现的症状进行及时有效的护理，通过对护理对象和相关事务进行全面评估，根据患者的病情进行估计、诊断、确认结果、计划、实施、评价，是一个动态的、有步骤的护理过程，该过程周而复始，不断循环、不断修正、不断提高。中、西医护理在本质上、内涵上是一致的。如果能够把两者有机地结合起来，把中医理论融入现代护理程序当中，那么中西医结合护理便是一个全面的、整体的、动态的护理。

一、中西医结合护理的概念

护理，《辞海》解释为对伤患者和老、弱、幼、残的照料。常指护士所担任的医疗技术工作，是医疗卫生工作的重要组成部分。按工作性质它分为临床护理和预防保健护理。临床护理包括基础和专科护理。基础护理的基本内容包括观察和记录病情，按照医嘱执行治疗，处理患者的饮食、排泄、沐浴等个人卫生问题，以及病室环境的整洁管理，并对患者进行卫生、保健等方面的指导。结合临床各专科特点进行的护理称之为专科护理。预防保健护理主要在居民区或患者家中进行，内容包括家庭访视、卫生宣教、预防接种、妇幼保健和卫生防疫等工作。在医院工作的护士有时也担任部分预防保健方面的护理工作。

（一）中医护理概念

中医护理是以中医理论为指导，结合预防、保健、康复、医疗活动，对患者及老、弱、幼、残等健康及亚健康者加以照料，并施以独特的护理技术，以保护和促进人类健康。

（二）西医护理概念

西医护理是增进和保持健康，预防疾病，有利于疾病的早期发现、早期诊断、早期治疗的活动，通过护理、调养达到康复的目的。护理概念是根据国家和社会的需求而变化的。美国护理协会对护理的定义：护理是诊断和处理人类对存在或潜在的健康问题的反应。这一定义强调人的行为反应。

（三）中西医结合护理概念

中西医结合护理是一个涵盖内容丰富，多层次、多方位的学科。《中国中西医结合研究会章程》提出：中西医结合就是运用现代科学（现代医学）知识与方法，加强中西医结合研究。因此，中西医结合护理概念应从两个方面阐述。

1.广义概念

中西医结合护理是取中医护理、西医护理以及新兴边缘学科的护理研究之所长，运用现代科学知识（现代医学知识、现代护理学知识，结合中医护理知识方法，探讨人类增进健康和保持健康的护理）过程。它也是提高人类生活质量而采取的一切措施与实践过程。

2.狭义概念

中西医结合护理是在全面了解患者有关情况的基础上，以整体观念和辩证分析为依据，通过中、西医护理方法（护理措施）来解决或部分解决患者身心存在和潜在的健康问题的系统化护理过程。

二、中西医结合护理概念的范畴

1.护理知识与技术的结合

西医院校毕业的护理人员通过学习掌握中医理论和技术，并能应用中、西医护理的理论和技术，具备中、西医护理两套本领。

2.护理模式的结合

中医护理的辩证施护、整体观念与现代的生物－心理－社会医学模式相辅相成，进行以人为中心的系统整体护理。

3.临床护理的结合

临床护理中要将治疗和预防相结合，中医护理技术与西医护理技术并用，中西医护理方法和先进仪器使用相结合。

4.护理过程的结合

在护理实践过程中，以西医辨病、中医辨证相结合进行护理实践。

5.护理教育的结合

在护理教育（课程设置、教学方法、教材内容等）中，实施中西医结合教育，培养中西医结合型护理人才。

6.护理科研的结合

在护理科研的思路、方法、选题、设计、分析过程中，实行中西医结合的理论和方法。用现代科学实验数据来论证中西医结合护理科研成果。

三、中西医结合护理学的目标

1.近期目标

逐步理顺中西医结合护理的理论基础、技术操作、护理模式、护理管理程序，提高中西医结合临床护理水平，为中西医结合护理学提供理论支持与验证。

2.远期目标

继承和发扬中国传统医学，进行跨学科的综合研究。从中西医结合的思路与方法上对基础护理、临床专科护理、护理教育、预防保健等进行多层次、多学科的研究，实现从实践到理论的中西医结合护理与其他学科的融会贯通，创立具有中国特色的中西医结合护理学科。

第二节　中西医结合护理学的发展

护理学是一门独立学科。护理学由简单的、医学的辅助学科，发展成为现代的、独立的一门学科，是由人类生产、生活和人民保健事业对护理工作越来越高的需求所决定的。研究护理学发展史，实质上是纵观护理事业的发展过程和规律，探讨护理事业的发展方向，同时介绍历史上中外护理学家的成就和贡献，以此激励医护人员的积极性，使之振奋精神，更好地为现代护理事业而奋斗。

一、中国传统医学与护理

护理有着极其悠久的历史。巴甫洛夫曾说："有了人类，就有医疗活动，也就有了护理。"考古学证实在石器时代,从打制石器到磨制石器,即出现了"砭石"和"石针"。东汉人许慎在《说文解字》中解释砭石为"以石刺病也"。从护理角度推测,当时的原始人类已经学会用石治病,如以烧热的石块做热疗,以石块捶拍、刺压疼痛部位来解决疼痛,以石针刺破脓疡等,这些都是护理技术的雏形。《礼含文嘉》载:"燧人始钻木取火,炮生为熟,令人无腹疾。"说明人类自发明"用火"手段后开始食用熟食,同时意识到饮食与胃肠疾病的关系。《汉书·食货志》中就有"酒为诸药之长"的说法。酒在医学上的应用是祖国传统医药学的一大发明,古文中的"醫"字从酉(即酒),是由酒能治病演化而来的。可以说这些就是护理技术的萌芽。

祖国医学强调"三分治七分养"。"七分养"实际上就是护理。护理学的内容中很大部分就是研究"七分养"的科学。中国自古以来都是医、药、护不分的,许多医学家在治病和用药的同时十分重视护理。

我国古代杰出的名医扁鹊反对迷信巫术,重视病情的观察。《扁鹊仓公列传》就引用了他的言论:"切脉、望色、听声、写形、言病之所在。"这不仅为创立脉学做出了重大贡献,而且提出了观察病情的方法和意义。这在现代中、西医及护理中均属重要内容。

我国现有的最古老的医学专著《黄帝内经》不但详细记载了医学理论,也阐述了不少护理内容。如《黄帝内经·素问》提道:"病热少愈,食肉则复,多食则遗。此其禁也。"这说明了热病的反复与调节饮食有关。又如《灵枢·百病始生》中:"黄帝问于岐伯曰:夫百病之始生也,皆生于风雨寒暑,清湿喜怒。喜怒不节,则伤藏,风雨则伤上,清湿则伤下,三部之气,所伤异类。愿闻其会。岐伯曰:三部之气,各不相同。或起于阴,或起于阳。请言其方。喜怒不节则伤藏,藏伤则病起于阴也;清湿袭虚,则病起于下,风雨袭虚,则于上,是谓三部,至于其满腔热情,不可胜数。"这说明六淫之邪和七情不和会在身体内的不同部位导致疾病。《黄帝内经》在病因学方面记载了引起疾病的多种因素,包括精神、生活失常、自然环境和气候的剧烈变化、饮食不节、五味失调、醉酒等。这些病因学理论与现代护理学提出的护理要求很符合,即护士应了解不同患者的不同致病因素,因人而异地进行心理护理、生活护理,更应该注意自然环境和社会环境的影响,给予个别护理。

东汉三国时期,杰出的医学家华佗在医治疾病的同时,竭力宣传体育锻炼。他说过:"人体欲得劳动,但不当使极耳。动摇则谷气全消,血脉流通,病不得生……"

他模仿虎、鹿、熊、猿、鸟5种动物的动作姿态，创编"五禽戏"以活动全身、头腰、四肢及各个关节。他提倡坚持适当的运动，才能促进血液循环，增益消化功能，增强体质，抵抗疾病。他创编的"五禽戏"流传至今。

唐代的孙思邈是经验丰富的民间医师，所著《备急千金要方》一书说："夫为医之法，不得多语调笑，谈谑喧哗，道说是非，议论人物，炫耀声名，訾毁诸医，自矜己德。"他提出了医护人员的自身修养和正确的服务态度。其中还记载"凡衣服、巾栉、枕、镜，不宜与人同之"等，宣传传染病隔离知识。以细葱叶去尖，插入尿道，尿出尿液，是他首创的导尿法。此术改革后，沿用至今，成为解除尿潴留患者痛苦的有效措施。

宋代《医说》一书记有："早漱口，不若将卧而漱，去齿间所积，牙亦坚固。"同一时代的名医陈自明的《妇女大全良方》提供了大量妊娠期和产前、产后的护理知识。这说明了口腔护理和产科护理在宋代即已得到人们的重视。

明、清之际，瘟疫流行，先后出现了不少专门研究传染病防治的医学家和一大批有关瘟病的医学名著，其中包括许多消毒隔离的护理技术，如胡正心医师提出用蒸气消毒法处理传染患者的衣物。当时还流行用燃烧艾叶、喷洒雄黄酒为空气和环境消毒的方法等。

《黄帝内经》一书十分重视人体对疾病的自身防御能力，称之为"正气"，而引起疾病的内外因素谓之"邪气"，提倡加强自身防御，"扶正祛邪"中国古人的总结。在国外，19世纪英国护理学创始人南丁格尔也十分强调人的自身能力。她说过"……只有患者的自身能力才能治愈伤病。外科从肢体中取出了子弹，去掉了治疗的障碍，然后人的自身能力进行修补和治疗，使伤口愈合了"，她还说过"在任何情况下，护理都是帮助患者，使他处于最佳状态，以便他的自身能力去更好地治疗他的疾病"。这两种学说不谋而合，而我国的《黄帝内经》却比南丁格尔领先了两千多年。更值得一提的是，《黄帝内经》积极号召预防疾病，"圣人不治已病治未病"。还要求做到防微杜渐，不要等到病入膏肓再治。所谓"上工救其萌芽"，即是早防早治的意思。这与我国现代卫生政策中"预防为主"的精神一致。

祖国医学历史悠久，内容丰富，是历代劳动人民和医学家们长期与疾病做斗争的智慧结晶，古代大量的护理操作和护理理论得到重视并广为运用。我们在学习现代医学科学的同时，应研究祖国医学中有关护理的内容，发展中西医结合的护理学，使之发扬光大。

二、中国现代护理发展概况

早期的医药和护理是一体的，护理实践是与医药活动联系在一起的，医护教育也是通过口授和医书来传递医护知识和经验的。随着时代的进步以及人们对卫生保健、医疗护理的要求逐渐提高，在西方国家的影响下，医护各成专业，分工合作，各司其职，条件逐渐成熟。19世纪中叶，我国的护理专业和护理学逐步形成。

中华人民共和国成立后，随着卫生事业的发展，我国护理工作进入了一个新的时期。在"面向工农兵、预防为主、团结中西医、卫生工作与群众运动相结合"的国家卫生工作总方针指引下，我国护理工作有了迅速的发展。

随着医学科学的发展、社会的进步，医学模式已由生物医学模式转为生物、心理、社会医学模式。护理学的地位、任务、作用和目标也随之发生了很大的变化。护士既是治疗疾病的合作者，又是预防疾病的宣传者，还是家庭护理的教育者和社区护理的组织者。护士专业化和多面化的完美结合将使以患者为中心的整体护理得以进一步发展，护理的目标不仅是满足患者生理上的需求，还力求达到患者心理和社会的良好适应。

三、中西医结合护理的发展概况

（一）中西医结合医学的发展促进了中西医结合护理学的发展

自从西方医学传入我国之后，我国一些医家接受西方医学，接受科学真知，取彼之长，补己之短。唐宗海、张锡纯等医家提出了"折衷归一，衷中参西"等中西医汇通互参之论点。接受西方医学的新经验、新技术、新论点，实为中西医结合的尝试和先驱。汇通派开中西医结合的先河，在中西医结合的漫长曲折的历史中迈出了第一步。

中医学和现代西医学无论在理论和技术手段上，尽管都有其特殊的优势和不同，但护理的对象都是人。人的各个组织、器官、系统，相互影响、相互作用，构成一个统一的整体。单纯中医护理和单纯西医护理都远远不能满足人类越来越高的护理要求。

在现代科学技术的迅速发展和新兴的综合性学科的巨大作用下，人类的思维发展逐渐摆脱形而上学而选择了唯物辩证法。这就注定了中医学与西医学的辩证结合，从而也促使护理学科必须走中西医结合的道路，以及中西医结合护理学必须与其他

6

相关科学之间相互渗透，与社会科学相互渗透，与控制论、信息论、系统论相互渗透。同时在渗透的过程中又不断分化和综合，形成一个无限循环上升的辩证统一的过程。如此，中西医结合护理学科才能得以不断发展和提高。

（二）中西医结合护理学发展的有利因素

（1）现代的医学模式和中医学的整体观念有着内在的联系，启发人们进行中西医结合护理模式和护理方法的实践。

（2）人们在长期的中医和西医相结合的临床护理实践中获得了丰富的临床护理经验，从而逐渐具备了中医和西医两方面的理论知识和临床经验。

（3）边缘学科的兴起，丰富了护理的理论知识和临床技能，促进了人们对中西医结合护理学科的探讨和研究。

（三）中西医结合护理学发展的客观条件

《中西医结合医院分级管理标准》于1993年颁布，它对中西医结合护理管理标准和中西医结合护理特色提出了具体要求。

1）《中西医结合医院分级管理标准》从6个方面对中西医结合护理管理标准提出了具体要求：①组织管理。②人员编制。③制度管理。④护理部管理要求。⑤护理单位（病区、门诊室、急诊室、手术室、供应室、产房、婴儿室及重症加强护理病房、冠心病监护病房等）管理要求。⑥护理技术要求。

2）《中西医结合医院分级管理标准》对中西医结合护理特色的具体要求。

（1）对护理管理人员提出了中西医结合护理理论、技术能力以及管理水平的要求：①对护理部主任的要求是具有中西医结合护理理论水平和组织管理能力。②对科护士长的要求是具有相应专科的中西医结合的护理理论和技术能力。③对护士长的要求是具有相应专科中西医结合护理理论和技术能力。

（2）对中西医结合护理人员的培训要求：①西医卫校毕业护士脱产或半脱产学习中医理论半年以上者占护士总数50%以上。②护理部每季度一次中西医结合护理业务学习或护理查房。

（3）对中西医结合护理特色的理论、技术、职责、制度要求。

（4）对中西医结合护理资料信息分析的要求。

（5）对中西医结合单病种护理质量标准的要求。

（6）对中西医护理技术操作要求和先进仪器的使用要求。

（7）对结合护理教学的要求：①有进修护士（师）教学计划、课程安排要求。②有中西医结合专科护理学习班要求。

（8）对中西医结合护理科研的要求：①科研组织落实。②有全院护理科研网络系统。③有科研立项。④有科研论文。

第三节　中西医结合整体护理

一、中西医结合整体护理概念

随着医学模式的转变，护理学的模式也实现了从以疾病为中心到以患者为中心的巨大转变，护理不再是单纯的疾病护理，而是针对患者的一种整体护理，美国学者率先提出了系统化整体护理（Systematic Approach to Holistie Nursing Care）的概念，系统化整体护理是以人为中心，以现代护理观为指导，以护理程序为基础框架，并且把护理程序系统化地运用到临床护理和护理管理中去的指导思想，目标是根据人的生理、心理、社会、文化、精神等多方面的需要，提供适合的最佳护理。

中西医结合整体护理是将中医辨证施护与西医系统化整体护理进行有机结合而产生的新的护理模式，是在西医系统化整体护理的基础上，根据中医辨证、西医辨病提出护理问题，并对护理问题进行辨证分型，制订护理计划，然后组织实施和进行护理效果评价的过程。

二、中西医结合整体护理理论基础

中西医结合整体护理的产生和形成，是以中医的整体观念、辨证论治和新的医学模式作为理论基础的。

1. 中医的基本观点为理论依据

整体观念作为中医学理论中一个最显著的特征，强调人与自然，以及人体自身保持和谐统一的整体观思想，并把它贯穿于整个养生、保健和疾病的治疗、康复过程中。比如，中医根据四季气候变化的特点，强调人要积极地适应自然的变化，与自然保持和谐统一，以维持人体自身的和谐平衡，调动和提高人体自身抗御疾病的能力，即中医所说的"正气存内，邪不可干"。中医这种天人合一的整体观思想、以人为本的辨证论治方法，使中医形成了简、便、验、廉的医疗特色。中医在整体观思想指导下，养生、治病强调的是适应自然、和谐统一，而不是改造自然、祛除疾病。

"辨证论治"是中医精神实质。"辨证施护"则是中医对疾病的一种特殊的研究和护理方法。辨证和施护在护理疾病的过程中相互联系，不可分割。而且是理论联系实际的具体体现。辨证施护注重人、病、证三者之间的关系。

"同病异护"指相同症状由于引起疾病原因（机体自身、地区、季节）不同而采取不同的护理措施，如感冒，因发病季节、致病因素不同可表现为风寒证和风热证，只有把风寒证和风热证辨别清楚才能正确施护。又如腹胀，中医认为"不通则痛"，无论何因引起的"不通"皆可致痛。治疗腹痛根据"通则不痛"的理论依据，以"通"为原则，按临床表现采取不同的"通法"。护理同样以"实则攻之、虚则补之，寒则热之、热则寒之，气滞者理气、血瘀者活血"确定护理措施。

"异病同护"指不同疾病在其发展过程中，由于出现了相同的病机，可采用同一护理方法。例如，子宫脱垂和脱肛是不同的病，但均表现为中气下陷证，都可采用提升中气的护理方法，即注意休息、避免过劳，以培育中气，可针刺百会、关元等穴位，以补中益气。中医护理不着眼于病的异同，而是着眼于病机和症状的异同，相同的病机或证可采用基本相同的护理方法。不同的病机或证要采用不同的护理措施。所谓"证同护亦同、证异护亦异"，实质是由于"证"的概念中包含着病机在内的缘故，这种针对疾病发展过程中不同质的矛盾用不同的方法解决的护理方法就是辨证施护。

2. 新的医学模式的影响

随着时代发展，人们逐渐认识到健康与否或疾病是否发生还与社会、行为和心理等因素有关。因此，20世纪70年代末以来人们倡导生物－心理－社会医学模式。人不仅是一类高级生物，而且还具有社会属性，文化、伦理等因素都影响着人。这些因素不仅诱使着许多疾病的发生与发展，并能决定健康长寿与否，或许多疾病的发展和转归。因此，生物－心理－社会医学模式能指导人们更全面客观地观察和解决现代的健康和疾病问题，特别是对极其复杂的肿瘤之类疾病的病因、病机及防范等的认识和应对，将更凸显其重要意义。所以我们在进行中西医结合整体护理的过程中，要尽可能保持患者身心协调，与自然环境协调，护患关系协调，以及社会关系协调，从而促进患者的身心康复。

三、中西医结合整体护理的意义与启示

中西医结合整体护理，着重探讨中医、西医护理之间的异同点，探索其结合的途径。它的开展促进了临床护理效果的提高。

1. 中西医结合整体护理是中、西医护理学融会贯通的桥梁

中医护理学和西医护理学是在不同历史条件和社会背景下，经过长期实践和总结形成的两种不同的医学护理学体系，中西医结合整体护理的开展，做到了取中、西医护理之长，从实践到理论，再从理论回到实践，周而复始，在不断循环中前进，从而架起中、西医护理学之间一座融会贯通的桥梁。

2. 中西医结合整体护理真正继承和发扬了祖国传统医学

同时进行跨学科的综合研究，实现了从实践到理论的中西医结合护理与其他相关学科的融会贯通与协调发展，创立了具有中国特色的中西医结合护理学事业。

第四节　中西医结合护理人员应具备的素质

随着时代进步，社会对健康服务需求不断提高，对医护人员的综合素质要求也不断提高，中西医结合护理人员的任务已不再是仅仅帮助患者解除病痛，还要用中西医理论和技能指导人们增进健康，满足患者及社会的健康需求。中西医结合护理人员要具备多方面的能力素质才能胜任工作。

一、具有较高的思想素质

护理人员首先要热爱护理事业，要有崇高的护理道德和奉献精神，有高度的同情心和责任感，做到想患者所想，急患者所急，以患者为中心，全心全意为患者提供优质护理服务，爱岗敬业，忠于职守，认真完成各项护理工作。同时，要不断提高社会责任感和自尊感，充分认识和肯定护理工作对人类发展、国家兴旺和社会发展进步的重要使命，有为中西医结合护理事业做出贡献的决心。要有高尚的道德情操，热爱本职工作，充分调动工作的积极性，发扬人道主义精神，自觉学习医德医风有关知识，廉洁自律，加强自身修养。

二、具备扎实全面的专业理论知识

中西医结合护理人员不仅要掌握西医基础理论、基础护理及专科护理理论，还要掌握中医基础理论、中医护理基础知识。在情志护理、中医特色护理、健康宣教及护理记录书写中能够以中医整体观为指导，以护理程序和辨证施护为方法，对患者实施全方位的护理。

三、拥有高超的护理技能水平

中西医结合护理人员不仅要掌握娴熟的西医护理的各项操作规程，又要掌握中医护理技术操作常规，如针灸、刮痧、拔罐等，并能熟练应用于临床实践。在实际操作中要严格执行各项规章制度，如查对制度、分级护理制度、交接班制度等。

护理人员要有应急处理突发事件的能力以及良好的沟通协调能力。如果患者病情突然出现紧急情况，护士要沉着冷静、反应敏捷，忙而不乱地进行必要的护理技术操作，挽救患者生命，保持病情稳定，促进患者康复。同时与患者及家属做好沟通、解释、安慰等工作，以取得患者及家属的信任和配合。

护理人员要有主动获取知识的能力，通过互联网等渠道快节奏地获取信息，掌握先进的理论与技术。同时能够灵活运用所掌握的知识，能将其真正运用于临床实践中，并在实践中不断总结，以促进自己的理论知识水平不断提高。

四、其他方面素质

1.多方面的综合能力素质

护理是多学科的综合，因此，作为一名中西医结合护理人员还应学习心理、人文科学及管理等多方面的知识。

2.要具备"慎独"精神

"慎独"指一人独处的时候，也能够谨慎行为、坚持原则，在工作上表现为具有良好的职业道德。慎独修养在护理工作中有着特殊的伦理道德价值和实践指导意义。具备慎独修养，做到无论顺境逆境，不管有无他人监督，不管患者有无感知，对患者服务的热情态度始终如一，在任何时候都不会做违背患者利益的事情，从而真正提高护理质量。保护患者利益，促进患者康复，同时提高自我价值及认同感。

3.要具有良好的身体素质

紧张忙碌高负荷的护理工作要求护理人员必须有一个健康的身体。平时注意合理安排生活作息、劳逸结合、合理饮食、情绪乐观、精神愉快，能以旺盛的精力和积极的心态投入工作，同时还要保持端庄文雅的仪表、体态、举止，文明礼貌。

第二章 中西医结合护理学的基本原则

第一节 以辩证唯物主义为指导思想

中西医结合护理学是医学的一个分支，属于自然科学范畴，辩证唯物主义思想是中西医结合护理学指导思想的哲学基础。

中医学理论体系基本形成于战国到秦汉时期，其理论的哲学基础是人们直接的感受和体验，在古代朴素的唯物论和自发的辩证法思想的指导下，通过长期的医疗实践使理论体系不断发展和成熟。西医学源于古希腊时期，实验的方法和系统的人体解剖为其发展奠定了坚实的基础，西医学充分利用自然科学的先进成果获得了迅速发展，就其哲学基础而言仍然沿袭了机械唯物论的观点，这两种理论体系有优势和劣势，只有两者相辅相成、融会贯通，才能更好地发展人类的医学护理事业。

我们在进行中西医结合护理工作中，必须在辩证唯物主义思想的指导下，"一分为二"地认识中医和西医护理的优缺点，坚持"古为今用、洋为中用"，既认真继承中医精华，又不忽视现代医学的学习。

中医学的基本特点是"整体观"和"辨证施护"。中西医结合护理也具备这两个特点。

一、整体观

中医认为人体是一个统一的整体，通过经络将人体各部分有机地联系在一起，体现脏腑之间，脏腑与各组织之间的生理功能与病理反应。人与自然界息息相关的天人合一论，表明人与所处的外部环境也是一个整体。外界的各种变化，必然会影响人体生理与病理反应。中医护理强调的"天人相应"的整体观、自然观和"以患者为本"的指导思想与现代护理学"以人为中心"的整体护理理念不谋而合。

（一）人体是有机的整体

人体是由若干脏腑、组织和器官组成的，各脏腑、器官和组织都有着不同的功能，如心主血脉、主神志，肺主气、司呼吸，主宣发和肃降，又有通调水道和朝百脉之功能等。但五脏各自的功能又都是整体活动的一个组成部分，所以它们在生理上又是相互影响、相互协调的。例如，心与肾，心在五行属火，位居于上属阳；肾在五行属水，位居于下属阴。根据阴阳、水火升降理论，位于下者以上升为顺，位于上者以下降为和，所以心火必须下降于肾，而肾水必须上济于心，这样心肾之间的生理功能才能协调，称为"心肾相交"或"水火相济"。反之，若心火不能下降于肾，而心火独亢，肾水不能上济于心，而肾水凝聚，这样就会出现以失眠为主症的心悸、怔忡、心烦、腰膝酸软等"心肾不交"或"水火失济"的病理表现。又如，心与肝也有同样的关系，只有心主血脉功能正常，血运正常，肝才有藏。若肝不藏血，血运也必然失常。这说明五脏一体观反映人体内部器官是相互关联而不是孤立的。

另外，人体的局部和整体也是辩证统一的，人体某一局部的病理变化往往反映全身脏腑气血、阴阳的盛衰。因此，我们在护理患者时，必须从整体出发，通过观察患者的外在变化，了解机体内脏病变，从而提出护理问题和采用护理措施，使疾病早愈。如临床上见到口舌糜烂的局部病变，实质是心火亢盛的表现。因心开窍于舌，心又与小肠相表里，患者除口舌糜烂外，还可有心胸烦热、小便短赤等证候表现。在护理上除局部给药外，还须嘱患者保持情志舒畅，不食油腻煎炸辛辣等助热生湿之品，宜食清淡泻火之物，如绿豆汤、苦瓜等，以通过泻小肠之火而清心火，使口舌糜烂痊愈。

（二）人与自然界具有统一性

人类生活的自然界中存在着人类赖以生存的必要条件，同时，自然界的变化又可直接或间接地影响人体，从而使人体相应地产生生理性反应，这些反应若超越生理范围，则产生病理变化。

自然环境对人体的影响包括以下方面：①季节气候对人体的影响。在一年四季气候变化中，有春温、夏热、秋凉和冬寒的气候变化规律。万物在这种气候变化的影响下就会有春生、夏长、秋收和冬藏等相应的变化。人体也不例外，必须与之相适应才能保持身体健康。《灵枢·五癃津液别》中记载："天暑衣厚则腠理开，故汗出……天寒则腠理闭，气湿不行，水下留于膀胱，则为溺与气。"这说明春夏阳气发泄，气血易趋于体表，皮肤松弛，故疏泄多汗等；而秋冬阳气收敛，气血易趋于里，表现为皮肤致密，少汗多尿等。②昼夜黄昏对人体的影响。在昼夜黄昏的阴阳变化过程中，虽在幅度上不像四季气候变化那样明显，但人体也必须与之相适应。《素问·生气通天论》中说："故阳气者，一日而主外，平旦人气生，日中而阳气隆，日西而阳气已虚，气门乃闭。"《灵枢·顺气一日分四时》记载："以一日分为四时，朝则为春，日中为夏，日人为秋，夜半为冬。"人体阳气这种昼夜的变化，反映了人体生理活动能动地适应自然变化。昼夜晨昏的变化，同时也影响着疾病。《灵枢·顺气一日分四时第四十四》中记载："夫百病者，多以旦慧昼安，夕加夜甚……朝则人气始生，病气衰，故旦慧；日中人气长，长则胜邪，故安；夕则人气始衰，邪气始生，故加；夜半人气入脏，邪气独居于身，故甚也。"这说明一般疾病之所以大多白天病情较轻，夜半加重，是因为早晨、中午、黄昏、夜半人体的阳气存在生、长、收、藏的变化规律，因而疾病也随之出现慧、安、加、甚的变化。综上所述，人体的生理和病理变化是随四时气候的变化而相应地改变。

针对人与自然的统一性，在护理上还应做好气象护理。根据春生、夏长、秋收、冬藏的自然规则，做好四时的生活起居护理。例如，春三月，应夜卧早起，广步于庭，披发缓行，以使志生，以春气之应养生；夏三月，应夜卧早起，无厌于日，使志无怒，使气得泄，以夏气之应养长；秋三月，早卧早起，与鸡俱兴，使志安宁，使肺气清，以秋气之应养收；冬三月，早卧晚起，必待日光，去寒就温，无泄皮肤，以冬气之应养藏。只有按照自然变化的特点，做好"春夏养阳，秋冬养阴"的护理，才能防止六淫之邪的侵袭，确保疾病早日康复和预防病症的发生。同时，根据昼夜变化对疾病的影响，夜间应加强病情观察，以防邪气独居于身，导致病情的突变。

二、辨证施护

所谓辨证，就是将四诊（望、闻、问、切）所收集的资料、症状和体征，通过分析、综合，辨清疾病的原因、性质、部位及邪正关系，概括、判断为某种性质的证。施护，则是根据辨证的结果，确定相应的护理方法。辨证是决定护理的前提和依据，施护是护理疾病的手段和方法。通过施护的效果可以检验辨证的正确与否。根据阴阳、五行、四诊、八纲、脏腑辨证的理论与方法，确定实施护理的原则与方法。

辨证和施护是护理过程中相互联系、不可分割的两个方面，又是理论联系实践的具体体现。中医学认为，证和症有不同的概念。"症"即症状，如咳嗽、头痛、失眠等。"证"则是机体在疾病发展过程中的某一阶段的病理概括，如感冒所表现的风寒证、风热证等。由于它包括了病变的部位、原因、性质及邪正关系，因而，比症状更全面、更深刻，从而也更正确地揭示了疾病的本质。但"证"与"病"的概念也不同，又如清代医家徐灵胎说："病之总者为之病，而一病总有数证。"这就是说病可概括证。又如《伤寒论》对伤寒病以六经分证，可分太阳病证、阳明病证、少阳病证、太阴病证、少阴病证和厥阴病证。《温热论》对温热病以卫分证、气分证、营分证和血分证。但中医认识和护理患者，是既辨病又辨证的。辨证着眼于证的分辨，如见一初起发热、恶寒、头身痛、脉浮的患者，初步印象为感冒病。但由于致病因素和机体反应性不同，又常表现有风寒感冒和风热感冒不同的证，只有把感冒病所表现的"证"是风寒证还是风热证辨别清楚，才能确定施护方法。如属风寒感冒，根据"寒者热之"的护理原则，应采用避风寒保暖，室温宜偏高。饮食上可给豆豉汤、生姜红糖水等辛温解表之护法；如属风热感冒，根据"热者寒之"的护理原则，室温宜低，使患者感到凉爽舒适，减轻心烦、口干之不适感。饮食宜给绿豆汤、西瓜、藕汁、苦瓜等清热、生津、辛凉之品。

但在临床上有时可见到一种病包括几种不同的证，又可见不同的病在其发展过程中可以出现同一种证，在护理时可以在辩证施护原则的指导下，采用"同病异护"和"异病同护"的方法处理。

（一）"同病异护"

"同病异护"是指同一种病，由于发病的时间、地区以及病员机体反应性不同，或处在不同的发展阶段，所表现的证不同，施护的方法亦各异。以感冒为例，由于发病季节不同，施护方法也不同：暑季感冒，由于感受暑湿之邪（暑多挟湿）（理应采用一些祛暑化湿的方法，如室内注意通风凉爽，饮食可给清热利湿之品（西瓜、绿豆汤、番茄、苦瓜等），忌生冷、油腻和辛辣等助湿化热之物；如果是冬令时节感冒，宜采用中药温热服，给生姜红糖葱白汤等热饮料以助药力，服药后覆盖衣被，使其周身微微汗出，而达汗出表解之功效。可见，同属感冒病，由于其发病季节不同，而施护的方法也不一样。又如风温，在发病的不同阶段而施护方法也各异：若风温初起，邪在卫分，病位在表，宜遵循发汗解表的护理原则；若邪热进入肺胃气分时，由于病邪由表入时，护理上应用"清"的方法，从室温、饮食、服药等方面采用清、凉的措施，对高热不退者，可采用物理降温法；当热入营血证时，护理上应预防并

15

发症的发生；当热病后期、余热未尽时，护理重在"调"字上，通过调养使病症得到痊愈。

（二）"异病同护"

"同病异护"是指不同的病在其发展过程中，由于出现了相同的病机，因而也可采用同一方法护理。例如，久痢脱肛、子宫下垂等，是不同的病，但如果均表现为中气下陷证，都可采用升提中气的护理方法。例如，用黄芪、党参炖母鸡，苡仁粥、茯苓粥等益气健脾之品；注意休息，避免疲劳，以培育中气；采用针刺百会、关元、长强穴，以补中益气；保持会阴部清洁，用五倍子、白矾煎水熏洗以促使回纳等。由此可见，中医护理主要的不是着眼于"病"的异同，而是着眼于病机的区别和"证"的不同。相同的病机和证，可采用基本相同的护理方法，不同的病机和证要采用不同的施护措施。

所谓"证同护亦同，证异护亦异"其实质是由于"证"的概念中包含着病机在内的缘故。这种针对疾病发展过程中不同质的矛盾采用不同的解决方法，就是辨证施护的精神实质。

第二节　充分利用西医护理理论和技术

西医护理学作为一门独立学科，能反映自然、社会、思维等客观规律。自 19 世纪 60 年代以来，护理理论和技术不断发展和完善，护理学的基础除包括自然科学和医学理论知识外，还包括心理学、伦理学、社会学和美学等方面的知识。它具有 4 个特点：一是科学性，护理学具有广泛的科学理论基础，除上述学科外，还包括营养学、管理学和教育学等；二是技术性，护理学是一门实用学科，有专门的护理技术操作；三是社会性，护理学受社会进步和变化的影响；四是服务性，护理是一种服务，是帮助人的一种方式。

西医护理学的范畴和内容有基础护理、专科护理、护理管理、护理教育、护理科研等，而这些内容恰恰也是中西医结合护理学中必须包含的部分。护理学是医药卫生科学的重要组成部分，是在自然科学及社会科学的理论指导下发展起来的一门综合性应用科学，其主要任务是研究维护人的身心健康、预防疾病、参与诊治、照护患者、指导康复等。中西医结合护理学应充分应用这些精辟的理论和先进的护理操作技术，构建自己的学科发展框架，不断充实完善。

第三章　中西医结合护理程序

第一节　概述

20世纪80年代，美国波士顿大学护理专家李式鸾博士将"护理程序"引入我国，使传统的责任制、功能制护理向以人为中心的整体护理转变。整体护理是以现代护理观为指导，以护理程序为核心，将临床护理和护理管理的各个环节系统化的工作模式。

程序是事物指向一定目标所进行的一系列活动。

护理程序是指导护理人员以满足护理对象的身心需要，恢复或增进护理对象的健康为目标，科学地确认护理对象的健康问题，运用系统方法实施计划性、连续性、全面整体护理的一种理论与实践模式。

护理程序是以增进或恢复护理对象的健康为目标所进行的一系列活动，它是护理工作的基础，包括评估护理对象的健康状况、制订护理计划、实施计划及对护理效果做出评价。这些活动先后连续，是一个综合的、动态的、具有决策和反馈功能的过程。所谓综合是指用多学科的知识处理患者的健康问题；动态是指护理措施应根据患者的病情发展过程中不同的健康问题而进行变动；决策是针对患者的健康问题，护理人员独立制订出相应的护理措施；反馈是对护理效果是否达到预定的目标进行评价，便于制订、修改下一步的护理决策。

第二节　中西医结合护理程序的理论基础

中西医结合护理程序借鉴现代西医护理学中的支持理论，融合中医学护理精神，以行为科学、人文科学、心理社会科学为理论基础学说，利用系统论、人的基本需要理论、信息交流论等诸多理论为基础，使其护理程序具有可靠的系统性和科学性。

一、系统论

系统论是研究自然、社会、人类思维领域及其他各种系统的系统原理、系统联系和发展规律的一门科学，已被广泛应用于各个领域，包括医学、生物及社会心理学，它也是护理理论、护理程序的理论基础。

系统是由一些相互联系、相互制约的若干组成部分结合而成的、具有特定功能的一个有机整体。例如，护理工作本身自成一个系统，但同时它与医疗、药剂以及其他医技、后勤相互关联，成为一个卫生系统；卫生系统向外延伸，与工、农、教育、交通等又组成一个社会系统。

护理程序建立在一个开放的系统基础上，该系统与周围环境相互作用，系统中的要素有患者、护士及其他有关人员。在医院的系统中，输入的内容有健康的人或患者、有关患者的健康资料、掌握护理知识和护理技术的护理人员、医院的设备用物等。输出的部分是不同程度恢复的人。评价则要根据与患者原定的健康目标进行比较，如经过周密的、有计划的护理，使患者达到最佳健康状况，反馈的结果是目标达到患者满意，护理程序可以终止；如因某种程度的偏差，患者未达到原定目标，或是因为护理不当发生一些并发症，反馈的结果是目标未达到或患者对护理不满意，则护士要重新收集资料，修订护理计划，纠正实施中的失误，促使患者重新获得健康。

二、人的基本需要理论

美国心理学家亚伯拉罕·马斯洛认为人的各种行为受动机的驱使，而动机又建立在需要的基础之上，只有这些需要得到满足，人才能保持健康。这些基本需要相互联系而又呈层次状态，一般在满足低层次需要后才考虑到高层次的需求。马斯洛理论把需求分成生理需求、安全需求、爱和归属感、尊重和自我实现 5 类，依次由较低层次到较高层次排列。

马斯洛基本需要层次论在临床护理上发挥重要作用，得到广泛应用。它可帮助护理人员识别护理对象未满足的需要，即护士应提供帮助和解决的护理问题；更好地理解患者的言行；预测患者尚未表达的需要，或可能出现的问题，即潜在护理问题，以便采取预防措施；以基本需要层次论为理论框架，系统地收集和评估患者资料；按照基本需要的层次，识别和排列护理问题的轻重缓急顺序，制订和实施护理计划。

三、信息论

信息论是研究信息的特点、性质和度量的方法，是研究信息的获取、传输、储存、处理和交换的一般规律的科学。而护理程序是科学的解决问题的方法之一，同时也是一个获取、传输、储存、处理和交换信息的过程。例如，医护人员利用交流的技巧，了解患者，取得患者的信任，使患者积极参与信息的输出，及时掌握患者的动态，及时把信息输入护理程序，正确地实施护理。

四、方法论

所谓方法论，就是人们认识世界、改造世界的根本方法，是护理程序运转过程中使用的方法的理论依据。例如，护理人员通过信息交流，了解患者存在的健康问题，为了解决问题，达到预定目标，就必须应用科学的解决问题的方法，医务人员发现和解决问题可分以下几步。

1. 发现和确定需要解决的问题

一般通过患者主诉或其他人员反映，也可以是通过医护人员的观察。每天每个患者可能存在多个护理问题，护士要抓住主要的亟须解决的问题，对某些问题还要进一步调查以全面了解，有些需要加以分析，比较该类问题与其他问题有何联系和异同，最后确定问题的实质。

2. 找出解决问题的方案

护理人员根据自己的经验和知识，以及条件和可能，找出多种不同的方案，方案越多越利于选择。

3. 确定最佳方案

在多种方案中，护理人员统筹各方面因素，选择最佳的方案。

4. 评价效果

问题解决后，护理人员还应观察患者的反应，以评价方案实施效果。

第三节 护理程序的步骤

护理程序一般可分为 5 个步骤，即评估、诊断、计划、实施和评价。通过这 5 个步骤，有组织、有目的、有计划地帮助患者解决问题，现按 5 个步骤分述如下。

一、评估

评估是有计划、有目的、有系统地收集患者资料的过程。根据收集到的资料信息，对护理对象和相关事务作出大概推断，从而为护理活动提供基本依据。评估是整个护理程序的基础，同时也是护理程序中最为关键的步骤。如果评估不正确，将导致护理诊断和计划的错误以及预期目标失败。

（一）目的

（1）为分析、判断和正确做出护理诊断或护理问题提供依据。

（2）建立患者健康状况的基本资料。

（3）为护理科研积累资料。

（二）内容

护士收集资料的内容应该与护理有关，并且尽可能不与其他专业人员重复收集相同的资料。根据人的基本需要层次论的理论观点，评估内容应包括生理、心理、社会文化、发展及精神等诸方面，从整体护理观点出发，全面考虑生命过程中这五大方面，从而更好地确认患者的能力及限制，以帮助其达到最佳健康状况。收集资料时一般可从下面这些方面进行。

（1）一般情况。它包括患者的年龄、职业、单位、职务、民族、文化程度、宗教信仰、住址、家庭成员、患者在家庭中的地位和作用等。

（2）精神情感状况。患者对疾病和健康的认识，精神及情绪状态，人格类型，感知和辨认能力，患者对压力的反应，对自己目前状况的看法和自我形象概念等。

（3）生殖系统。性功能的状况及有无改变，对女性患者要询问月经史、分娩史、计划生育情况。

（4）环境状况。患者有无安全感，并根据患者的年龄和精神状况，分析是否需要安全保护措施，如床挡；是否有交叉感染的环境因素。

（5）感觉状况。①视觉，有无视力障碍甚至失明、复视和幻视等。②听觉，有无听力障碍、失聪，能否听清楚一般说话的声音，是单耳还是双耳有问题，有无耳鸣、幻听等。③嗅觉，是否有与众不同的嗅觉。④触觉，对各种疼痛、刺激以及触摸的感觉等。⑤味觉，味觉是否齐全，最简单、最基本的味觉是否存在。

（6）运动神经状况。行动是否方便、有无受到限制，对日常和剧烈活动的承受能力，关节有无畸形，肌肉有无萎缩，走路的方式是否需要借助拐杖、轮椅等。

（7）营养状况。患者肥胖还是消瘦，有无体重增加或减轻，饮食习惯，有无偏食，喜欢吃什么，胃肠道有无手术史，检查或服药对食欲有无影响。

（8）排泄状况。平时的排便习惯与规律，目前有无改变，引起改变的可能原因，哪些方法有助于正常排泄，最近有无其他特殊问题，如大小便失禁、便秘、腹泻等。

（9）水、电解质平衡状况。正常摄入及排泄情况，有无特殊方面的问题影响正常摄入，有无多饮或不饮等。

（10）循环状况。脉搏的速率、强弱、节律，心音是否正常，心律与脉率是否一致，血压是否正常，观察指甲、皮肤以了解末梢循环。

（11）呼吸状况。呼吸频率、节律、呼吸音，体位对呼吸的影响，有无吸烟史，吸烟多长时间，每天吸多少。

（12）体温状况。患者对体温的主诉，测量体温以了解基础体温，患者出汗的时间和方式，有无盗汗。

（13）皮肤状况。皮肤的颜色、弹性、完整性，有无出血点和瘀斑。

（14）舒适和休息状况。不舒适的原因，哪些措施可使患者感到舒适，患者睡眠是否足够，使用何种方法可以帮助睡眠。

（三）方法

（1）观察。通过使用视、听、嗅、味、触等感觉来取得患者的资料，观察是进行科学工作的基本方法，护士与患者的初次见面就是观察的开始，如患者的外貌、步态、精神状况、反应情况等；而患者住院期间，护理人员的评估及实施措施后效果的评估都依赖于系统的、连续的、细致的观察。因此，护士要有敏锐的观察力，善于捕捉患者的每一个细微的变化，从中选择性地收集与患者健康问题有关的资料。

（2）交谈。交谈是一种特别的人际沟通方式，通过与患者或其家属、朋友的交谈来获取护理诊断所需要的资料信息。交谈可分为正式交谈和非正式交谈。正式交谈是指预先通知患者，有目的、有计划地交谈。例如，入院后询问病史，就是按照预先确定的项目和内容收集资料。非正式交谈是指护士在日常的查房、治疗、护理过程中与患者之间的交谈，此时患者感到很自然、轻松，可能认为是一种闲聊，但是护士能从这样的交谈中收集到患者较为真实的资料。交谈时应根据患者的不同的年龄、职业、文化程度等运用不同的沟通方式。

（3）护理体查。在掌握望、触、叩、听、嗅等体检技巧的基础上，运用这些体检技巧进行体格检查，以收集与护理有关的生理资料为主，而与病理生理学的诊断有关的体检应由医师去做。

（4）查阅记录。它包括患者的病历、各种护理记录以及有关文献等。

（四）分析、整理资料

将收集记录到的资料按照 Fay Abdellah 的 21 个问题分类，或按 Marjory Gordon 的 11 个形态分类，但比较常用的是按马斯洛的 5 个基本层次需要来整理分类，然后做出如下推论。

（1）无明显健康问题的项目，应为患者提供保持和促进健康的方法。

（2）发现问题的项目，包括现存的和潜在的。

（3）合作性问题必须通过医疗、护理及相关人员的合作来解决。

二、护理诊断

护理诊断是一个人生命过程中的生理、心理、社会文化、发展及精神方面所出现的健康问题反应的说明，这些健康问题的反应属于护理职责范畴，可以用护理的方法来解决。

（一）护理诊断分类

（1）现有的，指护理对象此时此刻正在经历的健康问题的反应。

（2）潜在的，指危险因素存在，如不加以处理就一定会发生健康问题的反应。

（3）可能的，指可疑因素存在，但线索不足，需进一步收集资料以便排除或确认的暂定的护理诊断。

（4）健康的，指个人、家庭和社区从特定的健康水平向更高的健康水平发展的护理诊断。

（5）综合征，指由特定的情景或事件而引起的一组现有的或有危险的护理诊断。

（二）陈述方式

完整的护理诊断的陈述包括三部分，即健康问题（Problem）、病因（Etiology）、症状和体征（Symptoms and Signs），故又称 PES 公式；但目前趋势是将护理诊断简化为两部分，即问题加原因（PE）或症状加原因（SE）；此外，还有一部分陈述。

（1）三部分陈述，多用于现存的护理诊断，即护理问题，症状或体征及相关因素三者齐全。

（2）二部分陈述，多用于潜在的护理诊断。

（3）一部分陈述，即不存在相关因素，常用于健康的护理诊断，如母乳喂养有效。

（三）护理诊断与医疗诊断的区别

医疗诊断是用一个名称说明一种疾病、一组症状体征的病理变化，方便指导治疗。而护理诊断则是叙述患者由于病理状态所引起的人的行为反应，其目的是制订、实施护理计划以解决患者现存的或潜在的健康问题。

（四）书写护理诊断应注意的问题

（1）所列护理问题明确并简单易懂。

（2）一个诊断针对一个问题。

（3）必须有明确的主、客观资料作为依据。

（4）原因部分必须明确。

（5）确定的问题需要用护理的措施来解决。

（6）在书写原因时，不能有引起法律纠纷的陈述。

三、护理计划

护理计划是针对护理诊断，制订具体护理措施。计划是对患者进行护理活动的指南，是针对护理诊断找出一些措施来预防、减轻或解决有关问题。制订计划的目的是使患者得到适合的护理，保持护理工作的连续性，促进医护人员的交流和利于评价。

（一）排列护理顺序（确定护理重点）

一个患者可同时有多个护理问题，制订计划时应按其重要性和紧迫性排出主次，一般应把威胁最大的问题放在首位，其他的依次排列，这样护士就可根据轻、重、缓、急有计划地进行工作，通常可按如下顺序排列。

（1）首优问题，是指会威胁患者生命，需立即行动去解决的问题，如清理呼吸道无效、潜在的暴力行为等。

（2）中优问题，是指虽不会威胁患者生命，但能导致身体上的不健康或情绪上变化的问题，如活动无耐力、皮肤完整性受损等。

（3）次优问题，是指人们在应对发展和生活的问题，如营养失调、娱乐能力缺陷等。

（二）制定预期目标

预期目标是指通过护理干预对患者及家属提出的能达到的、可测量的、能观察到的患者行为目标。预期目标不是护理行为，但能指导护理行为，并在工作结束时作为对效果进行评价时的标准。

（1）预期目标的种类：①短期目标，指一周内患者可达到的目标，适合于病情变化快、住院时间短的患者。②长期目标，指一周以上甚至数月之久才能实现的目标。

（2）预期目标的陈述：①主语，指患者或患者身体的任何一部分，如不说明即为患者。②谓语，指患者将要完成的行动，必须用行为动词来说明。③行为标准，指行动在特定的时间内所要达到的标准。④条件状语，指患者完成该行为时所处的特定条件，如"在护士协助下，下床行走50m，每天3次"。

（3）制定目标的注意事项：①其目标是通过护理手段让患者达到的结果，不是护理行动本身，如"患者3天内能叙述骨髓移植的目的、意义"这一目标中主语是患者，目标也是患者要达到的。如果是"让患者了解骨髓移植的目的、意义"，这一陈述主语是护士，目的是要求护士所要达到的标准，因此不属于预期目标。②每个目标都应有针对性，即针对护理问题也就是护理诊断，一个护理诊断可制定多个目标，但一个目标不能针对多个护理诊断。③目标切实可行，在患者的能力范围之内。④目标应在护理技能所能解决范围之内，并要注意医护协作，即与医嘱一致。⑤目标陈述的行为标准应具体，以便于评价。

（三）制订护理措施

护理措施是护士为患者提供的工作项目及具体实施方法，是为协助患者达到目标而制订的具体活动内容，这些措施可称为护嘱。组成要素包括日期与时间、行为动词、具体内容和方法、制定者签名。

（1）针对不同护理诊断问题所采取护理措施的侧重点：①现存的。制订减少或除去相关因素的措施；监测患者的功能状态，为治疗及护理提供依据。②潜在的。制订预防性措施，达到杜绝危险状态发生的目的；监测疾病的发生情况。③可能的。需继续收集资料，进行排除或确定。④合作性的。监测、鉴别疾病的发生，协助医师处理。

（2）在制订护理措施时应注意的事项：①有针对性。护理措施是针对护理目标的，一般一个护理目标必须采取几项措施。②具备可行性。护理措施要切实可行，要结合患者的心身问题，护理人员的配备及专业技术、理论知识水平和应用能力、适当的医疗设备等情况来制定。③保证安全性。要保证患者的安全，措施的制定一定要以安全为基础。④注意配合性。有些措施需与医师、营养师及患者商量取得合作。⑤有科学性。应具有科学依据，基于护理科学及相关学科的理论基础之上。

四、实施

实施就是将护理计划付诸实现。从理论上讲，实施是在护理计划确定之后，按计划实施，但在临床实际工作中，特别是遇上抢救处理危重患者时，往往还未制订计划，即已开始实施，然后再补上计划的书写部分。

（一）实施方法

（1）提供护理，即按计划的内容对所负责的护理对象进行照顾。

（2）协调和计划整体护理的内容，即将计划中的各项护理活动分工、落实任务。

（3）指导和咨询，即对护理对象及其家属进行教育和咨询，并让他们参与一些护理活动，以发挥其积极性，鼓励他们掌握有关知识，达到自我维护健康的目的。

（二）实施阶段的工作内容

（1）继续收集资料，不断发现新的护理问题，重新评估护理对象，制订新的计划和措施。

（2）按计划的内容和执行护理措施。

（3）口头交班和书写交班报告，24 小时内护理程序的执行是连续的，所以必须有交班，以交流护理活动。

（4）书写护理记录。整体护理方式中护理记录采用 PIO 记录方式，PIO 由问题（Problem）、措施（Intervention）、结果（Outcome）三词取其英文名称的首个字母组合而成。在记录过程中要注意以下方面：① PIO 记录以护理程序为框架；记录反映护理的全过程及动态变化；内容具体、真实、及时、连贯；避免与医疗记录重复，但合作性问题一定要记录。② PIO 记录方法"P"的序号要与护理诊断/问题的序号一致并写明相关因素，可分别采用 PES、PE、SE 3 种记录方式。"I"是指与 P 相对应的已实施的护理措施，即做了什么，记录什么，并非护理计划中针对该问题所提出的全部护理措施的罗列。"O"是指实施护理措施后的结果，可能结果是当班问题已解决；另一种结果是当班问题部分解决或未解决，若措施适当，由下一班负责护士继续观察并记录；若措施不当，则由下一班负责护士重新制定新的护理措施。

五、评价

评价是有计划地、系统地将患者的健康现状与预期护理目标进行比较的活动。在护理程序的实施中，评价的重点是患者的健康状况，对此进行评价的责任由责任护士承担，下面将介绍此类评价的内容、基本方法、形式等。

（一）评价的内容

评价首先要收集资料，这些资料一般包括的内容如下。

（1）身体外观及功能。通过直接观察和检查病历等来了解患者外观和功能的变化情况，并推断这些变化与护理措施的关系。

（2）特殊症状与体征。在护理计划中，缓解或消除基本影响患者健康状况的症状和体征常常作为护理目标之一，这些目标达到的程度，可以通过直接观察、与患者交谈及检查病历来评价。

（3）知识方面。护理确定了患者在通过健康教育后应获得的特殊知识。评价知识获得情况的范畴包括患者对疾病的知识、对症状体征自我控制的知识、药物知识、饮食知识、活动和锻炼知识、寻求支持的知识、潜在并发症的知识、应及时报告医务人员的症状体征的知识、预防疾病复发的知识等。与知识有关的护理目标可通过与患者交谈或笔试等方法来评价。

（4）心理和情感。患者所经历的情感和心理是主观的，通常难以测量。一般是通过患者的行为来间接反映患者的心理和情感。护士通过非正式的交谈、病例讨论、交接班报告、其他医护人员提供的资料，以及直接观察患者的表情、体位、声调、语言信息等途径获得信息。

在收集了有关患者健康状况的资料后，护士应列出实施护理措施后患者出现的反应，并将这些反应与目标相比较，衡量目标达标情况。目标实现程度可分为 3 种，即目标完全实现、目标部分实现和目标未实现。

对目标部分实现或目标未实现的原因进行探讨和分析，并重审护理计划。重审护理计划时，对已解决的问题，停止采取措施，但应进一步估计患者可能存在的其他问题，以拟订下一个目标；如果问题依然存在，计划的措施适宜，则继续执行原计划；对诊断、目标和措施中不适当的内容加以修改。

（二）评价的方法

评价的方法是将护理效果与原定目标相比较，以鉴定护理效果，找出新的问题。

评价是护理程序循环中的一步，评价后还须进一步再收集资料、修订计划，以期达到患者最佳身心状况。常用评价方法如下。

（1）调查法。调查法包括座谈、访谈、问卷等。

（2）对比法。其常用自身对比和相互对比。

（3）观察法。其通过对患者床边实地观察，记录某些现象和数据，然后进行分析比较，以此评价护理效果。

（4）统计分析法。应用统计学原理处理调查数据，并应用统计学指标进行分析来描述和评价护理效果。

（三）评价的形式

（1）护理查房。护理查房是临床护理实践中最经常的护理活动之一，也是评价护理程序实施效果的最基本和最主要的方法。护理查房的形式有很多种，按查房内容可分对比性查房、评价性查房、个案护理查房及教学查房等。按查房的护理能级可分为总责任护士查房、护士长查房及护理部查房等。通过护理查房活动，能及时性地评价护理程序的实施效果，促进护理工作的改进，从而提高护理质量。

（2）护理会诊。会诊对象一般为住院的危重、急诊、大手术后或接受新技术、新疗法的患者，以及病情较为复杂的患者。护理会诊重点研究和解决的问题主要包括未能收集到的与患者健康状况有关的资料，如心理状态、发病诱因、疾病的症状和体征等；未能明确的护理诊断；不明确的护理目标；制订护理计划中的困难；实施护理计划中遇到的困难。

（3）护理病历质量评价。它是对责任护士运用护理程序的知识和技能在实施护理程序每一步骤中的行为的正确性进行评价。护理病历在护理中既要及时评价，也要在患者出院后做回顾性评价。

（4）出院护理病例讨论会。出院护理病例讨论会是在患者出院后对整个护理过程的总体评价，它是回顾性地对护理程序实施情况进行评价的一种形式。

第四章　中西结合护理常规及方案
——以急腹症为例

第一节　中西医结合护理常规

一、急腹症中西医结合护理常规

（一）入院护理常规

（1）入院患者持相关资料及住院证按规定办理住院手续，并根据患者不同情况选择轮椅、平车或步行由专人将患者护送到病区。

（2）病区护士接到患者入院通知后准备好床单位及物品，对急诊、危重患者应做好抢救准备。根据患者病情确定责任护士。

（3）责任护士通过四诊方法及时全面评估患者，了解患者有关资料（一般情况、生命体征等），进行自理能力评估、危险因素评估等，有针对性地采取护理措施。

（4）进行入院介绍，遵医嘱完成或预约完成各项检查，外出病房检查需专人陪同。

（5）危重患者应制订护理计划并实施，书写重症记录。

（二）出院护理常规

（1）根据出院医嘱，责任护士提前通知患者及家属做好出院准备，并告知流程及注意事项。

（2）评估患者总体情况，有针对性地给予出院指导，包括用药指导、饮食调护、康复训练、复诊时间等，必要时提供书面指导材料。

（3）床单位终末处理。

（4）整理出院病历及相关护理记录。

（5）通过电话、微信等多种形式提供延伸护理服务。

（三）日常护理常规

1）保持病室环境清洁、舒适、安静，定时开窗通风，保持室内空气新鲜，根据病症性质及治疗需要，调节病室光线及温湿度。

2）按病情需要测量生命体征，记录每日大便情况，每周测量体重1次。

（1）新入院患者和中、小手术术后患者，每日测量体温2次，连续3日。待体温正常后，按护理级别要求监测至出院。术前1日患者测量体温2次。

（2）大手术及发热患者（37℃～39℃），每日测量体温4次，连续3日。待体温正常后，按护理级别要求监测。

（3）高热患者（T>39℃）每4小时测量体温1次，连续3日。待体温正常后，按护理级别要求监测。

（4）按级别护理要求进行生命体征监测。特级护理每日测量体温4次，一级护理每日测量体温2次，二、三级护理每日测量体温1次，如患者发生病情变化随时监测。

3）遵医嘱实行分级护理，落实相关护理内容。

4）定时巡视病房，密切观察患者生命体征、瞳孔、神志、舌脉、二便等变化，观察腹痛的性质和程度，妥善安置患者体位。

5）遵医嘱完成各项治疗护理工作。及时准确给药，依病情、药性及配伍禁忌而定，注意观察服药后的效果及反应，并向患者做好药物相关知识的宣教。

6）有伤口敷料的患者注意保持敷料干净整洁，发现渗血、渗液、脱落等现象及时报告医生。

7）保持各种管路通畅，不受压、扭曲、打折、脱落。注意观察引流液的量、性质、颜色及气味等，告知患者避免管路脱出的注意事项，按规范要求定期更换引流袋。有中心静脉导管者做好管路的维护及保养。

8）及时了解患者在生活起居、饮食、睡眠和情志等方面的问题，实施相应的护理措施。可采用中医非药物疗法缓解患者紧张焦虑情绪，促进良好睡眠，利于患者休养，如耳穴贴压（耳穴埋豆、耳穴压豆）、穴位贴敷、中药足浴、音乐疗法等。

9）急腹症患者，诊断未明确之前禁用止痛剂或热敷。

10）根据辨证分型进行临证施护包括腹痛、腹胀、腹泻、恶心呕吐等消化道症状及发热、失眠、焦虑等，可采用中药外敷、穴位贴敷、穴位按摩、穴位注射、艾灸、刮痧等疗法。

二、急腹症手术患者护理常规

（一）手术前护理

1）遵医嘱完善各项术前检查，进行皮肤准备、肠道准备、禁食水时间，必要时，进行备血、做药物过敏试验。

2）腹部手术前练习腹式呼吸和床上排大小便，指导患者有效咳嗽的方法。

3）针对患者存在的心理问题做好情志护理，向其讲解手术的配合要点及成功的实例，消除患者紧张情绪。

4）术前可给予耳穴贴压（取穴神门、交感、皮质下、心、肾等），穴位按摩（取穴百会、太阳、风池、合谷、神门、涌泉等），缓解紧张，促进睡眠。

5）术日晨完成术前准备（如为急症手术，术前完成），情况如下。

（1）准确测量生命体征，并记录于体温单上。

（2）遵医嘱放置胃管、尿管，排空膀胱。

（3）取下义齿、眼镜和贵重物品，交由家属保管。

（4）再次核对患者信息，佩戴手术腕带。

（5）遵医嘱给予术前用药，将病历、X线片、CT结果、磁共振结果及术中用药等手术用物与手术室护士交接。

6）根据手术要求准备麻醉床、氧气、监护仪器等用物。

（二）手术后护理

（1）严密观察患者各项生命体征、意识状态、伤口情况等，建立重症记录及各项术后评估。

（2）根据麻醉方式、手术术式、术中情况等决定患者卧位，保持床单位干净整洁。

（3）保持呼吸道通畅，及时清理呼吸道分泌物，遵医嘱给予氧气吸入、心电监护。

（4）妥善固定各引流管并做好标志。确保各种管路通畅，防止扭曲、打折、脱落，注意观察各引流液的颜色、性质、量，准确记录，发现异常及时通知医生处理。

（5）密切观察切口有无渗血、渗液、红肿等，观察敷料有无脱落、保持切口敷料的干燥清洁。

（6）根据医嘱和病情合理安排输液顺序，进行肠内、肠外营养的补充，维持营养和水电解质、酸碱平衡。

（7）为手术患者做好口腔和皮肤护理。

（8）为术后疼痛患者进行疼痛评分，评估疼痛的性质、程度、持续时间，分析疼痛原因，遵医嘱用针刺、药物、中医护理技术方法止痛。

（9）指导并鼓励患者早期床上活动，预防深静脉血栓的形成，促进肠蠕动恢复。

（10）在不影响手术切口的前提下，遵医嘱可采用中药穴位贴敷（取穴中脘、天枢、梁门、足三里）等，或足三里穴位按摩或穴位注射等方式，减少患者恶心呕吐不适，促进肠蠕动恢复。

（11）根据手术及胃肠道恢复情况遵医嘱指导患者进食，先流质、半流质，逐步过渡到普食。

（12）嘱患者养成良好的饮食习惯，宜食清淡、多品种食物，应粗细、荤素搭配，忌食生冷食品，保持大便通畅。

第二节　急腹症中西医结合护理方案

一、胃肠道疾病

（一）阑尾炎（肠痈）中西医结合护理方案

急性阑尾炎是各种疾病因素作用于阑尾所引起的急性阑尾炎病变。主要临床表现为转移性右下腹痛、发热和恶心呕吐等胃肠道症状，是外科最常见的急腹症之一，中医属"肠痈"范畴。

1.常见证候要点

（1）湿热内蕴，气滞血瘀证。上腹部和脐周疼痛，转移至右下腹且痛处固定，呈持续隐痛，时有轻度阵发性加剧，局部压痛拒按，一般无反跳痛及腹肌紧张。伴有轻度发热、恶心欲吐、嗳气纳呆、大便秘结、小便清或黄。苔腻，脉弦滑或稍数。

（2）积热不散，肉腐成脓证。腹痛及右下腹压痛加剧，拒按，反跳痛明显，范围稍扩大，但仍局限于右下腹部，腹肌紧张加重，右下腹可扪及肿块。伴高热不退、恶心呕吐、纳呆、便秘或腹泻、小便短赤。舌苔黄腻而厚或黄燥，脉洪数或滑数。

（3）阳明腑实，热盛伤津证。腹痛剧烈，扩展到全腹，腹肌紧张更甚，全腹压痛、反跳痛，拒按，腹胀；高热持续，时有谵语，恶心呕吐，大便次数增多，似痢不爽、臭秽，小便频数似淋；甚则腹部膨胀，转侧闻水声，时时汗出，身皮甲错，两目凹陷，口干而臭。舌质红，苔黄燥，脉细数。

2. 一般护理

（1）执行急腹症中西医结合护理常规。

（2）需手术者执行急腹症手术护理常规。

3. 常见症状／证候施护

临床上各症状要与证候相结合。

1）腹部疼痛。

（1）观察疼痛的部位、性质、程度、持续时间、诱发因素及伴随症状。出现疼痛加剧，伴恶心呕吐先兆症状时应立即报告医生，采取应急处理措施。

（2）急性发作时宜卧床休息，给予精神安慰；伴有呕吐或恶心时立即报告医生，指导患者暂禁食，避免活动及精神紧张。

（3）穴位按摩。遵医嘱取中脘、胃俞、脾俞、足三里、阑尾等穴。

（4）中药外敷。遵医嘱中药外敷，选用消炎散加黄酒调试后，局部外敷以消炎止痛。

2）腹部胀满。

（1）观察胀满的部位、性质、程度、时间、诱发因素及伴随症状。

（2）鼓励患者适当运动，保持大便通畅。

（3）遵医嘱穴位注射，取双侧足三里穴。

（4）腹部按摩。顺时针按摩，每次 15 ～ 20 分钟，每日 2 ～ 3 次。

3）恶心呕吐。

（1）观察恶心呕吐的频率、程度、伴随症状及与饮食的关系。

（2）指导患者饭后不宜立即平卧，发作时，宜取坐位，可饮用温开水；若空腹时出现，应立即进食以缓解不适。

（3）指导患者慎起居，适寒温，畅情志，避免恼怒、抑郁。

（4）艾灸。遵医嘱艾灸，取肝俞、胃俞、足三里、中脘、神阙等穴。

4）纳呆。

（1）观察患者饮食状况、口腔气味、口中感觉、伴随症状及舌质、舌苔的变化，保持口腔清洁。

（2）定期测量体重，监测有关营养指标的变化，并做好记录。

（3）耳穴贴压。遵医嘱耳穴贴压，根据病情需要，可选择脾、胃、肝、小肠、心、交感等穴。

4.中医特色治疗护理

根据疾病分型、分期特点及病情，遵医嘱选择性使用。

1）中药外敷。

（1）消炎散外敷：芙蓉叶、大黄、黄芩、黄连、泽兰叶、冰片。

（2）双柏散外敷：大黄、侧柏叶、黄柏、泽兰、薄荷共研细末，用黄酒或温水调成糊状敷于患处，每日1～2次。

2）中药灌肠。

根据阑尾炎不同的疾病分期，可采用清热解毒、活血化瘀、理气止痛的中药灌肠。

3）艾灸。

4）穴位注射。

5）耳穴贴压。

5.健康指导

1）饮食指导。

饮食以质软、少渣、易消化、定时进食、少量、多餐为原则；宜细嚼、慢咽，减少对胃黏膜的刺激；忌食辛辣、肥甘、过咸、过酸、生冷之品，戒烟酒、浓茶、咖啡。根据证型，指导患者进行饮食调护。

（1）腹部胀满时根据食滞轻重控制饮食，避免进食过饱。

（2）恶心呕吐时，忌生冷饮食，少食甜、酸食品，戒烟酒。

2）生活起居。

（1）病室安静、整洁、空气清新，温湿度适宜。

（2）生活规律，劳逸结合，适当运动，保证睡眠。急性发作时，宜卧床休息。

（3）指导患者养成良好的饮食卫生习惯，制定推荐食谱，改变以往不合理的饮食结构。

（4）指导患者注意保暖，避免腹部受凉，根据气候变化及时增减衣服。

3）情志调理。

（1）责任护士应多与患者沟通，了解其心理状态，指导其保持乐观情绪。

（2）针对患者忧思恼怒、恐惧紧张等不良情志，指导患者采用移情相制疗法，转移其注意力，淡化，甚至消除不良情志；针对患者焦虑或抑郁的情绪变化，可采用暗示疗法或顺情从欲法。

（3）鼓励家属多陪伴患者，给予患者心理支持。

（4）鼓励患者间多沟通交流疾病防治经验，提高认识，增强治疗信心。

（5）指导患者和家属了解本病的性质，掌握控制疼痛的简单方法，减轻身体痛苦和精神压力。

6. 护理难点

患者不良生活习惯和饮食习惯难以纠正。

解决思路：

（1）利用多种形式向患者介绍食疗及养生方法，鼓励患者建立良好的生活方式。

（2）定期进行电话回访及门诊复查，筛查危险因素，进行针对性干预。

（3）对目标人群进行定期追踪、随访和效果评价。

（二）消化性溃疡（胃脘痛）中西医结合护理方案

消化性溃疡多指胃十二指肠溃疡，表现为胃和十二指肠壁的局限性圆形或椭圆形缺损，常可发生急性穿孔、出血、瘢痕性幽门梗阻、溃疡恶变等严重并发症，属中医"胃脘痛""脏结""厥心痛"的范畴。

1. 常见证候要点

（1）肝胃不和证。胃脘胀痛，窜及两胁；善叹息，遇情志不遂症状加重；嗳气频作，口苦，性急易怒；嘈杂泛酸。舌质淡红，舌苔薄白或薄黄。

（2）脾胃气虚证。胃脘隐痛；腹胀纳少，食后尤甚；大便溏薄，肢体倦怠；少气懒言，面色萎黄，消瘦。舌淡苔白。

（3）脾胃虚寒证。脘腹隐痛，喜温喜按，空腹痛重，得食痛减；纳呆食少，畏寒肢冷，头晕或肢倦，泛吐清水，便溏腹泻。舌体胖，边有齿痕，舌苔白。

（4）肝胃郁热证。胃脘痛势急迫，有灼热感，口苦咽干，吞酸嘈杂，烦躁易怒；便秘，喜冷饮。舌质红，苔黄或苔腐、苔腻。

（5）胃阴不足证。胃脘隐痛或灼痛，似饥而不欲食，口干而不欲饮，口干舌燥，纳呆干呕，失眠多梦，手足心热，大便干燥。舌红少津或有裂纹，苔少或无或剥脱苔。

2. 一般护理

（1）执行急腹症中西医结合一般护理常规。

（2）需手术者执行急腹症手术护理常规。

3. 常见症状／证候施护

临床上各症状要与证候相结合。

1）胃脘疼痛。

（1）观察疼痛的部位、性质、程度、持续时间、诱发因素及伴随症状。出现疼痛加剧，伴呕吐、寒热，或出现厥脱先兆症状时应立即报告医生，采取应急处理措施。

（2）急性发作时，宜卧床休息，给予精神安慰；伴有呕吐或便血时，立即报告医生，指导患者暂禁饮食，避免活动及精神紧张。

（3）调摄精神，指导患者采用有效的情志转移方法，如深呼吸、全身肌肉放松、听音乐等。

（4）穴位贴敷。遵医嘱穴位贴敷，取中脘、建里、神阙、关元等穴。

（5）穴位按摩。遵医嘱穴位按摩，取中脘、气海、胃俞、合谷、足三里等穴。

（6）耳穴贴压。遵医嘱耳穴贴压，根据病情需要，可选择脾、胃、交感、神门、肝胆等穴。

（7）艾灸。遵医嘱取中脘、神阙、气海、关元等穴。

（8）拔火罐。遵医嘱取脾俞、胃俞、肝俞、肾俞等。

2）嗳气反酸。

（1）观察嗳气、反酸的频率、程度、伴随症状及与饮食的关系。

（2）指导患者饭后不宜立即平卧，发作时宜取坐位，可饮用温开水；若空腹时出现，应立即进食以缓解不适。

（3）穴位贴敷。遵医嘱取足三里、天突、中脘、内关等穴。

（4）艾灸。遵医嘱艾灸，取肝俞、胃俞、足三里、中脘、神阙等穴。

（5）穴位注射。遵医嘱选足三里、内关等穴。

（6）穴位按摩。遵医嘱取足三里、内关、丰隆、合谷、中脘等穴。

（7）低频脉冲电针治疗。遵医嘱低频脉冲电针治疗，取中脘、天枢、梁门、足三里等穴。

3）纳呆。

（1）观察患者饮食状况、口腔气味、口中感觉、伴随症状及舌质舌苔的变化，保持口腔清洁。

（2）定期测量体重，监测有关营养指标的变化，并做好记录。

（3）耳穴贴压。遵医嘱可选脾、胃、肝、小肠、心、交感等穴。

（4）穴位按摩。遵医嘱取足三里、内关、丰隆、合谷、中脘等穴。

4. 中医特色治疗护理

1）药物治疗。

（1）内服中药注意证型及患者耐受度，脾胃虚寒证中药要热服。

（2）外用中药按比例提前进行调试备用。

2）特色技术。

（1）穴位贴敷。

（2）穴位注射。

（3）艾灸。

（4）耳穴贴压。

（5）穴位按摩。

（6）拔火罐。

（7）穴位埋线方法。选脾俞透胃俞，中脘透上脘，可协助缓解溃疡症状，防止复发。

5. 健康指导

1）生活起居。

（1）病室安静、整洁、空气清新，温湿度适宜。

（2）生活规律，劳逸结合，适当运动，保证睡眠。急性发作时宜卧床休息。

（3）指导患者养成良好的饮食卫生习惯，制定推荐食谱，改变以往不合理的饮食结构。

（4）指导患者注意保暖，避免腹部受凉，根据气候变化及时增减衣服。

2）饮食指导。

饮食以质软、少渣、易消化、定时进食、少量、多餐为原则；宜细嚼、慢咽，减少对胃黏膜的刺激；忌食辛辣、肥甘、过咸、过酸、生冷食品，戒烟酒、浓茶、咖啡。根据证型，指导患者进行饮食调护。

（1）肝胃不和证。宜食补中健胃食品，如大枣、白扁豆、山药等。食疗方：大枣山药粥、萝卜汤等。

（2）肝胃气虚证。进食补中健胃食物，如大枣、白扁豆、山药等。食疗方。大枣山药粥。

（3）脾胃虚寒证。宜食温中健脾食品，如桂圆、大枣、生姜、羊肉等。食疗方。姜汁羊肉汤。

（4）肝胃郁热证。宜食疏肝清热食品，如薏苡仁、莲子、菊花等。食疗方。薏苡仁莲子粥。

（5）胃阴不足证。宜食健脾和胃食品，如蛋类、莲子、山药、白扁豆、百合、大枣、薏苡仁、枸杞等。食疗方：山药百合大枣粥。

3）情志调理。

（1）责任护士多与患者沟通，了解其心理状态，指导其保持乐观情绪。

（2）针对患者忧思恼怒、恐惧紧张等不良情志，指导患者采用移情相制疗法，转移其注意力，淡化甚至消除不良情志；针对患者焦虑或抑郁的情绪变化，可采用暗示疗法或顺情从欲法，提高心理应急能力。

（3）鼓励家属多陪伴患者，给予患者心理支持。

（4）鼓励患者间多沟通交流疾病防治经验，提高认识，增强治疗信心。

（5）指导患者和家属了解本病的性质，掌握控制疼痛的简单方法，减轻身体痛苦和精神压力。

（6）保持心情舒畅，避免郁怒、悲伤等情志刺激。

6.护理难点

患者不良生活习惯和饮食习惯难以纠正。

解决思路：

（1）利用多种形式向患者介绍食疗及养生方法，鼓励患者建立良好的生活方式。

（2）定期进行电话回访及门诊复查，筛查危险因素，进行针对性干预。

（3）对目标人群进行定期追踪、随访和效果评价。

（三）急性肠梗阻（肠结）中西医结合护理方案

该病因饮食不节、劳逸失调、情志不畅等而使肠道气血瘀结、通降失调所致，以腹痛、呕吐、腹胀、便闭、无排气等为主要临床表现。病位在肠，属中医"积聚病""关格""结症"的范畴。

1. 常见证候要点

（1）痞结期，为单纯性肠梗阻，多为肠梗阻早期，于肠腑痞塞不通，气机停滞，运化失职，肠道通降受阻，以腹痛、腹胀、呕吐为主，腹痛多为阵发性绞痛。走窜不定，无排气排便。

（2）瘀结期，为绞窄性肠梗阻，多为术后肠粘连梗阻，以腹痛为主的气滞血瘀症状，腹部有轻压痛。

（3）疽结期，为坏疽性肠梗阻，多为肠梗阻后期，由于肠腑疽结，肠管有明显血运障碍肠管坏死，可并发休克，属正衰邪陷阶段，患者周身情况差，脉细数无力，体温升高，腹胀及腹膜刺激症状明显加重。它是非手术治疗的禁忌证。

2. 一般护理

（1）执行急腹症中西医结合一般护理常规。

（2）需手术者执行急腹症手术护理常规。

3. 常见症状／证候施护

临床上各症状要与证候相结合，特别是疽结型患者，注意休克的发生，做好手术准备。

1）腹部疼痛。

（1）观察疼痛的部位、性质、程度、持续时间、诱发因素及伴随症状。出现疼痛加剧，伴恶心呕吐先兆症状时应立即报告医生，采取应急处理措施。

（2）急性发作时宜卧床休息，给予精神安慰；伴有呕吐或恶心时，立即报告医生，指导患者暂禁食，避免活动及精神紧张。

（3）调摄精神，指导患者采用有效的情志转移方法，如深呼吸、全身肌肉放松、听音乐等。

（4）穴位按摩。遵医嘱穴位按摩，取中脘、天枢、内关、合谷、足三里、大横、腹结等穴。

（5）电针。取天枢、足三里两对穴位，腹部穴位为阴极，下肢穴位为阳极，留针20～30分钟，可2～3小时重复1次。

（6）耳穴贴压。遵医嘱取大肠、小肠、胃等穴。

（7）穴位注射。遵医嘱可选双侧足三里、内关穴。

（8）中药外敷。遵医嘱中药外敷。

2）腹部胀满。

（1）观察胀满的部位、性质、程度、时间、诱发因素及伴随症状。

（2）鼓励患者适当运动，保持大便通畅。

（3）穴位注射。遵医嘱穴位注射，取双侧足三里、合谷穴。

（4）腹部按摩。顺时针按摩，每次 15 ～ 20 分钟，每日 2 ～ 3 次。

（5）中药外敷。遵医嘱用药，缓解腹痛、腹胀等症状。

（6）中药胃管注入与灌肠。遵医嘱采用通理攻下、理气开瘀、清热解毒中药，代表方剂为复方大成气冲剂。保留灌肠插入深度为 20 ～ 25cm，压力低于 30cmH$_2$O，边灌边退，提高灌肠效果。

（7）肛管排气。遵医嘱肛管排气，缓解患者腹胀。

（8）传统疗法。其可选用植物油（豆油、花生油、香油），成人为 200 ～ 300mL，胃管注入或分次口服。

3）恶心呕吐。

（1）观察恶心呕吐的频率、程度、伴随症状及与饮食的关系。

（2）指导患者饭后不宜立即平卧，发作时宜取坐位，可饮用温开水；若空腹时出现，应立即进食以缓解不适。

（3）艾灸。遵医嘱艾灸，取肝俞、胃俞、足三里、中脘、神阙等穴。

（4）低频脉冲电针治疗。遵医嘱低频脉冲电针治疗。取中脘、天枢、梁门、足三里、内关、合谷等穴。

4）停止排气、排便。

（1）保留灌肠。遵医嘱给予 0.2% 的肥皂水或中药大承气汤灌肠。

（2）穴位按摩。遵医嘱穴位按摩，取足三里，中脘、天枢、梁门穴。

（3）穴位注射。遵医嘱穴位注射，取足三里、内关穴。

（4）遵医嘱给予肠梗阻导管置入，通过肠梗阻导管，减少肠内压力。

5）纳呆。

（1）观察患者饮食状况、口腔气味、口中感觉、伴随症状及舌质舌苔的变化，保持口腔清洁。

（2）定期测量体重，监测有关营养指标的变化，并做好记录。

（3）耳穴贴压。遵医嘱耳穴贴压，根据病情需要，可选择脾、胃、肝、小肠、心、交感等穴位。

4.中医特色治疗护理

适疾病分型、分期特点及病情，遵医嘱选择性使用。

（1）中药外敷。

（2）中药胃管注入与灌肠。

（3）艾灸。

（4）耳穴贴压。

（5）穴位注射。

5.健康指导

1）生活起居。

（1）保持病室安静、整洁、空气清新，温湿度适宜。

（2）生活规律，劳逸结合，适当运动，保证睡眠。急性发作时，宜卧床休息。

（3）指导患者养成良好的饮食卫生习惯，制订推荐食谱，改变以往不合理的饮食结构。

（4）指导患者注意保暖，避免腹部受凉，根据气候变化及时增减衣服。

（5）指导患者慎起居，适寒温，畅情志，避免恼怒、抑郁。

2）饮食指导。

（1）饮食以质软、少渣、易消化、定时进食、少量、多餐为原则。

（2）宜细嚼慢咽，减少对胃黏膜的刺激。

（3）忌食辛辣、肥甘、过咸、过酸、生冷食品，戒烟酒、浓茶、咖啡。

（4）忌生冷饮食，少食甜、酸食品。

（5）根据食滞轻重控制饮食，避免进食过饱。

（6）根据证型，指导患者进行饮食调护。

3）情志调理。

（1）责任护士多与患者沟通，了解其心理状态，指导其保持乐观情绪。

（2）针对患者忧思恼怒、恐惧紧张等不良情志，指导患者采用移情相制疗法，转移其注意力，淡化、甚至消除不良情志；针对患者焦虑或抑郁的情绪变化，可采用暗示疗法或顺情从欲法。

（3）鼓励家属多陪伴患者，给予患者心理支持。

（4）鼓励患者间多交流疾病防治经验，提高认识，增强治疗信心。

（5）指导患者和家属了解本病的性质，掌握控制疼痛的简单方法，减轻身体痛苦和精神压力。

（6）保持心情舒畅，避免郁怒、悲伤等情志刺激。

6. 护理难点

患者不良生活习惯和饮食习惯难以纠正。

解决思路：

（1）利用多种形式向患者介绍食疗及养生方法，鼓励患者建立良好的生活方式。

（2）定期进行电话回访及门诊复查，筛查危险因素，进行针对性干预。

（3）对目标人群进行定期追踪、随访和效果评价。

（四）消化性溃疡合并出血（血证）中西医结合护理方案

消化性溃疡出血为消化性溃疡最常见的并发症，其病因为活动期溃疡侵蚀了溃疡基底部的血管所致，见于15%～20%的十二指肠溃疡和10%～15%的胃溃疡患者。1/4～1/3的病例无溃疡病史，以大出血为首发症状。

1. 常见证候要点

（1）血瘀热伤型。胃脘刺痛，部位固定，胃灼热、呕血、黑便、无明显贫血，无血压下降。舌质暗紫或瘀斑，苔黄腻。

（2）气随血脱型。其有血瘀热伤型的症状，伴有失血性休克的表现，大汗、面色苍白、脉数。

（3）气血双虚型。其有血瘀热伤型的表现，面色苍白、气短、心悸、血红蛋白下降，无休克表现，属出血速度较慢的中等量的出血。

2. 一般护理

（1）执行急腹症中西医结合一般护理常规。

（2）需手术者执行急腹症手术护理常规。

3. 常见症状/证候施护

1）黑便与呕血。

（1）出血期间，绝对卧床休息，避免不必要的活动和体格检查，以免加重出血，出血停止后根据体力恢复情况再逐渐增加活动。

（2）凡正在出血的患者不宜热敷、热熨、艾灸，以防血热妄行，使出血更甚。

（3）密切观察病情变化，如发现患者面色苍白、冷汗淋漓、血压下降、心率加快、有气随血脱的休克表现时，应立即通知医生并采取紧急抢救措施。

（4）大出血时，应将患者头偏向一侧，保持呼吸道通畅，防止窒息。呕血停止后，给予盐水漱口，清除污物，保持口腔卫生，防止感染。

（5）准确记录呕吐物和大便的性状、颜色、数量，并留送检验，以便为医生及时提供诊治依据。

2）胃脘疼痛。

（1）观察疼痛的部位、性质、程度、持续时间、诱发因素及伴随症状。出现疼痛加剧，伴呕吐、寒热或出现厥脱先兆症状时，应立即报告医生，采取应急处理措施。

（2）急性发作时宜卧床休息，给予精神安慰；伴有呕吐或便血时，立即报告医生，指导患者暂禁饮食，避免活动及精神紧张。

（3）调摄精神，指导患者采用有效的情志转移方法，如深呼吸、全身肌肉放松、听音乐等。

（4）穴位按摩。遵医嘱穴位按摩，可取中脘、天枢、气海等穴。

（5）耳穴贴压。遵医嘱可选择脾、胃、交感、神门、肝胆、内分泌等穴。

3）眩晕心悸。

（1）静卧休息，闭目养神，禁止摇动床架，病室光线宜暗淡。

（2）加强生活护理，起坐动作应缓慢。

（3）能进食者，鼓励患者加强营养的摄入。

（4）针刺疗法。遵医嘱选百会、内关穴。

（5）穴位按摩。遵医嘱穴位按摩，可选择百会、内关等穴。

（6）耳穴贴压。遵医嘱取神门、交感、三焦、心、肾等穴。

4）倦怠乏力。

（1）起居有时，避免劳累。

（2）病情稳定者适量运动，循序渐进。

（3）穴位按摩。遵医嘱穴位按摩，可选择足三里、关元、气海等穴。

（4）穴位贴敷。遵医嘱穴位贴敷，可选择肾俞、脾俞、足三里等穴，以调节脏腑气血功能。

4. 中医特色治疗护理

1）内服中药。

遵医嘱用药，观察用药后反应；中药汤剂根据证型予温服或凉服；中西药之间间隔 30 分钟以上。

2）注射用药。

（1）中成药制剂建议单独使用，如需联合给药，应考虑时间间隔或中性液体过渡。

（2）滴速不宜过快，孕妇及哺乳期慎用，有出血倾向者禁用丹红注射液、血塞通注射液等活血化瘀的药物。

（3）用药过程中观察有无不良反应。

3）特色技术。

（1）耳穴贴压。

（2）穴位按摩。

（3）穴位注射。

（4）中药灌肠。

5. 健康指导

1）生活起居。

（1）病室安静、整洁、空气清新，温湿度适宜。

（2）生活规律，劳逸结合，适当运动，保证睡眠。急性发作时，宜卧床休息。

（3）指导患者养成良好的饮食卫生习惯，制订推荐食谱，改变以往不合理的饮食结构。

（4）指导患者注意保暖，尤其注意腹部的保暖，根据气候变化及时增减衣服。

2）饮食指导。

除大出血患者外，一般不禁食，给予流质或半流质饮食有助于溃疡愈合和止血。但要掌握进食原则。

（1）单纯血瘀热伤型。宜进食寒性、凉性、平性的食物，忌用温性、热性辛辣的食物，如姜、葱、韭菜、蒜、胡椒、酒、浓茶、煎炸之品。其余两证则遵循健脾固摄、补气养血的原则，多食山药、莲藕、莲子、桂圆、红枣、扁豆、瘦肉、木耳、百合等食物。大量呕血者需禁食，呕血停止之后酌情给全流质或无渣半流质饮食，可给具有清热、凉血、收敛、止血的食物，如绿豆、百合汤、鲜藕汁加食盐等。

（2）气随血脱型。呕血时暂不进食，呕血停止后宜进食补气补血的食物，如红小豆、大枣、桂圆、莲子、山药等。

（3）气血双虚型。呕血时暂不进食，呕血停止后宜进食营养丰富、补气补血的食物，如红小豆、大枣、桂圆、莲子、鸡蛋、牛肉等。

3）情志调理。

（1）责任护士多与患者沟通，了解其心理状态，指导其保持乐观情绪。

（2）针对患者忧思恼怒、恐惧紧张等不良情志，指导患者采用移情相制疗法，转移其注意力，淡化甚至消除不良情志；针对患者焦虑或抑郁的情绪变化，可采用暗示疗法或顺情从欲法。

（3）鼓励家属多陪伴患者，给予患者心理支持。

（4）鼓励患者间多沟通交流疾病防治经验，提高认识，增强治疗信心。

4）用药指导。

（1）遵医嘱按时服用止血药。

（2）汤药要根据证型选择是温服还是冷服，少量多次频服。

（3）注意药物之间的配伍禁忌。

5）出院指导。

要坚持定时、定量服药，定期门诊复查。如出现柏油便与呕血、休克等大出血现象时，应立即由他人陪护到医院就诊，以免延误病情，危及生命。

6.护理难点

1）患者不良生活习惯和饮食习惯难以纠正。

解决思路：

（1）利用多种形式向患者介绍食疗及养生方法，鼓励患者建立良好的生活方式。

（2）定期进行电话回访及门诊复查，筛查危险因素，进行针对性干预。

（3）对目标人群进行定期追踪、随访和效果评价。

2）如何增强和改善溃疡出血患者的认知及行为，提高依从性解决思路。

（1）入院时评估患者及照顾者在认知及行为方面的欠缺程度，据此制订个性化的健康教育内容，出院时及出院后建立患者档案，通过电话及门诊随访患者，提高其依从性。

（2）可通过完善社区护理的职能而起到监督工作，加强患者意识，增加患者在各个方面的依从性，减少疾病的复发和加重。

（五）肝硬化腹水（鼓胀）中西医结合护理方案

肝硬化是由于一种或多种致病因素长期或反复地损害肝组织，引起肝脏变形、变硬，成为肝硬化，后期主要临床表现为门静脉压增高综合征和肝功能障碍，是一种常见的慢性肝病，本病属中医"积证""胁痛""鼓胀"范畴。

1. 常见证候要点

（1）气滞湿阻型。腹胀按之不坚，胁下胀满或疼痛，纳呆食少，食后胀甚，得嗳气稍减。舌苔薄白腻，脉弦，下肢水肿，小便短小。

（2）湿热蕴结型。腹大坚满，脘腹胀急，烦热口苦，渴不欲饮，或有面目皮肤发黄，小便赤涩，大便秘结或溏垢。舌边尖红，舌苔黄腻，脉弦数。

（3）肝肾阴虚型。腹大胀满，或见青筋暴露，面色晦滞，唇紫口干而燥，心烦失眠，时或鼻、牙龈出血，小便短少。舌红绛少津，苔少或光剥，脉弦细数。

（4）脾肾阳虚型。腹大胀满，形如蛙腹，朝宽暮及，面色苍白，或成㿠白，脘闷纳呆，便溏，畏寒肢冷，水肿，小便不利。舌体胖、紫质，苔薄白，脉沉细无力。

2. 一般护理

（1）执行急腹症中西医结合一般护理常规。

（2）需手术者执行急腹症手术护理常规。

3. 常见症状 / 证候施护

临床上各症状要与证候相结合。

1）胃脘胀满。

（1）观察胀满的部位、性质、程度、时间、诱发因素及伴随症状，腹胀明显者，可遵医嘱给木香粉口服。

（2）鼓励患者饭后适当运动，保持大便通畅。

（3）根据食滞轻重控制饮食，避免进食过饱。

（4）保持心情舒畅，避免郁怒、悲伤等情志刺激。

（5）穴位注射。遵医嘱穴位注射，可选择双侧足三里、合谷。

（6）艾灸。遵医嘱艾灸，可取足三里、气海、关元、天枢等穴。

（7）腹部按摩。遵医嘱顺时针按摩，每次 15～20 分钟，每日 2～3 次。

（8）中药敷脐外治法。通过药物对局部刺激，疏通经脉，推动气血运行，调节脏腑功能，促进肠蠕动，促进排气、排便与利尿。可采用甘遂、芒硝或加肉桂、车前草等。

2）纳呆。

（1）观察患者饮食状况、口腔气味、口中感觉、伴随症状及舌质舌苔的变化，保持口腔清洁。

（2）定期测量体重，监测有关营养指标的变化，并做好记录。

（3）穴位按摩。遵医嘱穴位按摩，可选择足三里、内关、丰隆、合谷、中脘、阳陵泉等穴。

（4）耳穴贴压。遵医嘱可选择脾、胃、肝、小肠、心、交感等穴。

3）倦怠乏力。

（1）起居有时，避免劳累。

（2）病情稳定者适量运动，循序渐进。

（3）艾灸。遵医嘱艾灸，可选择足三里、关元、气海等穴。

（4）穴位贴敷。取肾俞、脾俞、足三里，以调节脏腑气血功能。

4）尿少肢肿。

（1）准确记录 24 小时出入量，限制摄入量（入量要比出量少 200～300mL），正确测量每日晨起体重（晨起排空大小便，穿轻薄衣服，空腹状态）。

（2）限制水和盐的摄入。

（3）做好皮肤护理，保持床位整洁干燥，定时翻身，协助患者正确变换体位，避免推、拉、扯等动作，预防压疮。可使用减压垫、气垫床、翻身枕等预防压疮的辅助工具。温水清洁皮肤，勤换内衣裤，勤剪指甲。会阴部水肿患者做好会阴清洗，防止尿路感染，男性患者可予吊带托起阴囊防止摩擦，减轻水肿。下肢水肿者，可抬高双下肢，利于血液回流。

（4）应用利尿剂后观察用药后效果，定期复查电解质，观察有无水电解质紊乱。

（5）中药足浴。形寒肢冷者注意保温，可用艾叶煎水浴足，温阳通脉促进血液循环。

（6）腹部热敷。遵医嘱采用盐熨、药熨法，利水消肿。

（7）隔姜灸。遵医嘱选足三里、天枢、中脘、神阙等穴。

5）黄疸。

（1）观察有无黄疸的出现，以及黄疸颜色深浅的变化。

（2）皮肤瘙痒者，做好皮肤的护理。

4. 中医特色治疗护理

1）药物治疗。

（1）内服中药。

遵医嘱用药，观察用药后反应，中药汤剂根据证型予温服或温凉服，气滞湿阻型中药宜饭后温服；脾肾阳虚型宜浓煎热服，中西药之间要间隔 30 分钟以上。

（2）注射给药。

A. 中成药制剂建议单独使用，如需联合给药，应考虑时间间隔或中性液体过渡。

B. 滴速不宜过快，孕妇及哺乳期慎用。

C. 用药过程中观察有无不良反应。

2）特色技术。

（1）中药敷脐外治法。

（2）穴位注射。

（3）耳穴贴压。

（4）穴位按摩。

（5）灸法。

（6）中药足浴。

5. 健康指导

1）生活起居。

（1）病室要安静、整洁、空气清新，温湿度适宜。

（2）生活规律，劳逸结合，适当运动，保证睡眠。肝硬化代偿功能减退，并发腹水或感染时应绝对卧床休息。在代偿功能充沛、病情稳定期，可做些轻松工作或适当的活动，进行有益的锻炼，如散步、做保健操、太极拳、气功等。活动量以不感觉到疲劳为度。

（3）指导患者养成良好的饮食卫生习惯，制订推荐食谱，改变以往不合理的饮食结构。

（4）指导患者注意保暖，避免腹部受凉，根据气候变化及时增减衣服。

（5）注意观察大便的颜色、性质和量，保持大便的通畅，平时食用蜂蜜或缓泻剂。

（6）加强口腔护理，可用清热代茶饮或金银花甘草溶液漱口。

（7）对于水肿明显、长期卧床的患者，应经常帮助翻身变换体位，防止压疮。

2）饮食指导。

饮食宜给予高糖、高蛋白、高维生素、低盐、低脂肪、清淡易消化的饮食，肝功能不全或血氨增高者应限制蛋白摄入。食管静脉曲张者忌食煎炸、粗糙、过硬的食物，应细嚼慢咽。有水肿或腹水者，应限制水和盐的摄入，使用利尿剂后，若尿多腹水减少，可多吃些含钾的食物，如柑橘。

（1）气滞湿阻型。宜进食低盐或无盐的食物，并辅食鲫鱼、鲫鱼汤、赤豆汤、冬瓜汤等利湿的食物。水湿内停者宜进食高蛋白、低脂肪、易消化的食物，如瘦肉、猪肝、蛋类、鸡鱼等。便溏者可选薏苡仁、扁豆、红枣、莲子、炒山药等健脾食物，忌动物脂肪、辣椒、烟酒、少吃山芋、南瓜、蚕豆等导致胀气的食物。

（2）湿热蕴结型。宜进食清淡凉性的食物，如空心菜、芹菜、慈姑、黄花菜、黄瓜、冬瓜、茭白等。患者可多吃水果，如西瓜、鲜藕汁、雪梨、赤小豆等助清热利水类食物。

（3）肝肾阴虚型。宜进食新鲜水果，或用芦根30g、陈葫芦瓢30g煎水代茶。待病情好转，可选用甲鱼、黑木耳等煨汤，以滋养肝肾。

（4）脾肾阳虚型。宜进食温热，无盐或低盐的食物，如黑鱼汤、鲫鱼汤、薏苡仁、赤豆、扁豆等，忌生冷瓜果。

3）情志调理。

（1）责任护士多与患者沟通，了解其心理状态，指导其保持乐观情绪。

（2）针对患者忧思恼怒、恐惧紧张等不良情志，指导患者采用移情相制疗法，转移其注意力，淡化甚至消除不良情志；针对患者焦虑或抑郁的情绪变化，可采用暗示疗法或顺情从欲法。

（3）鼓励家属多陪伴患者，给予患者心理支持。

（4）鼓励患者间多沟通交流疾病防治经验，提高认识，增强治疗信心。

（5）指导患者和家属了解本病的性质，掌握控制疼痛的简单方法，减轻身体痛苦和精神压力。

4）用药指导。

（1）遵医嘱按时准确服药，使用利尿剂时，注意尿量变化及电解质情况，食管静脉曲张者，口服药要研粉服用。

（2）肝气郁结型患者中药汤剂宜饭前温服，湿热内蕴型患者汤药宜偏凉服，脾虚湿盛型患者宜饭后温服，脾肾阳虚型患者宜饭前热服。

5）并发症的护理。

（1）肝性脑病。注意观察，早期发现肝性脑病，如患者出现举止反常、昼睡夜醒等行为失常时要及时报告医生，如意识模糊或抽搐动风，出现肝臭时，可遵医嘱用白醋加水 200mL 保留灌肠，以减少氨的吸收，缓解肝性脑病。

（2）上消化道大量出血。饮食注意吃细软、易消化的食物，减少刺激，注意观察出血倾向，如黑便、皮肤瘀点瘀斑等及时向医生报告。大出血者，立即建立静脉通路，遵医嘱给予止血药，注意监测生命体征变化，行内镜套扎止血者，做好相应的护理。

（3）感染。肝硬化患者常有免疫缺陷，易并发各种感染，如支气管炎、肺炎、结核性腹膜炎、胆道感染、肠道感染、自发性腹膜炎及革兰阴性杆菌败血症等。注意生活起居规律，减少引起感染的因素。

6. 护理难点

患者不良生活习惯和饮食习惯难以纠正。

解决思路：

（1）利用多种形式向患者介绍食疗及养生方法，鼓励患者建立良好的生活方式。

（2）定期进行电话回访及门诊复查，筛查危险因素，进行针对性干预。

（3）对目标人群进行定期追踪、随访和效果评价。

（六）慢性非特异性溃疡性结肠炎（泄泻）中西医结合护理方案

慢性非特异性溃疡性结肠炎是一种原因不明的慢性炎性肠道病变，以结肠黏膜充血、糜烂、溃疡为主，临床症状为黏液血便、腹痛、腹泻或里急后重等。病程长，有反复发作的特点。本病属中医"痢疾""泄泻"等范畴。

1. 常见证候要点

（1）大肠湿热证。腹痛腹泻，便下黏液可带脓血，可有里急后重，肛门烧灼感。舌质红，苔黄腻，脉滑数。

（2）脾虚湿蕴证。腹泻便溏，黏液脓血便，白多赤少，腹部隐痛。舌质淡红，苔白腻，脉细滑。

（3）寒热错杂证。腹痛绵绵，下痢稀薄，夹有黏冻，胃脘灼热，烦渴，四肢不温。舌淡红，苔薄黄，脉细弦。

（4）脾肾阳虚证。久泻不止，大便稀薄，夹有白冻，或伴有完谷不化，腹痛喜温喜按，形寒肢冷，腰膝酸软。舌质淡胖，或有齿痕，苔薄白润。

（5）阴血亏虚证。久泻不止，便下脓血，午后低热，失眠盗汗。舌红少津，脉细数。

（6）肝郁脾虚证。情绪抑郁或焦躁不安，常因情志或饮食因素诱发大便次数增多，腹痛即泻，泻后痛减。脉弦或弦细，舌质淡红，苔薄白。

2.一般护理

（1）执行急腹症中西医结合一般护理常规。

（2）需手术者执行急腹症手术护理常规。

3.常见症状／证候施护

1）腹痛。

（1）观察患者腹痛的部位、性质、程度、持续时间、诱发因素及伴随症状。腹痛明显者可遵医嘱给予少量阿托品、山莨菪碱等药物，暴发型或急性发作期患者应卧床休息，精神过度紧张者可遵医嘱适当给予镇静药，避免活动及精神紧张。

（2）根据证型，指导患者进行饮食调护。

（3）调摄精神，指导患者采用有效的情志转移方法，如深呼吸、全身肌肉放松、听音乐等。

（4）中药灌肠。遵医嘱将中药复方煎剂于每晚睡前保留灌肠。

（5）穴位贴敷。遵医嘱取中脘、足三里、天枢、上下巨虚等穴。

（6）耳穴贴压。遵医嘱取十二指肠、脾、胃、交感、神门、内分泌等穴。

（7）穴位拔罐。遵医嘱取脾俞、足三里、大肠俞、气海、关元、中脘等穴。

（8）穴位按摩。遵医嘱取足三里、中脘、天枢、气海、关元等穴。

（9）药熨。遵医嘱脾肾阳虚者可用中药热奄包热熨腹部或腰膝部。

（10）TDP电磁波治疗。遵医嘱给予患者TDP电磁波，取中脘、天枢、大肠俞、脾俞、关元等穴。

2）腹泻。

（1）观察患者腹泻的次数及大便性状，有无里急后重，及时留取大便标本送检。

（2）指导患者注意饮食调护。

（3）大便次数多者要注意做好肛周皮肤的护理。

（4）保持心情舒畅，避免忧思恼怒等不良情绪。

（5）穴位贴敷。遵医嘱取中脘、神阙等穴。

（6）艾灸。遵医嘱取足三里、神阙、中脘、关元、脾俞、肾俞等穴。

（7）耳穴贴压。遵医嘱取大肠、小肠、十二指肠、胃、脾、交感、神门等穴。

（8）中药泡洗。遵医嘱指导患者中药泡洗，取涌泉、照海、太溪、内庭、冲阳、三阴交等穴来达到疏通经气、调理气血、调节脏腑功能的作用。

（9）针刺。遵医嘱取阳陵泉、中脘、足三里、期门、内关等穴。

3）黏液脓血便。

（1）观察大便的性状、颜色、气味，如出现脓血便，应正确留取大便标本。

（2）要养成良好的生活习惯，注意腹部保暖。

（3）指导患者进行饮食调护。

（4）中药灌肠。遵医嘱给予患者中药灌肠，灌肠后指导患者取适宜体位（根据病变部位），并抬高臀部10cm左右，嘱患者尽量保留药液，协助取舒适卧位。

（5）药物离子导入。取肺俞、足三里、上下巨虚等穴。

（6）药熨。遵医嘱给予患者药熨，温度控制在60℃～70℃，温度不宜过高，避免灼伤。

4.中医特色治疗护理

1）药物治疗。

（1）内服中药（中药汤剂、中成药），注意服药时间及温度。

（2）中药静脉给药。遵医嘱执行，注意中西药物之间配伍禁忌。

2）特色技术。

（1）中药灌肠。

（2）穴位贴敷。

（3）耳穴贴压。

（4）穴位按摩。

（5）艾灸。

（6）中药泡洗。

（7）红外线照射。

（8）药物离子导入。

（9）药熨。

5. 健康指导

1）生活起居指导。

（1）在急性发作期嘱患者卧床休息，以减少肠蠕动。

（2）病情稳定时，要加强身体锻炼（散步、做操、练气功、打太极拳等以调气血，疏通经络），提高身体抗病能力，锻炼要以无疲劳感为度。

2）饮食指导。

（1）向患者讲明饮食不洁会诱发和加重病情，因此要遵守进食原则，即清淡、少渣、易消化、富于营养，有足够热量，少食多餐，宜食味甘清爽、补脾易消化的食物。

（2）忌食胀气、辛辣刺激及油炸食物，以及韭菜等难以消化吸收的食物，特别注意对某些食物过敏时，应避免食用，如乳类蛋白、牛奶等。

3）情志指导。

（1）向患者讲明情志不畅可使胃肠腑气损伤，消化吸收障碍，从而导致功能失调。指导患者树立战胜疾病的信心，有益调节和疏导不良情绪。

（2）指导患者家属多给予精神上的支持和鼓励。

（3）在病情稳定后多参加郊游、琴棋书画等社会活动，以培养乐观豁达的性格。

4）用药指导。

（1）中药汤剂宜温服，腹泻严重者宜少量频服，服药后注意观察药物疗效和不良反应。

（2）应用柳氮磺胺吡啶要观察有无过敏及皮肤损伤。

（3）应用激素时向患者讲明可能出现的不良反应，如满月脸、水牛背、痤疮等，但不必紧张，停药后可自行消失。

5）专科指导。

（1）养成良好的生活习惯，随天气变化增减衣服，阴雨天尽量不外出，尤其注意腹部保暖。

（2）注意口腔卫生，避免口腔的细菌随食物进入胃肠，经常保持内裤清洁干燥。

（3）便后温水坐浴或肛门热敷，必要时，肛周涂凡士林或抗生素软膏。便器定期消毒。学会观察大便形状、颜色、气味，正确留取大便标本。

（4）需用中西药保留灌肠的患者要教会患者家属灌肠的方法，如患者的卧位、灌肠液的温度、灌肠筒的高度、肛门插入的深度及每次灌入的液量、浓度等。

6. 护理难点

（1）患者的不良生活习惯在短时间内改变比较困难。

（2）患者对疾病的认识不足，对疾病充满恐惧，易失去战胜疾病的信心。

（3）中药灌肠后为患者讲解中药保留在肠道内的时间长短直接影响治疗效果，但患者认识不足。

7. 解决思路

（1）采用多种教育方法，理论与实践相结合进行指导，使患者理解建立良好生活方式的重要性及必要性。

（2）向患者讲解疾病的发生、发展及转归，使患者易于接受和理解，增强战胜疾病的信心。

（3）每次中药灌肠后，要耐心讲解中药保留灌肠对疾病恢复的重要意义。

（七）腹股沟疝中西医结合护理方案

腹腔内肠管、大网膜或盆腔内脏器等连同腹膜一起经腹壁或骨盆壁薄弱处脱出腹外，在体表形成有皮肤全层覆盖的异常隆起称腹外疝。发生于腹股沟区的腹外疝统称为腹股沟疝。中医称之为"疝气""小肠气""小肠气痛"。

1. 常见证候要点

（1）寒湿内盛。少腹坠胀疼痛，并可牵引睾丸坠胀、阴囊硬冷、喜暖畏寒。舌淡红，苔白腻，脉弦紧。

（2）肝气郁滞。少腹或阴囊肿胀疼痛，阴部坠胀不适，胁肋胀满，多因忿怒嚎哭而发。舌淡红，苔白腻，脉弦。

（3）气虚下陷。疝肿时大时小，伴有精神疲乏，气短心悸，食少纳差。舌质淡，苔白腻，脉细弱。

2. 一般护理

（1）执行急腹症中西医结合一般护理常规。

（2）需手术者执行急腹症手术护理常规。

3.常见症状／证候施护

1）睾丸坠胀。

（1）注意观察患者疼痛性质、部位、舌苔、脉象的变化，并详细记录。

（2）病室要空气流通，定时开窗通风，应注意保暖，避免潮湿阴冷。

（3）饮食宜清淡，忌生冷、瓜果等凉性之品，可给予温补类食物。

（4）多鼓励交谈，帮助患者建立乐观向上的情绪，以配合手术。

（5）保持口腔及皮肤清洁，注意增加衣服，防止受凉。

（6）中药可选用散寒除湿之五苓散加味，汤剂宜温服。

（7）耳穴贴压。遵医嘱取交感、神门等穴。

（8）针刺或按摩。遵医嘱取大敦，补气海、三阴交、章门、阴陵泉等穴。

2）少腹疼痛。

（1）观察患者腹痛的性质、部位、舌苔及脉象变化，做好详细记录。

（2）病室环境要安静，保持空气清新。

（3）饮食应清淡有节，观察疝肿大小、性质及舌苔、脉象的变化，并详细记录。

（4）关心体贴患者，避免愤怒、嚎哭等不良因素刺激。

（5）保持皮肤及口腔清洁。

（6）耳穴贴压。遵医嘱取肝、交感、神门等穴。

（7）穴位按摩。遵医嘱取大敦，补气海、三阴交、章门、阴陵泉等穴。

（8）中药可选疏肝调气之逍遥散加味。汤剂宜温服。

3）纳呆。

（1）病室宜舒适，应注意保暖，避风寒。

（2）饮食根据"虚则补之"的原则，加强调养，给予温补类食物。

（3）关心体贴患者，消除紧张、焦虑心理，保持心情愉快接受治疗及护理。

（4）观察疝肿大小、性质及舌苔、脉象的变化，并做详细记录。

（5）保持口腔及皮肤清洁；注意保暖，防止受凉感冒。

（6）穴位按摩。遵医嘱穴位按摩，取脾俞、胃俞、中脘、阳陵泉等穴。

（7）耳穴贴压。遵医嘱耳穴贴压，取脾、胃、小肠、大肠、神门等穴。

4. 中医特色治疗护理

1）药物治疗。

内服中药。中药汤剂宜温频服，若使用胃管注入，应分次注入，注入后闭管 1～2 小时。

2）特色技术。

（1）穴位按摩或针刺。

（2）耳穴贴压。

5. 健康指导

1）生活起居。

（1）责任护士多与患者沟通，了解其心理状态，指导其保持乐观情绪，规律生活，避免过度紧张与劳累。

（2）患者出院后逐渐增加活动量，3 个月内应避免重体力劳动或提举重物。

（3）注意避免腹内压升高的因素，如剧烈咳嗽、用力排便等。

（4）若疝复发，应及早诊治。

2）饮食指导。

（1）一般患者术后 6～12 小时无恶心、呕吐可进流食，次日可进软食或普食。行肠切除吻合术者术后应禁食，待肠道功能恢复后，方可进流质饮食，再逐渐过渡为半流食、普食。

（2）根据患者的不同喜好及病情选择合适的食疗方法，如茴香粥、茴香无花果饮、荔枝粥等。

3）情志调理。

（1）责任护士多与患者沟通，了解其心理状态，指导其保持乐观情绪，规律生活，避免过度紧张与劳累。

（2）针对患者忧思恼怒、恐惧紧张等不良情志，指导患者采用移情相制疗法，转移其注意力，淡化、甚至消除不良情志；针对患者焦虑或抑郁的情绪变化，可采用暗示疗法或顺情从欲法，如精神放松法、呼吸控制训练法等，提高自我调控能力及心理应急能力。

（3）鼓励家属多陪伴患者，给予患者心理支持、生活照顾、关心体贴，解除其恐惧、焦虑、绝望等心理压力，帮助其树立生活信心，积极配合治疗。

（4）鼓励患者间多交流疾病防治经验，提高认识，增强治疗信心。

（八）结直肠癌（肠癌）中西医结合护理方案

结直肠癌是常见的消化道恶性肿瘤之一，是发生于结肠、直肠齿状线以上至直肠与乙状结肠交界处之间的恶性肿瘤。其特点是大便习惯改变、便血、腹痛、直肠肿块等。本病属中医"锁肛痔""肠癌"范畴。

1. 常见证候要点

（1）脾肾阳虚证。腹胀隐痛，久泻不止，大便夹血，血色黯淡，或腹部肿块，面色萎黄，四肢不温。舌质淡胖，苔薄白。

（2）肝肾阴虚证。腹胀痛，大便形状细扁，或带黏液脓血或便干，腰膝酸软，失眠，口干咽燥，烦躁易怒，头昏耳鸣，口苦，肋胁胀痛，五心烦热。舌红少苔。

（3）气血两亏证。体瘦腹满，面色苍白，肌肤甲错，食少乏力，神疲乏力，头昏心悸。舌质淡，苔薄白。

（4）痰湿内停证。里急后重，大便脓血，腹部阵痛。舌质红或紫暗，苔腻。

（5）瘀毒内结证。面色黯滞，腹痛固定不移，大便脓血，血色紫暗，口唇黯紫，或舌有瘀斑，或固定痛处。

2. 一般护理

（1）执行急腹症中西医结合一般护理常规。

（2）需手术者执行急腹症手术护理常规。

3. 常见症状 / 证候施护

1）腹胀。

（1）观察患者腹胀的部位、性质、程度、时间、诱发因素及伴随症状。

（2）穴位按摩。遵医嘱取足三里、脾俞、大肠俞、肺俞等穴。

（3）耳穴贴压。遵医嘱取大肠、脾、胃、交感、皮质下等穴。

（4）遵医嘱肛管排气或中药保留灌肠（直肠癌患者慎用）。

（5）中药离子导入。遵医嘱中药离子导入，取神阙、大肠俞、内关、脾俞、胃俞、肺俞等穴。

（6）艾灸。遵医嘱艾灸，取神阙、关元、足三里等穴。

2）腹痛。

（1）评估疼痛部位、性质、程度、持续时间、二便情况及伴随症状，做好疼痛评分，可应用疼痛自评工具"数字评分法（NRS）"评分，记录具体分值。如出现腹痛剧烈、痛处拒按、冷汗淋漓、四肢不温、呕吐不止等症状，立即报告医生协助处理。

（2）协助患者取舒适体位，避免体位突然改变。

（3）穴位注射。遵医嘱穴位注射，取双侧足三里穴。

（4）耳穴贴压。遵医嘱耳穴贴压，取大肠、小肠、交感等穴。

（5）中药外敷。遵医嘱中药外敷。

3）腹泻。

（1）观察患者排便次数、量、性质及有无里急后重感，有无诱发因素。

（2）艾灸。遵医嘱艾灸，取关元、气海、足三里等穴。

（3）穴位贴敷。遵医嘱穴位贴敷，取神阙、内关、足三里等穴。

（4）穴位按摩。遵医嘱穴位按摩，取中脘、天枢、气海、关元、脾俞、胃俞、足三里等穴。

4）黏液血便。

（1）观察患者大便性质、出血程度、排便时间。

（2）穴位按摩。遵医嘱穴位按摩，取中脘、百会、足三里、三阴交、脾俞、梁门等穴。

（3）耳穴贴压。遵医嘱耳穴贴压，取肾上腺、皮质下、神门等穴。

（4）遵医嘱中药保留灌肠。

5）便秘。

（1）观察患者排便次数、量、性质。

（2）穴位按摩。遵医嘱穴位按摩，取天枢、大横、腹哀、足三里等穴，气虚者加取关元、气海等穴。

（3）耳穴贴压。遵医嘱耳穴贴压，取便秘点、大肠、内分泌等穴。

（4）艾灸。遵医嘱艾灸，取关元、神阙、气海、足三里、上巨虚下巨虚等穴。

（5）遵医嘱中药保留灌肠。

4. 中医特色治疗护理

1）药物治疗。

（1）内服中药（中药汤剂、中成药），注意服药时间及温度。

（2）中药静脉给药。遵医嘱执行，注意中西药物之间配伍禁忌。

A. 复方苦参注射液：静脉输液速度不超过 40 滴 / 分。

B. 鸦胆子油注射液：静脉输液速度不超过 50 滴 / 分。

C. 榄香烯注射液：稀释后宜在 4 小时内输注完成；建议使用中心静脉置管给药。

D. 康艾注射液：急性心力衰竭、急性肺水肿、对人参或黄芪过敏者禁用。

（3）外用中药。

2）特色技术。

适疾病分型、分期特点及病情，遵医嘱选择性使用。

（1）穴位按摩。

（2）中药保留灌肠。患者取左侧卧位，抬高臀部 10cm，保留药液 20 分钟左右。

（3）耳穴贴压。

（4）艾灸。

（5）中药离子导入。

（6）穴位贴敷。

（7）中药外敷。遵医嘱取神阙穴。

5. 健康指导

1）生活起居。

（1）保证充足的睡眠和休息，防止感冒。

（2）指导患者有序地进行八段锦、简化太极拳锻炼。

2）饮食指导。

饮食宜清淡，忌烟酒、肥甘、厚味、甜腻和易胀气的食物。

（1）脾肾阳虚证。宜食温阳健脾的食物，如山药、桂圆、大枣、南瓜等。忌食生冷瓜果、寒凉食品。食疗方。桂圆大枣粥。

（2）肝肾阴虚证。宜食滋阴补肝肾的食物，如芝麻、银耳、胡萝卜、桑葚等。忌食温热之品。食疗方。银耳羹。

（3）气血两亏证。宜食益气养血的食品，如大枣、桂圆、莲子、鸡蛋等。食疗方。桂圆莲子汤。

（4）痰湿内停证。宜食化痰利湿的食品，如白萝卜、莲子、薏苡仁、赤小豆等。忌食大温大热之品。食疗方。赤小豆薏苡仁粥。

（5）瘀毒内结证。宜食化瘀软坚的食品，如桃仁、紫菜、苋菜、油菜等。禁食酸敛类果品，如柿子、杨梅、石榴等。食疗方：桃仁紫菜汤。

（6）急性腹痛患者诊断未明确时应暂禁食；腹泻患者宜食健脾养胃及健脾利湿的食物，如胡萝卜、薏苡仁等。严重腹泻者适量饮淡盐水。

3）情志调理。

（1）多与患者沟通，及时予以心理疏导。

（2）鼓励家属多陪伴患者，亲朋好友给予情感支持。

（3）指导采用暗示疗法、认知疗法、移情调志法，建立积极的情志状态。

（4）人工造瘘患者自我形象紊乱，帮助患者重新认识自我并鼓励其参加社会活动。

二、肝胆疾病

（一）胆囊炎（胆胀）中西医结合护理方案

胆囊炎是较为复杂的胆囊慢性疾病，常为急性胆囊炎的后遗症或因胆固醇的代谢紊乱引起，可伴或不伴有胆囊结石。临床上常有上腹部不适和消化不良，急性发作时疼痛为阵发性，有时疼痛向右肩或背部放射，伴有恶心、呕吐和发热。墨菲症阳性。本病属中医"胁痛""胆胀"范畴。

1.常见证候要点

（1）肝胆郁滞证。右胁胀满疼痛，痛引右肩，遇怒加重，胸闷脘胀，善太息，嗳气频作，吞酸嗳腐。苔白腻，脉弦大。

（2）肝胆湿热证。右胁胀满疼痛，胸闷纳呆，恶心呕吐，口苦心烦，大便黏滞，或见黄疸。舌红苔黄腻，脉弦滑。

（3）气滞血瘀证。右胁刺痛较剧，痛有定处而拒按，面色晦暗，口干口苦。舌质紫暗或舌边有瘀斑，脉弦细涩。

（4）肝郁脾虚证。右胁胀痛，倦怠乏力，情绪抑郁或烦躁易怒，腹胀，嗳气叹息，口苦，恶心呕吐，食少纳呆，大便稀溏或便秘。舌淡或暗，苔白，脉弦或细。

（5）胆腑郁热证。右胁灼热疼痛，或绞痛、胀痛、钝痛、剧痛，疼痛放射至右肩胛，脘腹不舒，恶心呕吐，大便不畅，或见黄疸、发热。舌质红，苔黄。

2.一般护理

（1）执行急腹症中西医结合一般护理常规。

（2）需手术者执行急腹症手术护理常规。

3. 常见症状／证候施护

1）右胁疼痛。

（1）观察患者疼痛部位、性质、程度、发作时间及与气候、饮食、情志、劳倦等的关系，以及时发现病情。

（2）注意观察患者病情变化，有胆石症者，若出现疼痛加剧、辗转不宁，及时报告医生处理；伴有黄疸者，若有皮肤瘙痒，可给予洗浴、止痒剂等。

（3）保持环境的安静舒适，急性发作时宜卧床休息，禁饮食，给予精神安慰。

（4）指导和协助患者活动，以减轻深呼吸、咳嗽或变换体位所引起的胸痛。

（5）穴位贴敷。遵医嘱取胆囊、章门、期门等穴。

（6）穴位按摩。遵医嘱取右侧肝俞、胆俞、太冲、侠溪等穴。

（7）耳穴贴压。遵医嘱可选择肝、胆、交感、神门等穴。

（8）遵医嘱给予止痛剂，观察用药后的疗效及不良反应。

2）右胁胀满不适。

（1）观察胀满的部位、性质、程度、时间、诱发因素及伴随症状。

（2）鼓励患者饭后适当运动，保持大便通畅。

（3）腹部行顺时针方向按摩。

（4）穴位贴敷。遵医嘱取脾俞、胃俞、神阙、中脘等穴。

（5）穴位注射。遵医嘱取足三里、胆囊等穴。

（6）耳穴贴压。遵医嘱取肝、胆、大肠、交感等穴。

（7）穴位按摩。遵医嘱取胆囊、天枢等穴。

3）嗳气、恶心呕吐。

（1）观察嗳气、恶心、呕吐的频率、程度与饮食的关系。

（2）指导患者饭后不宜立即平卧。

（3）呕吐患者汤药宜少量频服，服药前将数滴生姜汁滴于舌面或姜片含于舌下，以减轻呕吐。

（4）穴位注射。遵医嘱取双侧足三里、胆囊等穴。

（5）穴位按摩。遵医嘱取合谷、中脘、胆囊等穴。

（6）耳穴贴压。遵医嘱取胆囊、胃、内分泌、交感、神门等穴。

（7）艾灸。遵医嘱取脾俞、胃俞、中脘、足三里等穴。

（8）穴位贴敷。遵医嘱取肝俞、胆俞、中脘、足三里等穴。

4）发热。

（1）观察体温变化。

（2）保持皮肤清洁，汗出后及时擦干皮肤、更换衣被，忌汗出当风。

（3）穴位注射。遵医嘱取曲池等穴。

5）纳呆。

（1）观察患者饮食状况、口腔气味及舌质、舌苔的变化，保持口腔清洁。

（2）穴位按摩。遵医嘱取脾俞、胃俞、中脘、阳陵泉等穴。

（3）耳穴贴压。遵医嘱取脾、胃、小肠、大肠、神门等穴。

（4）穴位贴敷。遵医嘱取中脘、胃俞、足三里等穴。

4. 中医特色治疗护理

1）辨证选择口服中药汤剂、中成药。

（1）肝胆郁滞证。

治法：利胆疏肝，理气通降。

推荐方药：柴胡疏肝散加减。

中成药：胆舒胶囊、四逆散颗粒等。

（2）肝胆湿热证。

治法：清热利湿，疏肝利胆。

推荐方药：大柴胡汤加减。

中成药：清热利胆片等。

（3）气滞血瘀证。

治法：疏肝理气，活血化瘀。

推荐方剂：膈下逐瘀汤加减。

中成药：血府逐瘀颗粒等。

（4）肝郁脾虚证。

治法：疏肝理气，健脾助运。

推荐方剂：柴芍六君子汤加减。

中成药：逍遥丸等。

2）针灸治疗。

（1）体针。取胆囊、阳陵泉、胆俞、太冲、内关、中脘、足三里穴。每次2～3穴；用毫针行中强刺激，每穴运针3～5分钟，留针10～20分钟，隔5分钟行针1次，每日针刺1次。用电针亦可。

（2）头针。取头部胃区（以瞳孔直上的发际处为起点，向上做平行于正中线长2cm直线）。用毫针中度刺激，每次运针5分钟，留针20～30分钟，隔5分钟行针1次，快速捻转，每日针刺1次。

（3）耳针。取肝、交感、神门等穴，每次2～3穴，强刺激，留针20～30分钟，每日1～2次。

（4）点挑。取肝俞、脾俞、三焦俞、足三里、胆俞等穴。采用挑筋法或挑提法，每次取3～4穴，1～3日挑1次，5～10日为1个疗程。临床上可根据病情辨证取穴。

3）其他疗法。

（1）耳穴贴压。

（2）穴位按摩。

（3）中药穴位贴敷。

（4）穴位注射。

（5）艾灸。

5. 健康指导

（1）饮食调理。多饮水，忌食脂肪含量高的食物，如肥肉、鸭、荷包蛋、油炸食物等，减少烹调用油，在烹调方法上以蒸、炖、煮为主。忌食刺激性或产气食物，如牛奶、萝卜、圆葱等，忌饮酒。

（2）情志调理。保持精神愉快，心情舒畅。正确对待疾病，避免诱发或加重疾病的不良情绪。

6. 护理难点

1）患者不良生活习惯难以纠正。

（1）利用多种形式向患者介绍食疗及养生方法，鼓励患者建立良好的生活方式。

（2）中医认为，人体中的12条经脉对应着每日的12个时辰，由于时辰在变，因而不同经脉中的气血随时辰也有盛有衰。子时是一天中最黑暗的时候，阳气开始生发。《黄帝内经》里有一句话叫作"凡十一藏皆取于胆"。胆气生发起来，全身气血才能随之而起。子时把睡眠养住了，对一天至关重要。一定让患者子时前入睡以护胆养血。

2）饮食习惯难以纠正。

（1）宜食清淡、易消化、低脂、高维生素的食物，忌食辛辣刺激、煎炸油腻的食物。

（2）热重者多食水果及清凉饮料，重症湿热型及毒热型应禁食水。

（二）胆总管结石（胁痛）中西医结合护理方案

胆总管结石是胆道系统的常见病，常与胆道感染同时存在互为因果。临床表现为发作期以持续性上腹部或右上腹痛为主要症状，同时伴有恶心、呕吐和放射性痛。临床急性胆管炎发作时患者常有典型的三联征，即腹痛、寒战和发热、黄疸等，有时伴有血压降低、中毒性脑损害等。本病属中医"胁痛""黄疸"范畴。

1.常见证候要点

（1）肝胆蕴热证。胁肋灼痛或刺痛，胁下拒按或痞块，伴畏寒发热、口干口苦、恶心呕吐、身目微黄、大便干结。舌质微红，苔薄白或微黄，脉平或弦微数。

（2）肝胆湿热证。胁肋胀痛，身目发黄，伴发热、纳呆呕恶、小便黄、胁下痞块拒按、便溏或大便秘结。舌质红，苔黄厚腻，脉滑数。

2.一般护理

（1）执行急腹症中西医结合一般护理常规。

（2）需手术者执行急腹症手术护理常规。

3.常见症状/证候施护

临床上各症状要与证候相结合。

1）腹痛。

（1）注意观察患者疼痛的部位、性质、程度、持续时间，舌苔、脉象及全身情况。如出现寒战高热、腹痛加剧、腹肌紧张及全身不适等，应立即报告医生给予处理。遵医嘱正确用药。

（2）卧床休息，给予精神安慰。调摄精神，指导患者采用有效的情志转移方法，如深呼吸、全身肌肉放松、听音乐等。

（3）穴位按摩。患者疼痛剧烈时，遵医嘱取右侧的肝俞、胆俞，强刺激胆囊、侠溪、太冲等穴。

（4）耳穴贴压。遵医嘱取腹痛点、脾俞等穴。

（5）穴位贴敷。遵医嘱取胆俞、肝俞等穴。

2）发热。

（1）急性期绝对卧床休息，高热者应避风，及时更换衣服，用温水擦身，定时变换体位。

（2）做好口腔护理，保持口腔清洁。遵医嘱予以中药漱口液漱口。

（3）穴位按摩。遵医嘱选大椎、曲池、合谷等穴降温。

（4）遵医嘱中药保留灌肠。

3）黄疸。

（1）观察患者皮肤巩膜黄染程度及二便颜色和伴随症状。

（2）皮肤瘙痒者加强皮肤护理，勿用手抓，可用温水擦浴或遵医嘱给予止痒剂。

（3）耳穴贴压。遵医嘱取肝、胆、脾、胃等穴。

（4）遵医嘱中药保留灌肠。

4）恶心呕吐。

（1）观察患者恶心呕吐的频率、程度、伴随症状及与饮食的关系和呕吐内容物量、性质等。

（2）指导患者饭后或服用中药后不宜立即平卧，发作时宜取坐位或卧位，从上向下按摩胃部，以降胃气。

（3）可口含姜片或口中滴姜汁以缓解呕吐。

（4）穴位按摩。遵医嘱按摩内关、足三里、合谷、中脘等穴。

（5）遵医嘱耳穴贴压，取大肠、胃、脾、皮质下、交感、便秘等穴。

5）大便干结。

（1）大便秘结者进行腹部按摩。

（2）遵医嘱中药或肥皂水灌肠。

（3）遵医嘱穴位按摩，取胃俞、脾俞、内关、足三里、天枢、关元等穴。

（4）遵医嘱耳穴贴压，取大肠、胃、脾、交感、皮质下、便秘等穴。

4.中医特色治疗护理

1）药物治疗。

内服中药。

2）特色技术。

（1）耳穴贴压。

（2）穴位按摩。

（3）中药外敷。

（4）中药灌肠。

5.健康指导

1）生活起居。

（1）病室要保持安静、整洁、空气清新，温湿度适宜。

（2）生活规律，劳逸结合，适当运动，保证睡眠。急性发作时宜卧床休息。

（3）指导患者养成良好的饮食卫生习惯，制订推荐食谱，改变以往不合理的饮食结构。

（4）指导患者注意保暖，预防感冒，根据气候变化及时增减衣服。

2）饮食指导。

饮食以清淡、易消化、定时进食、少量、多餐为原则。急性期、恶心呕吐严重患者遵医嘱禁食水，留置胃肠减压，中药胃管注入。

恢复期及术后患者饮食应当做到"六要"和"五忌"。

（1）"六要"。

A.要注意饮食和饮水卫生，生吃瓜果要先洗干净。

B.要多吃含维生素的食物，如胡萝卜、西红柿、菠菜、白菜等，平时应多吃香蕉、苹果等水果。

C.要用植物油炒菜，所吃的菜以炖、烩、蒸为主。

D.要常吃瘦肉、鸡、鱼、核桃、黑木耳、海带、紫菜等。

E.要多吃能促进胆分泌和松弛胆道括约肌促进胆汁排出作用的食物，如山楂、乌梅、玉米须。

F.要吃早餐，不可让空腹的时间太长。

此外还要注意两点：一是要经常运动，防止便秘；二是肥胖者要计划减肥，因为肥胖会促使胆固醇大量分泌，加重病情。

（2）"五忌"。

A.忌吃含胆固醇较高的食物，如动物心、肝、脑、肠以及蛋黄、松花蛋、鱼子及巧克力等。

B.忌吃含高脂肪食物，如肥肉、猪油、油煎油炸食物。油多的糕点也不宜多吃，因为过多的脂肪会引起胆囊收缩，导致疼痛。

C.忌暴饮暴食。

D.忌食辛辣刺激的调味品，如辣椒、辣椒油、五香粉、胡椒粉等。

E.忌烟、酒、咖啡等，这些带有刺激性的食物能使胃酸过多、胆囊剧烈收缩而导致胆道口括约肌痉挛、胆汁排出困难而诱发胆绞痛。

3）情志调理。

（1）责任护士多与患者沟通，了解其心理状态，指导其保持乐观情绪。

（2）针对患者忧思恼怒、恐惧紧张等不良情志，护士应告知患者心情的抑郁不畅会导致胁痛加重，应疏导患者情志，避免忧郁恼怒，保持乐观情绪，积极配合治疗。指导患者采用移情相制疗法，转移其注意力，淡化、甚至消除不良情志；针对患者焦虑或抑郁的情绪变化，可采用暗示疗法或顺情从欲法。患者疼痛剧烈、躁动不安时护士应安抚患者，使患者情绪稳定，并积极采取止痛措施。

（3）鼓励家属多陪伴患者，给予患者心理支持。

（4）鼓励患者间多沟通交流疾病防治经验，提高认识，增强治疗信心。

（5）指导患者和家属了解本病的性质，掌握控制疼痛的简单方法，减轻身体痛苦和精神压力。

6.护理难点

患者的不良生活习惯和饮食习惯难以纠正。

解决思路：

（1）利用多种形式向患者介绍食疗及养生方法，鼓励患者建立良好的生活方式。

（2）定期进行电话回访及门诊复查，筛查危险因素，进行针对性干预。

（3）对目标人群进行定期追踪、随访和效果评价。

（三）急性梗阻性化脓性胆管炎（胁痛）中西医结合护理方案

急性梗阻性化脓性胆管炎（AOSC），是胆道感染中最严重的一种疾病，具有发病急骤、病情重、变化快、并发症多、死亡率高等特点，临床患者常有典型的三联征，即腹痛、寒战和发热、黄疸等，有时伴有血压降低、中毒性脑损害等。本病中医属"胆胀""胁痛"范畴。

1. 常见证候要点

（1）肝胆热郁证。胁肋部或上腹剧痛，持续不解，腹肌强硬，压痛拒按，持续高热，口苦口渴，全身黄染，大便燥结，小便短赤。舌红绛，苔黄，脉弦紧或弦数。

（2）毒热内闭证。发热口干，两目红赤，或全身黄染，神志恍惚，烦躁不宁，面色苍白，皮肤可见瘀斑，四肢厥冷。舌质红绛或紫暗，苔黄干、灰黑或无苔，脉细数，或细微欲绝。

2. 一般护理

（1）执行急腹症中西医结合一般护理常规。

（2）需手术者执行急腹症手术护理常规。

3. 常见症状 / 证候施护

1）腹痛。

（1）观察患者疼痛的部位、性质、程度、持续时间。

（2）穴位按摩。患者疼痛剧烈时，遵医嘱穴位按摩，取右侧的肝俞、胆俞，强刺激胆囊、侠溪、太冲等穴。

（3）耳穴贴压。遵医嘱取腹痛点、脾俞等穴。

（4）穴位贴敷。遵医嘱取胆俞、肝俞等穴。

（5）出现寒战高热、腹痛加剧、腹肌紧张及全身不适等应立即报告医生给予处理。

2）腹胀。

（1）穴位按摩。遵医嘱穴位按摩，取足三里穴。

（2）穴位注射。遵医嘱穴位注射，采用新斯的明注射双侧足三里穴。

（3）电针。遵医嘱电针治疗，取足三里穴。

（4）穴位贴敷。遵医嘱穴位贴敷，取足三里、梁门、中脘穴。

（5）遵医嘱用肥皂水或中药灌肠。

（6）给予口服中药或胃注中药。

（7）术后遵医嘱耳穴贴压，取三焦、交感穴。

3）寒战高热。

（1）患者保持绝对卧床休息。

（2）避风，及时更换衣物，用温水擦身，定时变化体位。

（3）穴位按摩。遵医嘱穴位按摩，取曲池、合谷穴。

（4）避风。及时更换衣物，用温水擦身，定时变化体位。

4）恶心呕吐。

（1）观察恶心呕吐的频率、程度、伴随症状及与饮食的关系和呕吐内容物量、性质等。

（2）指导患者饭后或服用中药后不宜立即平卧，发作时宜取坐位或卧位，从上向下按摩胃部，以降胃气。

（3）可口含姜片或口中滴姜汁以缓解呕吐。

（4）穴位按摩。遵医嘱按摩内关、足三里、合谷、中脘等穴。

（5）遵医嘱耳穴贴压，取大肠、胃、脾、皮质下、交感、便秘等穴。

5）黄疸。

（1）观察患者皮肤、巩膜黄染的程度及二便颜色。

（2）加强皮肤护理。

（3）温水擦浴或炉甘石洗剂涂抹。

6）大便秘结。

（1）遵医嘱中药或肥皂水灌肠。

（2）番泻叶代茶饮。

（3）术后口服或胃管注入清热解毒、通理攻下的中药。

（4）穴位注射。遵医嘱穴位注射，用新斯的明双侧足三里各注射 0.25mg。

7）纳呆。

（1）观察患者的饮食情况、口腔气味、口中感觉、舌质舌苔的变化，保持口腔清洁。

（2）定期测量体重，监测有关营养指标的变化，做好记录。

（3）耳穴贴压。遵医嘱取脾、胃、肝、小肠、交感、心等穴。

4.中医特色治疗护理

1）药物治疗。

在中药应用上选用清热解毒、通理攻下的药物，常用金银花、连翘、蒲公英、紫花地丁、野菊花、夏枯草、黄芩、黄连、龙胆草等，可采用内服中药、中药灌肠、中药外敷等方法。

2）特色技术。

（1）穴位贴敷。

（2）电针。

（3）耳穴贴压。

（4）穴位按摩。

5. 健康指导

1）生活起居。

（1）病室要安静整洁，定时开窗通风。

（2）指导患者卧床休息，保证睡眠。

（3）指导患者注意保暖，预防感冒。

（4）急症行 ERCP 术后达到胆管减压、引流，缓解胆道高压和全身感染，病情平稳后，逐渐下床活动，注意劳逸结合。

（5）指导患者注意休息，保证睡眠充足。注意劳逸结合，活动强度不宜过大，以不感觉疲劳和疼痛为宜。

（6）遵医嘱按时服药，询问医生复查时间。

（7）若出现腹痛腹胀、恶心呕吐、寒战高热等全身不适，请及时就医。

2）饮食指导。

（1）患者病情平稳、拔除胃管后，逐渐进流质饮食。

（2）患者无腹痛发热症状，尿淀粉酶结果正常可进流质饮食，逐渐过渡到半流质饮食。

（3）出院 1～2 周内以清淡易消化的半流质饮食为主。

（4）加强营养，进低脂高蛋白、高碳水化合物、丰富维生素饮食，并少食多餐，忌暴饮暴食及烟酒，养成良好的生活习惯。

（5）出院 2 周后视自身情况逐渐恢复到正常饮食。

3）情志调理。

（1）鼓励患者家属多陪伴患者，给予心理支持。

（2）鼓励患者间多交流疾病防治经验，增强治疗信心。

（3）指导患者采用移情相制疗法，转移其注意力，淡化、甚至消除不良情志。针对患者焦虑或抑郁的情绪变化，可采用暗示疗法或顺情从欲法。

第五章　中西医结合康复护理与治疗

第一节　概论

一、中西医结合康复医学概述

（一）概述

1. 医学模式的形成与转变

医学模式是人类对医学的总体认识，是以一定的观点和方法研究处理健康与疾病问题的一种思维方式。它既表现了医学的总体结构特征，又是指导医学实践的基本观点。在医学发展的历程中，曾经出现神灵主义的医学模式、自然哲学的医学模式、机械论医学模式和生物医学模式，其中对现代医学起重要作用的是生物医学模式。

新医学模式的产生源于社会的不断发展。15 世纪至 20 世纪初期，自然科学领域涌现出一系列重大发现，医学领域内解剖学、生理学、病理学、生物化学等技术的进步，促使人们开始运用生物医学的观点认识生命、健康与疾病，产生了以实验生理学和细胞病理学为基础的生物医学模式。在生物医学模式下，现代医学在生命科学、临床治疗医学和预防医学方面都取得了重大成就，对解决人类健康问题做出了巨大贡献。但随着人类学、社会学、心理学的发展及其在医学领域的实践，生物医学模式逐渐显现出种种缺陷和局限性。例如，生物医学模式认为疾病是一种孤立存在的、几乎可以脱离患者的社会背景的自然实体；每种疾病都有特异性的致病因素和特异性治疗方法；精神和躯体的疾病可以分开考虑；在诊治过程中，医生通常是独立的观察者，而患者却是被动的接受者。然而，医学并非单纯的自然科学，单一的生物学的医学观点并不能圆满地解释疾病的发生、发展和转归，心理因素和社会因素在人们的健康和疾病中都有着重要的作用。

20 世纪初，随着医学的发展和社会的进步，疾病谱发生了巨大的变化，传染病、营养不良等疾病退居次要，心理因素、环境因素和社会因素与疾病的关系日益受到人们的重视。1977 年，美国精神病学教授恩格尔提出社会 - 心理 - 生物医学模式取代了生物医学模式，并迅速为人们所接受，成为医学教育、医学研究和临床服务的指导思想。社会 - 心理 - 生物医学模式认为，疾病不是单一因果关系链的结果，是多因素共同作用的复合物，是人与环境相互作用的产物，它涉及到环境（物理、化学、生物、家庭、社会等）、精神（潜意识和意识）和躯体（系统、器官、组织、细胞、分子）等多方面；躯体和精神是有机联系的，两者相互影响，相互制约，不可分割；医疗服务是医患互动的一种过程，医生与患者都要主动参与。可见，新的医学模式使人们更全面地认识健康与疾病的问题，在治疗时充分考虑生物、心理、社会等多方面的因素，并据此探索出更全面、有效的疾病防治方法，促进了康复医学的发展。

2. 健康概念与心理健康

（1）健康的概念。

健康是一个动态的概念。人类的健康观是随着社会的发展和生活水平的提高而不断变化的。20 世纪以前，人们片面地把"无病、无伤、无残"看作是健康的标准。随着社会的进步和医学模式的转变，人们对健康含义的理解也越来越深刻。1984 年，WHO 在其宪章中提出了著名的健康新概念："健康不仅仅是没有病和不虚弱，而且是身体上、心理上和社会适应能力上 3 方面的完美状态。"这一概念体现了医学的生物模式向社会 - 心理 - 生物模式的转变，改变了卫生医疗的方向和内涵，使医疗思维由传统的"治病 - 救人"转变为"治病 - 救人 - 功能"，强调了功能。1990 年，WHO 在对健康定义的阐述中，又增加了道德健康，指的是不能损害他人利益来满足自己的需要，能按照社会认可的道德行为规范准则约束自己及支配自己的思维和行为，具有辨别真伪、善恶、荣辱的是非观念和能力。2000 年，WHO 又提出了"合理膳食，戒烟，心理健康，克服紧张压力，体育锻炼"的促进健康新准则。健康概念的发展变化，表明人们传统的健康思维发生了变化，认识到只有在躯体健康、心理健康、社会良好适应能力和道德健康、生殖健康方面都具备的情况下，才算得上是真正意义上的健康。

（2）心理健康。

心理健康是一个包含多种特征的复合概念，指的是对于环境及相互关系具有高效而愉快的适应，一般可理解为情绪的稳定和心理的成熟两个方面。心理健康的人，能保持平静的情绪、敏锐的智能、适应社会环境的行为和气质，不仅自我感觉良好，而且与社会协调、和谐，心理活动和心理特征相对稳定，能与客观环境统一和适应。

关于心理健康的标准，国内外心理学家有许多概述，概括起来基本上包括良好的适应能力、良好的自我意识、能够保持人格的统一、保持和谐的人际关系和开朗的心境。

3. 康复医学的重要性

（1）发展康复医学是老龄化社会的必然结果。

随着社会的进步、经济的发展和人民生活水平的提高，人类平均寿命显著延长，老年人在人口中的比例显著增加，这为康复医学提出了严峻的挑战。一方面，人口的老龄化使老年残疾者的比例也相应地增加；另一方面，老年人是心脑血管疾病、肿瘤等疾患的高发人群，对康复的需求也较大。此外，在经济社会高速发展的今天，各种意外伤害的发生率也显著增加，如工业和交通事故、体育竞技意外损伤等，都使致残的人数明显增加，这也使康复医学的重要性更为突出。

（2）发展康复医学是促进患者康复的迫切需要。

随着医学的发展、疾病谱的改变，传染性疾病已不再是威胁人类健康的头号杀手，心脑血管疾病、肿瘤和创伤等成为了新的主要致死病因。但这些患者中，有相当大比例的患者还能存活很长时间，对于他们而言，康复医学具有重大的价值。例如，对于创伤患者而言，有报道显示，1950 年前截瘫患者只能平均存活 2.9 年，且由于残疾，他们难以重返社会。而随着康复治疗的实施和康复工程的发展，1976 年，已有 53% 的截瘫患者可以重返学习和工作岗位；1980 年，这个数字达到了 83% 左右，他们不但没有成为家庭和社会的沉重负担，反而以不同的方式为社会做出贡献。又如，对心肌梗死存活者而言，进行积极的康复治疗可以明显增加患者的寿命；对肿瘤患者而言，积极的康复治疗，如心理治疗、作业治疗、物理治疗、整形治疗和康复工程等减轻了患者的心理负担和遗留的疼痛、虚弱等，提高了患者的生活质量，有利于患者重返社会。

（3）发展康复医学是应对重大自然灾害和战争的必要准备。

对于人类而言，火山喷发、地震等自然灾害和局部战争目前仍然是难以避免的，这就必然产生数量不小的伤残者。而对这些患者进行必要的康复治疗是非常重要的，这也是必须重视发展康复医学的主要原因之一。

基于上述原因，康复医学在世界各地都受到广泛的重视。我国也于 2002 年下发了"国务院办公厅转发卫生部关于进一步加强残疾人康复工作意见的通知"，显示了大力发展康复医学的决心和行动。

4.康复医学的主要原则

康复医学的主要原则包括功能训练、全面康复、重返社会和改善生活质量。

（1）功能训练。

康复医学工作着眼于保存和恢复人体的功能活动，包括运动、感知、心理，言语交流、日常生活、职业活动和社会生活等方面的能力，重视功能的检查和评估，并采取多种方式进行功能训练。

（2）全面康复。

全面康复是指从生理上（身体上）、心理上（精神上）、职业上和社会生活上进行全面整体的康复。康复的对象不仅是有功能障碍的器官和肢体，而更重要的是整个人，从这一意义上来说，全面康复就是整体康复。此外，全面康复也是指残疾人在医疗康复、教育康复、职业康复和社会康复等领域全面地进行康复，因而全面康复亦称综合康复。

（3）重返社会。

人生活于社会之中，但残疾使人暂时离开社会生活的主流。康复的最终目的是使残疾者通过功能的改善或（和）环境条件的改变重返社会，参加社会生活，履行社会职责。

（4）改善生活质量。

康复项目的早期介入对于预防患者可能出现的诸多并发症起到了关键的作用，从而改善了患者的生活质量，有利于患者参与社会生活，重新与社会结合。

（二）康复医学的组成和工作方式

1.康复医学的组成

康复医学是一门跨学科的应用科学，涉及医学、生物工程学、心理学、教育学及社会学等多个学科。其内容主要包括康复预防、康复评定、康复治疗和临床康复 4 个部分。

1）康复预防。

康复预防是康复医学的主要内容之一，主要结合康复实践研究残疾或功能障碍的流行病学、致残原因及预防措施。康复医学对象以功能障碍者为主，功能障碍是指身体上、心理上不能发挥正常的功能，这可能是潜在的或现存的、可逆的或不可逆、部分的或完全的，也可以与疾病并存或为其后遗症。一旦出现残疾，往往需要花费大量的人力、财力、物力才能获得有效的康复，并且也很难达到原来的健康水平。因此，康复介入的时间不仅在功能障碍发生之后，而更应在出现之前开始，此为康复预防。康复预防是康复的基本对策，是康复医学的发展方向之一。

康复预防分为3级，从3个不同层次预防伤残或功能障碍的发生。

（1）一级预防。一级预防是指预防能导致病损的各种损伤、疾病、发育缺陷、精神创伤等病损的发生。

（2）二级预防。二级预防是指病损发生后要积极开展临床治疗和康复治疗，防止功能障碍和残疾的发生。

（3）三级预防。三级预防是在功能障碍和残疾发生后要积极进行康复治疗以限制其发展，避免发生永久及严重的残疾。在康复预防的前两个阶段，引起病损或功能障碍的诸多危险因素是可以预防的，已发生的功能障碍尚属可逆，及早采取有效的措施可以防止残疾的发展或减轻功能障碍的程度。在第三阶段，已发生的功能障碍已不易改善，可能成为永久性的残疾。因此，康复医学措施应在疾病的早期介入，才能获得良好的康复效果。

2）康复评定。

（1）康复评定的定义。

康复评定是指测试和评估康复对象功能障碍的程度、范围的过程。康复评定是康复治疗的基础，相当于临床医学的临床诊断部分，但又不同于临床诊断，远比临床诊断细致详尽。在康复医学实施过程中，没有康复评定就无法规划治疗程序、评价康复疗效。康复医疗工作始于评定，止于评定。

（2）康复评定的主要内容与分期。

康复评定的内容主要包括对患者的生理功能评定、心理功能评定、日常生活能力评定、社会参与能力评定等方面。康复评定分为3期。初期评定在患者入院初期完成，目的是全面了解患者功能状况和障碍程度、致残原因、康复潜力，据此确定康复目标和制订康复治疗计划。中期评定在康复治疗中期进行，目的是经过康复治疗后，评定患者的总体功能情况、康复效果，分析其原因，并据此调整康复治疗计划。

中期评定可进行多次。后期评定在康复治疗结束时进行，目的是评定患者经过康复治疗后的总体功能状况，评价康复治疗的效果，提出重返家庭和社会或进一步康复治疗的建议。

（3）康复评定的工作形式。

康复评定工作以康复评定会形式进行，主要完成的工作包括：康复评定应当做出判断，以确定患者功能障碍的种类和主要的障碍情况；确定患者功能障碍程度；判晰患者的代偿能力；确定康复治疗目标（近期目标、中期目标、出院目标和远期目标），并决定承担各种功能训练任务的专业成员、决定各种康复治疗措施、判定康复治疗效果、修改康复治疗计划、决定康复结局及转归。

3）康复治疗。

康复治疗是根据康复评定所明确的功能障碍的部位、程度，规划、设计、实施康复治疗方案的过程，包括有机、协调地应用各种治疗手段。康复治疗方案中常用的治疗方法有以下几种。

（1）物理疗法。

物理疗法包括运动疗法和物理因子治疗。物理因子治疗是指应用各种物理因子，如电、光、声、磁、蜡、水、压力等来预防和治疗疾病的方法。

（2）作业疗法。

作业疗法是针对患者的功能障碍，从日常生活或文体活动中选择针对性强、能恢复患者功能和技巧的作业项目，按照指定的要求进行训练，以逐渐恢复其功能的方法。

（3）言语疗法。

言语疗法是采用各种科学的方法对因听觉障碍、构音器官异常、脑组织损害等所致的言语障碍进行治疗，尽可能地恢复患者听、说、读、写和理解能力的过程。

（4）心理治疗。

心理疗法是对有心理、精神、情绪和行为异常的患者进行精神支持疗法、暗示疗法、行为疗法和心理咨询等心理干预的方法。其目的在于解决患者的心理障碍，减少患者焦虑、忧郁、恐慌等精神症状，改善其不适应社会的行为，使其建立良好的人际关系，促进患者人格的正常化及发展。

（5）康复工程。

康复工程是工程技术人员与康复工作者应用现代工程学的原理和方法，恢复、重建、代偿或补偿患者的功能，使其恢复独立生活、工作和回归社会。康复工程是工程学在康复医学临床中的应用。

（6）中国传统康复疗法。

中国传统康复疗法是应用中国传统的医疗技术对患者进行康复治疗的方法，包括针灸、推拿、气功、传统运动疗法、中药、食疗和环境疗法等。

（7）康复护理。

康复护理即根据康复的基本概念，结合护理专业知识和技能，运用基本的康复技术，在护理过程中与其他康复专业人员共同协作，以促进患者康复。例如，指导或帮助患者活动关节，维持其功能，防止肌肉萎缩；指导患者自我照顾，如下床活动、大小便控制训练；为患者提供各种方法，以保持良好的姿势，防范继发性身体残疾的发生；在病房中指导患者利用自助器具进行饮食、穿衣、梳洗、排便、转移等日常生活活动训练。

4）临床康复。

患者在临床各学科、各类疾病的各阶段出现功能障碍后进行的针对全面康复的过程称为临床康复，又被称为专科康复。目前，临床康复已形成了多个临床康复亚专业，如神经康复、骨科康复、儿科康复等。

2.康复医学的工作方式

康复医学涉及医学的各个领域和不同的专业，通常采用多科联合建立工作团队的方式开展工作，如神经内外科、心血管内外科、骨科、风湿科、内分泌科、老年医学科等与康复医学科组成康复治疗组（工作团队）共同完成康复治疗目标。康复医学不仅仅只是针对功能障碍，同时也针对疾病的病理改变，着眼于整个人，从身体上、心理上、职业与社会活动能力上进行全面康复。

在康复治疗工作团队中，康复医师为该团队的领导，其他人员包括相关科室的医师、物理治疗师、作业治疗师、护理人员（一般护理人员和康复护理人员）、言语治疗师、心理治疗师、假肢与矫形器师、文体治疗师、社会工作者等。在康复医师的领导下，工作团队成员对患者功能障碍的性质，部位、严重程度、发展趋势、预后与转归充分发表各自的意见，提出相应的对策（近期、中期、远期的治疗方法和目标），然后由康复医师归纳、总结为一个完整的康复治疗计划，由各专业人员分头实施；治疗中期，再召开小组会议，对治疗计划的执行情况进行评价、修改、补充；治疗结束时再召开小组会对康复效果进行总结、评价，并为下阶段治疗或出院后的康复提出意见。

3. 康复流程

伤病痊愈者往往不能马上恢复工作，所以痊愈出院不等于康复。康复工作必须从伤病的早期开始，直至回归社会和家庭。急性期的康复一般为1～2周，其后需要经过相对长时间的慢性康复阶段治疗，时间可能为数周至数月，目标是使患者能生活、行动自理，从而可以回归社区，直至恢复工作。在回归家庭和社会之前，往往还需要一个过渡阶段。

有些伤病者可能只经历某一个阶段即可恢复工作。而有些伤残者虽经努力，生活仍不能自理，终生需要他人帮助。因此，所有在整个流程中的各种机构均应设置良好的康复设施，以满足伤残病者的需要。从医疗到社会均应有相应的结构来解决他们的问题。

从医疗机构方面来说，需要有急性病医院、慢性病医院、日间医院、护理中心或社区医疗站等系列机构，形成对同一个对象的相互联系、层层负责的网络体系。有些地区已经建立了这些网络体系，伤病残者的康复由此得到保障，对患者、社会、家庭都十分有利。对于需要终生护理的患者，社会应建立相应的机构收护。为了伤残人员能够再就业，社会应建立相应的教育培训机构。

4. 康复医学的疗效评定等级

由于康复医学面对的是日常生活活动能力、就业能力部分或完全丧失的患者，因此不能应用临床治疗的标准来衡量，可采用下列疗效分级标准。

1）疗效标准。

（1）完全恢复。治疗后的功能独立状态达到完全独立水平，日常生活活动能力评定所有项目均完全达到独立水平。

（2）明显有效。治疗后功能独立状态虽然达不到完全独立的水平，但较治疗前进步两个或两个以上级别；或者虽未达到两级，但达到有条件的独立水平。

（3）有效。治疗后的功能独立水平较治疗前进步一个级别，达不到有条件的独立水平。

（4）好转。治疗后日常生活能力有所增加，但功能独立级别无明显增加。

（5）无效。治疗后的功能独立水平与治疗前无变化。

（6）恶化。治疗后的功能独立水平较治疗前更差。

（7）死亡。治疗失败，患者死亡。

2）疗效评定时所依赖的功能独立水平。

（1）完全独立。在不需要他人帮助，也不需要辅助设备、药物或用品的情况下，能在合理时间内有规范地、安全地完成所有的活动。

（2）有条件的独立。在应用辅助设备或药物、比正常需要较长时间的情况下，能独立完成所有活动。

（3）需要不接触身体的辅助。患者基本上能独立，但为了进行活动，需要给予监护、提示或指导；或需要他人帮助患者做准备或传递必要的用品，但不接触患者。

（4）需要少量接触身体的辅助。患者只需要少量的接触性帮助，患者自己能付出 3/4 以上的努力。

（5）需要中度的辅助。患者需要中等程度的接触帮助，患者自己能付出 1/2 ～ 3/4 的努力。

（6）需要大量的辅助。患者需要的帮助程度较多，患者能付出自己的努力仅为 1/4 或不足 1/2。通过康复训练，患者仍难达到独立。

（7）完全依赖。患者能付出的努力不到 1/4，因此患者的一切活动都依赖于他人的帮助。

此外，近几年临床上愈来愈多地采用综合性评定方法，如应用功能独立性评定法，康复后评分增加越多，则表明康复效果越好。

（三）康复医学的地位

1.康复医学在现代医学中的地位

（1）健康的新概念。

健康是指一个人在身体、精神和社会等方面都处于良好的状态。传统的健康观是"无病即健康"，现代人的健康观是整体健康。WHO对健康的定义：健康是指在身体、心理、社会上呈现一种完全舒适和谐的状态，而不仅仅是没有疾病或衰弱现象。这一概念强调了全面和功能上的健康，把健康看成是生理、心理和社会诸因素的一种完善状态。因此，现代健康内容包括躯体、心理、社会、智力、道德、环境等方面的健康。健康是人的基本权利，是人生的第一财富。

（2）医学模式的转变与康复医学。

随着人们对健康观念的改变，医学模式也发生了深刻的变化。医学模式从单纯的生物医学模式。发展为现代的生物 - 心理 - 社会的新医学模式。医学的根本目的不仅是预防和治疗疾病，而且还要保护和促进健康。疾病谱的改变使与心理和社会因素有关疾病的发病率明显增加，从而促成了医学模式的转变，如脑血管病、心脏病、肿瘤、精神性疾病等多发病均与心理和社会因素明显相关。以功能障碍为对象、以康复为目的康复医学，其概念、基本观点和医学思维方式符合现代医学的生物 - 心理 - 社会模式，也满足了人类健康这一概念对医学发展的要求。康复医学的对象是各种功能障碍者或残疾者。也就是说，只要把功能障碍或残疾这一核心问题放到整个人类社会中去考虑，就会发现它与生物、心理、社会的联系比健全人或一般患者都密切。康复医学也正是从生物学、心理学和社会学的观点来看待残疾和处理残疾的，医学模式的转变和人类对健康要求的提高与康复医学的基本原则和目的相符合，顺应了医学的发展，体现了医学预防和治疗疾病、促进健康功能的目的。

2. 康复医学与临床医学的关系

预防医学、保健医学、临床医学和康复医学是现代医学的四大组成部分，它们之间相互联系成为一个统一体系。在整个体系中，康复医学占有十分重要的地位。随着医学科学的发展及人类对生活质量要求的提高，医学的目的不仅是治愈疾病，而更主要的是应使患者整体功能达到尽可能高的水平，提高其生存及生活质量，使其在社会上发挥应有的作用。因此，康复医学与临床医学既有联系又有区别。

1）康复医学与临床医学的联系。

康复医学是以康复为目的，应用医学方法研究患者功能障碍以及伴发功能障碍而产生的各种残疾的预防、诊断、评定、治疗和训练的一门医学学科。康复医学与临床医学有着不可分割的联系，一方面临床医学的迅速发展，促进了康复医学的发展，并为康复医学的发展提供了良好的基础和可能性。同样，康复医学的发展也推动了临床各学科的发展。例如，临床抢救存活率的明显提高，有功能障碍和遗留各种后遗症的患者随之增多；随着疾病结构谱的变化，慢性病和老年性疾病的发病率的增加，使需要长期治疗的患者增多，这都为康复医学的发展提供了可能。另一方面，康复医疗贯穿于临床医学实践的全过程，使临床医学更加完善。各种疾病的临床治疗后都有一个康复过程，特别是一些损伤较大的疾病，如截肢、烧伤、颅脑外伤、器官移植、关节置换等，以及各种慢性病、难治的疾病都会在不同程度上造成各种功能上和精神上的障碍。一些障碍通过康复的早期干预完全可以预防，对已发生的功能障碍，通过积极有效的康复训练，能使患者的功能获得最大限度的恢复。从这一意义上来说，在整个医疗活动中，康复医疗与临床医疗是紧密结合的。康复专家霍华德（Howard）指出："康复应该是每位医师的职责，而不能只是从事康复医学专科医师的事。应当使康复的观点和基本技术成为所有医院医疗计划的一个组成部分，同时也应当成为所有医师的医疗手段的一个组成部分。"如果患者的功能不能得到很好地发挥，不能正常的生活和工作，这将意味着医疗工作还没有结束。

2）康复医学与临床医学的区别。

在医疗实践中，康复医学与临床医学是相互渗透、相辅相成的。然而，康复医学与临床医学有着明显区别，临床医学的目的在于治愈疾病或稳定病情，而康复医学则着眼于功能恢复。与临床医学所采取的各种措施相比，康复治疗具有明显的专业要求和特性。

（1）具有主动参与性。

临床医学的各种治疗方法的实施使患者多处于被动的地位，而康复治疗则要求患者必须主动、积极地参与治疗，这是康复治疗成败的关键所在。

（2）具有教育的特性。

康复治疗的一个特点是由治疗师与患者一对一的方式实施治疗，引导患者进行各种功能的学习和再学习，因而具有教育的特性。

（3）具有多学科性、广泛性的特性。

康复治疗采取具有专门技能、多学科协作的工作小组形式来实施，以解决因各种功能障碍所带来的复杂问题。

（4）具有在疾病治疗从始而终的特性。

康复治疗不是临床治疗后的延续，更不是临床治疗的重复。康复治疗是一种综合的治疗措施，在伤、病、残的不同时期应用不同的手段和方法促进患者康复，从伤病的急性期开始，并贯穿于治疗的始终。

3. 临床医师与康复

在患者全面康复的过程中，临床医师起着非常重要的作用。临床医师应充分认识到康复的内涵和重要意义，掌握康复医学的基本理论和基本技能，并把康复的理念贯穿于临床治疗的始终，服务于患者的康复。

（1）正确理解康复医学的理念。

临床医师应具有完整的现代医学体系观念，认识到康复医学与临床医学同样是现代医学的主要组成部分。临床医师应理解健康新定义的内涵，即健康是指人在身体、心理、社会上呈现一种完全舒适和谐的状态，而不仅仅是没有疾病或衰弱现象；理解生理-心理-社会医学模式对医学发展提出的要求；理解疾病的治疗不仅停留在治愈层面，更重要的是提高患者的生活能力和生存质量，促进患者回归社会。

（2）在临床医疗过程中履行康复职责。

临床医师在患者康复的过程中担当着重要的职责，应该掌握康复医学的基本理论和基本技能。临床医师在决定给患者做手术时，必须确信障碍的功能存在康复的希望。例如，对断肢再植手术指征的把握，如果再植的肢体仅仅成活而没有功能，这并不意味着手术成功。临床医师在选择治疗方法的时候，应当把有利于患者的康复作为一个重要因素来考虑。只要患者的全身和局部情况允许，康复治疗开始的时间越早，患者功能的恢复越好。患者在住院期间就应当开始接受一系列康复治疗，为了做到这一点，除了说服患者积极配合之外，临床医师与康复医师密切合作尤为重要。康复治疗提倡康复医师参与临床查房，了解患者存在的主要问题、治疗愿望与要求，以及临床上准备采取的医疗措施，从而制订康复治疗计划，确定康复治疗开始实施的最佳时间。临床医师应主动、及时地向主管的康复医师通报患者的病情，使他们心中有数，做到有所为和有所不为。康复治疗开始后，临床医师与康复治疗师应共同对患者功能的恢复进程做出评估，进行必要的调整，使患者的功能得到最大限度地恢复。

（3）医学生与康复医学。

作为医学生，在校学习期间就应该掌握康复医学的基本理论和基本技能，主动适应新的医学模式。医学生毕业后面对的不仅是要求治好疾病的人群，而且是社会与患者的全面而强烈的康复需求，所有类别的医疗机构中的任何患者都需要康复，随着科技的进步和医学的发展，人们伤病后的成活率越来越高；另外，随着疾病谱的变化，创伤、慢性病患者日益增多，这部分患者不仅要生存，而且要高质量地生活。因此，需要康复的人数将越来越多。医学生在临床实践过程中，感叹于一些急性病的神奇疗效；同时对一些亚急性疾病、慢性病患者的处理办法少、疗效差感到困惑。因此，医学生应该掌握必要的康复医学知识，以便能在将来的工作中解决这些问题，通过学习，医学生应该能够选择适当的疾病、恰当的时机进行或者转诊康复；采用恰当的方法开始床边的早期康复；选用适当的矫形器，早期开始进行二级预防。

二、中西医结合康复护理概述

（一）中西医结合康复护理的相关概念

1. 康复护理

康复护理是一门旨在研究病、伤、残者身体、精神康复的护理理论、知识、技能的科学。根据总的康复医疗计划，围绕全面康复的目标，紧密结合康复医师和其他康复专业护理人员而进行的工作。

2. 中西医结合康复护理

中西医结合康复护理是指运用中医"天人合一"，辨证施护理论以及西医整体护理理论，利用中西医康复护理的方法，配合现代和传统康复医疗手段、康复训练和养生方法，对残疾者、慢性病者、老年病者以及急性病恢复期的患者，通过积极的康复护理措施，使身体功能和精神情志能尽量地恢复到原来的健康状态。故古人云："善调则生，失调则死。"

（二）康复护理的目标

医生应按照以人为本、整体护理和全面康复的原则，通过护理工作，从生理上和心理上为患者提供一个有利于康复的环境和创造有利于康复的条件。

1. 维持患者的肢体功能

患者应用健侧协同患侧处理日常生活活动，避免发生肌肉萎缩、关节运动范围缩小或继发性失用综合征的形成。

2. 协助患者对功能障碍的肢体进行训练

使患者充分发挥机体潜能，医生应协助和指导患者对伤残部分功能的康复训练，如翻身、肢体正确姿势的摆放、关节活动范围的维持、转移等。

（三）中西医结合康复护理的特点

1.康复护理的全过程变被动护理为主动自我护理

康复护理的对象都存在着不同程度的功能障碍，往往会严重地影响其日常生活和就业能力，这就使得康复患者在心理上和行动上容易产生依赖性，其结果是严重地妨碍了患者功能独立性的康复。因此，康复护理的过程必须是通过教育和训练患者，使其充分发挥功能上的潜力和个人的主动性，学习新的技能和生活方式，逐步提高自我功能独立性，最大限度地达到日常生活自理，从而由被动地接受他人的护理变为自己照料自己的自我护理。

2.康复护理人员要和其他康复专业人员通力合作

护理人员要促使康复对象在肉体、精神、情绪、社会和就业方面的能力，复原到可能达到的最大限度，最终使他们在生活中尽可能地独立起来。

3.康复护理是以整体论的观点、自理的观点、最佳健康状态的观点为工作指导思想

康复护士从人和社会整体来看待护理对象的康复，在患者整个住院过程中，康复护士既要护理康复对象的身体创伤，又要做好其心理护理。

4.康复护理是多种康复治疗在病房的延续

康复患者中既有躯体的残疾，又有精神和智力残疾，此外，还有慢性病患者、生理功能衰退的老年患者。康复对象本身具有复杂性，其需要各不相同，康复治疗的手段也具有多样性，除了必要的医疗、药物外，还有物理治疗、作业治疗、语言治疗、心理治疗、康复工程等。

第二节 常用中西医结合康复护理技术

康复护理要考虑如何使患者的功能尽快恢复的问题。康复护理的过程必须是通过教育、指导和训练患者，使其充分发挥功能上的潜力和个人的主动性，学习新的技能和生活方式，逐步提高自我照顾能力，最大限度达到日常生活自理。下面介绍几种常见的中西医结合康复护理技术。

一、抗痉挛体位摆放

（一）脊髓损伤患者抗痉挛体位摆放

1. 仰卧位

头部垫枕，将头两侧固定，肩胛下垫枕，使肩上抬前挺，肘关节伸直，前臂旋后，腕背伸，手指微曲，髋、膝、踝下垫枕，足保持中立位。

2. 侧卧位

头部垫枕，上侧的上肢保持伸展位，下肢屈曲位，将下侧的肩关节拉出以避免受压和后缩，臂前伸，前臂旋后，肢体下均垫长枕，背后用长枕靠住，以保持侧卧位。

（二）偏瘫患者抗痉挛体位摆放

1. 健侧卧位

健侧在下，患侧在上，头部垫枕，患侧上肢伸展位，使患侧肩胛骨向前、向外伸，前臂旋前，手指伸展，掌心向下；患侧下肢取轻度屈曲位，放于长枕上，患侧踝关节不能内翻悬在枕头边缘，防止足内翻下垂。

2. 患侧卧位

患侧在下，健侧在上，头部垫枕，患臂外展前伸旋后，患肩向前拉出，以避免受压和后缩，肘伸展，掌心向上；患侧下肢轻度屈曲位放在床上，健腿屈髋屈膝向前放于长枕上，健侧上肢放松，放在胸前的枕上或躯干上。该体位是最重要的体位，是偏瘫患者的首选体位。一方面，患者可通过健侧肢体早日进行一些日常活动；另一方面，可通过自身体重对患侧肢体的挤压，刺激患侧的本体感受器，也可抑制患侧肢体的痉挛。

（三）骨关节疾患患者抗痉挛体位摆放

1. 上肢功能位

肩关节屈曲45°，外展60°，肘关节屈曲90°，前臂中间位，腕背伸，各掌指关节和指间关节稍屈曲，拇指在对掌的中间位。

2. 下肢功能位

髋关节伸直，髋及大腿外侧垫枕防止下肢外展、外旋，膝关节稍屈曲，踝关节处于90°中间位，防止足下垂。随着体位的改变，髋关节也需要变换成屈曲或伸直的位置。

二、体位转移训练

体位转移是指人体从一种姿势转移到另一种姿势的过程，包括卧→坐→站→行走。教会瘫痪患者从卧位到坐位、从坐位到立位、从床到椅、从轮椅到卫生间的各种转移方法，使他们能够独立地完成各项日常生活活动，从而提高其生存质量。

（一）翻身训练

翻身训练是实现自理生活的第一步，它使患者能够利用残存肢体能力带动瘫痪肢体，在辅助下或独立地进行翻身。

1.脊髓损伤患者的翻身训练

颈髓损伤患者独立翻身困难，需帮助翻身。

（1）患者仰卧于床上，头、肩屈曲，双上肢屈曲上举、对称性用力向身体两侧摆动，产生钟摆样运动。

（2）向翻身侧，双上肢用力甩向翻身侧时，带动躯干旋转而翻身。

（3）位于上方的上肢用力前伸，使翻身侧的上肢放置到该侧位置，完成翻身动作。

2.偏瘫患者的翻身训练

（1）辅助下向健侧翻身。将患侧下肢放于健侧下肢上，由健手将患手拉向健侧，护理人员于患侧帮助抬起患者肩胛、骨盆，翻身至健侧，每次辅助时仅给予最小辅助，并依次减少辅助量，最终使患者独立翻身，并向患者分步解释动作顺序及要求，以获得患者主动配合。

（2）主动向患侧翻身：①用健手将患侧上肢外展，防止受压，健侧下肢屈髋屈膝。②头转向患侧，健侧肩上抬，上肢向患侧转，健侧下肢用力蹬床，将身体转向患侧。

（3）主动向健侧翻身。双手十指交叉相握，患手拇指在上方（Bobath握手），患者用健足从患侧腘窝处插入并沿患侧小腿伸展，将患足置于健足上方。伸肘屈膝用力向健侧摆动，健侧脚蹬床，同时转头、转肩，完成翻身动作。

（二）坐起训练

1.脊髓损伤患者的坐起

（1）截瘫患者从侧卧位坐起：①双上肢用力摆动要翻向的一侧，至侧卧位。②双肘支撑床面，抬起上身，并保持平衡，移动上身靠近下肢。③用上侧上肢用力勾住膝关节。④用力勾住膝关节的同时，将另一侧肘弯曲、伸展并将肘逐步移近躯干，取得平衡，通过此动作将上身靠近双腿。

（2）截瘫患者的坐起：①双上肢同时用力向一侧摆动，躯干转向一侧。②翻向一侧的手和对侧肘支撑床面，然后伸展肘关节，用手支撑床面，并逐步靠近身体，另侧手移至身体同侧。③将双手置于体侧，伸肘至长坐位。

2.偏瘫患者的坐起训练

（1）偏瘫患者在辅助下坐起：①患者的健侧脚插到患侧腿下，Bobath 握手伸肘屈膝摆动至健侧卧位，护理人员将患侧手放到自己的肩上，扶起患者双肩的同时患者用健侧肘撑起上身。②健侧肘撑起上身的同时，用健腿将患腿移到床缘下。③伸展肘关节，健手支撑床面，使躯干直立，完成床边坐起动作。

（2）偏瘫患者独自坐起动作：①患者取健侧卧位，健手握住患手，用健侧腿将患侧腿移至床边。②用健侧前臂支撑起上身，头、颈和躯干向上方侧屈，同时用健腿将患腿移到床缘下。③肘伸直，坐起至床边坐位。④改用健手支撑，使躯干直立，完成床边坐起动作。

三、针灸康复法

针灸是以中医理论为指导，运用针刺或艾灸人体上的一定腧穴，以激发经络之气，调整脏腑气血功能，达到扶正祛邪、防治疾病、使机体康复的一种治疗方法。

（一）针灸康复法的作用

1.疏通经络

采用针灸疏通经络，调理气机，使气血通畅，通则不痛。针灸有良好的镇痛的作用。临床上常见的头痛、胃痛、腹痛、胆绞痛、痛经、牙痛、三叉神经痛、坐骨神经痛、四肢关节痛、手术后疼痛等多种痛证，实施针灸治疗确有明显的镇痛效果。例如，针刺内关、足三里、三阴交、天枢等穴，能使腹痛减轻或消失。针刺可提高人体痛阈，从而增加人体对疼痛的耐受力，降低痛觉的敏感度，故可发挥镇痛的作用。

2.调整阴阳

针灸治病的关键是调整阴阳的偏盛偏衰，通过疏通经脉、宣导气血达到调和阴阳的作用。这是由于经络"内属于脏腑，外络于肢节"，将人体联系成一个统一的有机体，而针灸体表穴位可激发经气，调整内脏及各组织器官的功能。

（1）调整心脏和血管系统。针刺内关穴可使心率快者减慢，心率慢者增快，恢复到正常水平。针刺内关、足三里、心俞、厥阴俞等穴可缓解心绞痛发作，改善心脏的供血功能。针灸对血压的调整也具有双向性良性调整的作用。例如,针灸足三里、内关等穴对血压高者有降压作用,对血压低者有升压作用。

(2)调整呼吸系统运行。临床采用夏季针灸大椎、定喘、肺俞等穴治疗支气管哮喘,可收到满意的效果。其原理就是针灸调节了支气管平滑肌的交感神经和迷走神经的不协调状态。

(3)调节胃肠道功能。针刺足三里、中脘、胃俞、合谷等穴可解除胃痉挛,双向调节胃肠蠕动。针刺四缝能双向调节胃液分泌,保持胃酸的正常浓度。

(4)调节神经功能。针刺对脑神经的调节表现在既能治疗失眠,又能治疗嗜睡;既能治疗狂躁型精神病,又能治疗抑郁型精神病。例如,针刺神门、通里、百会等穴,可使癫痫大发作患者的脑电图趋向规律。

(5)调节肾与膀胱功能。针灸既能治疗排尿困难和尿闭症,又能治疗遗尿和尿失禁等。

3. 扶正祛邪

补虚泻实是扶正祛邪法则的具体运用,针灸的补虚泻实主要是通过针灸手法和腧穴的配伍两方面来实现的。一般针刺补法和灸法属补法范畴,有扶正作用;针刺泻法和放血法属泻法范畴,有祛邪作用。例如,常灸保健穴关元、气海、足三里等穴,能增强脾胃功能,提高机体免疫力;针刺大椎、足三里可治疗放射反应引起的白细胞减少;针刺足三里、合谷可促使吞噬细胞增强细菌的能力。例如,取十二井穴用三棱针点刺出血,再取大椎、曲池针刺用泻法治疗高热神昏。

(二)针灸康复法的原则

1. 辨证施术

根据"盛则泻之,虚则补之,热则疾之,寒则留之,陷下则灸之,不盛不虚以经补之"的治疗法则,结合康复辨证的结果,分别施以相应的针灸方法。例如,高血压的肝阳上亢型,针刺取肝俞、肾俞补肝肾之阴,取风池、行间泻上亢之肝阳;热痹可取井穴浅刺快出或放血疗法;寒痹针刺后留针或采用艾灸、拔罐等。

2. 合理取穴

针灸康复是在穴位上进行的,取穴位置与针刺疗效有密切的关系。针灸取穴的原则有 3 个方面。

(1)循经取穴,是针灸取穴原则的核心,即某一经络或脏腑有病,可选择该经或该脏腑所属经络的远部穴位来治疗，包括本经取穴和表里经取穴。例如，咳嗽取手太阴肺经的尺泽、手阳明大肠经的合谷即是循经取穴。

（2）局部或邻近取穴，如头痛取太阳、百会，胃痛取中脘、天枢等。

（3）对症取穴，如气病取膻中、血病取膈俞、发热取大椎等。还可选择腧穴加以配伍。

（三）针灸康复法的操作

1. 毫针刺法

毫针刺法是应用金属制成的针具，通过一定的手法刺入人体穴位的方法。

（1）进针手法。临床常用的进针手法有指切进针法、夹持进针法、舒张进针法、提捏进针法4种。

（2）针刺的角度与深度。针刺的角度是指进针时针与皮肤表面所形成的夹角，可分为直刺、斜刺、平刺3种。针刺深度根据患者的体位、病情、年龄、部位的不同而定，如体质强、中青年、病久者及四肢部位要深刺，反之要浅刺。

（3）行针与得气。进针后为了使患者产生经气的感应而行使一定的手法称为行针。其基本手法有提插法、捻转法、辅助手法有循法、刮柄法、弹针法、震颤法等。得气是指针刺部位产生经气的感应，患者局部有酸、胀、重、麻或向一定方向传导扩散的感觉，医者针下有沉紧感。

（4）针刺补泻。针刺补泻是刺法的核心内容。常用补泻手法有提插补泻、捻转补泻、疾徐补泻、迎随补泻、开阖补泻、呼吸补泻、平补平泻7种。

2. 艾灸疗法是使用艾叶制成的艾条或艾炷，点燃后对人体一定的穴位进行温热刺激而治疗病症的方法。

（1）炷灸。艾炷灸分直接灸和间接灸两种。将艾炷直接放在穴位上施灸为直接灸，根据灸后有无化脓，又分为瘢痕灸和无瘢痕灸。用药物将艾炷和皮肤隔开施灸为间接灸，如隔姜灸、隔蒜灸、隔盐灸等，为临床所常用。

（2）艾条灸。艾条灸可分温和灸和雀啄灸两种。将艾条一端点燃对准施灸部位，距2～3cm进行熏灸，使皮肤微红而无灼痛，灸5～7分钟，称温和灸。将艾条点燃的一端与施灸部位不固定在一定距离，而是向鸟啄食一样，一上一下地移动施灸，称雀啄灸。

另外，还有针刺和艾条相结合使用的方法，称温针灸。

（四）针灸康复法的应用

1. 适应证

针灸的适应证广泛，可用于多种病证的康复，如慢性阻塞性肺疾病、高血压、心肌梗死、偏瘫、面神经瘫痪、痿症、截瘫、颈椎病、腰痛、帕金森病、糖尿病、肿瘤、精神病以及进行戒烟、减肥等。此外，针灸对盲、聋、哑残疾人的视、听、语言能力的改善、功能康复也有显著的效果。

2. 禁忌证

针灸时孕妇禁用合谷、三阴交、昆仑等穴，腹部及腰骶部不宜针刺；小儿头部不宜针刺；出血性疾患、皮肤感染、瘢痕、溃疡、肿瘤处不宜针刺。另外，施灸时应注意防止烫伤皮肤。

四、按摩康复法

按摩亦为推拿，是医者采用各种手法在患者体表的一定部位或穴位上进行操作的一种康复护理手法。它具有简单、方便、经济、安全的特点，易于广泛应用。

（一）按摩康复法的作用

（1）疏通经络，运行气血。

（2）调节改善内脏功能。

（3）改善体质，提高机体抗病能力。

（4）恢复和增强筋骨肌肉功能。

（二）按摩康复法的常用手法

中医康复护理中常用的基本手法分为以下六大类。

1. 摆动

（1）一指禅推法。用大拇指指端着力于一定的穴位或部位上，以肘部为支点，用前臂的主动摆动带动腕部和拇指关节做屈伸活动，使产生的动力持续作用于治疗部位的手法。本法适用于全身各部位腧穴。

（2）揉法。用掌根、大鱼际或指腹着力于受术者一定部位进行环形移动的手法，分指揉和掌揉两种。本法适用于全身各部。

（3）滚法。用手背近小指侧部位、手掌小鱼际侧处为着力点，通过腕关节屈伸外旋的连续往返动作使手背连续不断地在按摩部位上来回滚动的手法。本法适用于腰、背及四肢肌肉丰厚处。

2. 摩擦

（1）摩法。示、中、环指指腹或手掌附着于体表一定部位上，做环形而有节奏抚摸的手法，分掌摩和指摩两种。本法适用于全身各部。

（2）擦法。以手指指腹或手掌置于受术者一定部位上，向两个相反方向进行直线来回滑动的手法，分掌擦法、大鱼际擦法和小鱼际擦法。本法适用于胸、腹、肋部。

（3）搓法。用两手在肢体上相对用力进行快速搓揉，同时做上下往返运动的手法。本法适用于上肢部。

（4）抹法。用单手或双手拇指或多指指腹紧贴皮肤，做直线或弧线的推动手法。本法适用于头面部、颈项部、胸腹部。

3. 振动

（1）抖法。双手握肢体远端做牵拉引导，使整个肢体呈波浪形起伏抖动的手法。本法能放松肌肉，主要用于上肢部位，常与搓法配合，作为治疗结束手法。

（2）振法。手指或手掌着力于体表，做频率密集的快速振颤动作的手法。本法适用于全身各部和穴位。

4. 挤压

（1）按法。以手指、手掌或肘尖置于受术者一定部位上，逐渐用力下压的手法，分指按法、掌按法和肘按法。指按法适用于全身各部穴位，掌按法适用于腰背及下肢，肘按法用于腰背及臀部。

（2）捏法。以拇指、示指或拇指、示指、中指挤捏肌肉、肌腱、并连续移动的手法。本法适用于颈肩、肩背、四肢等部位。

（3）拿法。单手或双手的拇指与其余四指相对，握住施术部位，相对用力，并做持续、有节律的提捏方法。本法适用于颈项、肩背、腰腹、四肢等部位。

5. 叩击

（1）拍法。用虚掌拍打体表的手法。本法适用于肩背、臂及四肢等部位。

（2）击法。用拳背、掌根、掌侧小鱼际、指尖叩击体表的手法。本法适用于头面、胸腹部。

6. 运动关节

（1）摇法。顺势轻巧地做各关节的旋转、环绕等被动运动的一种手法，如摇肩、摇踝等。本法适用于四肢关节及颈项等部位。

（2）拔伸法。它是固定肢体或关节的一端，牵拉另一端的手法，有头颈部拔伸法、肩关节拔伸法、腕及指关节拔伸法。本法对扭错的肌腱和移位的关节有整复作用。

（三）按摩康复法的临床应用

（1）手法规律。按摩只有在持续的、具有一定力度和深度的刺激后才能发挥出经络的双向调节作用，故按摩手法的基本要求是持久、有力、均匀、柔和、深透。力量要由轻到重，再由重到轻；动作要由慢到快，再由快到慢；次序自上而下，先左后右，始终是由面到线，由线到点，再由点到面。

（2）适应证。按摩的适应证比较广泛，如骨折后关节功能障碍，软组织损伤后，截肢、断肢手术后，颈椎病，肩关节周围炎，颈、腰椎间盘突出症，偏瘫，截瘫，神经衰弱，高血压，落枕，急慢性腰肌劳损，类风湿关节炎，头痛，支气管哮喘，失眠，小儿消化不良等。

（3）禁忌证。它包括急性传染病、烧伤及冻伤的部位、恶性肿瘤、出血性疾病、精神分裂症、严重的骨质疏松症、孕妇的腰骶部及腹部均不宜按摩。

五、饮食康复法

饮食康复法是指有针对性地选择饮食的品种，调节饮食的质量，以促进人体身心康复的方法。

（一）饮食康复法的作用

1.调养身体，提高抗病能力

饮食作为一种康复手段，在我国可谓历史悠久，效果显著，并愈来愈受到人们的重视。饮食不仅可以提供人体生命活动所需要的精微物质，而且通过合理的加工烹调，使之营养成分更好，色香味俱佳，增进食欲，利于脾胃运化，提高抗病能力。"药补不如食补"就是指通过调整饮食来补养身体，调理脏腑，促进身体健康和疾病康复。

2.祛除病邪，促进疾病康复

《素问·五常政大论》篇指出，疾病后期可以通过饮食调养以助康复。饮食与药物同出一源，也有性味、归经、升降沉浮的不同，但它比药物更易使人接受和享用。张锡纯在《医学衷中参西录》中说："患者服之，不但疗病，并可充饥。不但充饥，更可适口。用之对症，病自渐愈。"这说明配合饮食康复可缩短病程，促使患者早日康复。

（二）饮食康复法的原则

1. 辨证择食

根据临床所辨证型，施以不同饮食，这是饮食康复法的根本原则。温性食物具有温中补气、通阳暖胃等功用，这类食物比热性食物平和，如糯米、鳝鱼、龙眼、荔枝、鸡肉、牛肉、生姜、洋葱、牛奶等，适用于素体阳虚或感受寒邪的病证。热性食物具有温中祛寒、益火助阳的作用，如狗肉、辣椒、大蒜、胡椒、白酒、桂皮等。凉性食物具有清热解毒、养阴清热、清肝明目的功用，如绿豆、梨、香蕉、西瓜、苦瓜、番茄等。平性食物没有偏性，为日常所常用，如赤豆、扁豆、番薯、豆浆、猪肉、鸭肉、蜂蜜、大枣等。

2. 辨病施食

根据病种不同而选用不同的饮食，即辨病施食。如心悸怔忡可选用当归、人参煮猪心，少食瘦肉、鱼类，忌食动物脂肪、肝、腰及辛辣刺激之品。肺系病证宜进清淡，多食水果、蔬菜，忌辛辣、烟酒、油腻甜黏食物，如肺阴虚者多食百合、银耳、甲鱼等滋阴补肺。肾系疾病宜食用清淡、营养丰富的食物以及多种动物补养类食物，忌食盐、碱过多和辛辣刺激品。肝胆疾病宜进清淡蔬菜及营养丰富的鸡、血、瘦肉类食物，忌烟、酒等辛辣刺激品，少食动物脂肪；急性期以素食为主，缓解期或恢复期可进荤食。脾胃病宜进营养丰富，软、烂、热等易于消化的食物，忌生冷、煎炸、硬固及壅滞气机的食品。

（三）饮食康复法的应用

针对康复期的适应病证，康复饮食法按其功效可分为以下几类。

1. 补益正气类

本类饮食有滋补强壮、抗衰益寿的作用，适用于久病体虚、正气亏损者。其中补气的有人参酒、人参莲肉粥、黄芪膏等，补血的有当归羊肉羹、当归炖母鸡、大枣黑木耳汤、归参山药炖猪腰等，气血双补的有参枣汤、归参鳝血羹、龙眼参蜜膏等，补阴的有枸杞子酒、乌鸡酒、玄参炖猪肝等，补阳的有海马酒、鹿茸酒、冬虫夏草鸡等。

2. 生津止渴类

本类饮食方有清热除烦、滋阴润燥、生津止渴的功效，有益于消渴患者的康复，如五汁饮、清蒸茶甲鱼、猪胰汤等。

3. 行气活血类

本类饮食方有行气活血、化瘀通络的作用，适用于心肌梗死、脑卒中后遗症等患者的康复期，如丹参酒、红花酒、桃红粥、蜜饯山楂等。

4. 潜阳息风类

本类饮食方有平肝潜阳、养阴息风的功效，适用于高血压、癫狂症、帕金森病等，如菊花粥、荷叶粥、葛粉粥等。

5. 止咳平喘类

本类饮食方具有止咳、平喘、化痰的功用，如银耳羹、秋梨膏、枇杷叶粥等。

6. 健脾和胃类

本类饮食方有行气消滞、清胃降逆、开胃除满、降脾燥湿等作用。其中行气导滞、开胃除满的有醋浸生姜饮、佛手柑粥、青盐陈皮等，健脾燥湿的有八宝粥、山药粥、栗子粥等。

7. 润肠通便类

本类饮食方适用于大便秘结患者的康复，如芝麻粥、松子粥、紫苏麻仁粥等。

六、药物康复法

药物康复法是通过服用药物，减轻和消除患者形神功能障碍，促进其身心康复的方法。它是中医康复理论中最具特色的康复方法。

（一）药物康复法的应用

药物康复包括内治和外治两类，其施治途径不同，作用基本一致。

1. 内治

康复法药物内治法是以中医辨证论治和康复治疗的辨残施治为指导，恰当地配方组药，制成汤、丸、散、丹等内服，从而达到调理阴阳、协调脏腑功能、扶正祛邪、延年益寿的目的。根据康复病症大多神形不足、五脏皆虚的特征，当以培补正气为主，重在调理气机，兼以化痰祛瘀，以使正气复原，神形康复。常用方法有补益法、活血化瘀法、宁心安神法、静肝息风法等。

2. 外治

康复法中药外治康复法是在辨证基础上，根据病情选用具有某种康复治疗效果的中草药，经过炮制、加工后，通过外用途径对患者全身或局部病位、腧穴实施敷贴、熏蒸、药浴、熨敷等治疗方法。本法适用于残疾、老年病和痛症等慢性痼疾。

（1）药物敷贴法。根据中医辨证而选用不同的药方，经研末，用酒、醋或葱、姜汁调糊，或做成饼，贴在体表的特定部位。本法用于内脏诸症及腰背膝痛症。

（2）药浴疗法。选配某些中草药制成煎剂，趁热进行局部和全身浸洗，以促使患者康复的方法，兼有热水浴和药物的作用。

（3）熏蒸疗法。这是利用中药煎煮后所产生的温热药气熏蒸患处，达到康复目的的方法。通过温热和药气共同作用于体表，起到散寒通络，活血化瘀，消肿利湿作用。

（4）熨敷疗法。用中草药熨敷于患部或穴位，在热气和药气的作用下，能温通经络，畅达气血，协调脏腑，从而促进康复。

（二）药物康复法的给药原则

给药原则是一切用药的总则，在执行给药过程中，必须严格谨守。给药原则可从中药的给药原则和西药的给药原则两方面进行说明。

1. 中药的给药原则

中药的治疗效果除受到剂型等因素的影响外，还与用药时间、温度、剂量及方法等有关。

（1）合理安排用药时间。服药时间应根据胃肠的状况、病情需要及药物特性来确定。

饭前服药。饭前胃中空虚，药物可避免与食物混合，能迅速进入肠内，充分发挥药效。驱虫药、攻下药及其他治疗胃肠道疾病的药物和滋补药宜饭前服。

饭后服药。饭后胃中存有较多食物，可减少药物对胃的刺激，故对胃肠道有刺激的药物（抗风湿药）宜饭后服；消食药亦宜饭后及时服用，以利充分发挥药效。一般药物，无论饭前或饭后服，服药与进食都应间隔 1 小时左右，以免影响药物和食物的消化吸收，以及药效的发挥。

另外，有的药物还应根据人体的生物节律在特定时间服用：安神药宜在睡前 30 分钟至 1 小时服药；缓下药宜睡前服用，以便翌日清晨排便；涩精止遗药应在晚间服药；截疟药应在疟疾发作前 2 小时服药；急性病则不必限制服用时间。

（2）合理选择药液温度。汤药多宜温服，如治寒症用热药，宜热服。特别是辛温发汗解表药用于外感风寒表实证，不仅药宜热服，服药后还需温覆取汗。治热病所用寒药，如热在胃肠，患者不欲冷饮者，寒药仍以温服为宜。

（3）严格掌握用药剂量。一般疾病服药，多采用每日1剂，每剂分早晚各1次或早中晚各1次，病情急重者，可每隔4小时左右服药1次，昼夜不停，使药力持续，有利于顿挫病势。应用药力较强的药（发汗药、泻下药）时，服药应适可而止，不必尽剂，以免汗、下太过，损伤正气。中成药根据剂型及要求不同可给予片、丸、粒等单位药物服用，小儿根据要求和年龄酌情减量。

（4）选择有效的服药方法。中药剂型种类多样，应根据患者的不同情况、药的剂型等采取不同的服药方法。一般丸剂、片剂、胶囊、滴丸等用白开水送服，祛寒药可用姜汤送服，祛风湿药宜用黄酒送服，以助药力；散剂、丹剂、膏剂、西丸以及某些贵重细料药，可用白开水或汤药冲服或含服；呕吐患者可在服药前先服少量姜汁，亦可先嚼少许生姜片或橘皮，预防呕吐，汤药应浓煎少量多次服用；婴幼儿、危重患者，可将药调化后喂服，对于神志不清、昏迷及其他不能进食者，可行鼻饲法将药液注入胃中。

2. 西药的给药原则

（1）遵医嘱给药。护士必须严格按照医嘱进行，不得擅自更改医嘱。同时，护士对医嘱有监督作用，对于有疑问或错误的医嘱应及时指正，了解清楚后方可用药，避免盲目执行。

（2）了解所用的药物。它包括药物的作用、性质、剂量、用药时间、用药后的不良反应及配伍禁忌，安全正确地用药，使药物发挥最佳药效。

（3）药物要现用现配。配制药物时，应考虑配制的环境、药物与溶媒及配伍禁忌。

（4）按需要进行过敏试验。询问过敏史、用药史和家族史，配备抢救药物和设备。过敏试验阳性时，要告知医师、患者和家属，做好记录和交班。

（5）给药中及给药后做好药物疗效和不良反应的观察和记录，并将有关情况及时与医师沟通。

（6）给药前向患者做好解释，并给予相应的药物指导，以提高患者合理用药的能力。

（7）注射用药遵守安全注射原则。

（8）做好患者的药物使用宣教指导，使其了解药物作用、用法、剂量、不良反应、注意事项等。

第三节　常用中西医结合康复治疗技术

一、磁场治疗技术和方法

（一）静磁场疗法

静磁场疗法是利用恒定磁场治疗疾病的方法。

1. 磁片法

1）用品。

磁片是最常用的磁疗用品，制造磁片的材料主要有钐钴合金、铈钴合金、铁氧体、钕铁硼等永磁体。磁片的形状有圆形、长方形、圆柱形等，多为圆形，一般磁片的直径在 5～20mm 之间，常用磁片的直径为 10mm。

钐钴合金的磁性最好，表面磁场强度高，一般可达 0.2～0.3T，但钐钴合金价格昂贵，难以广泛使用。铈钴合金的磁性仅次于钐钴合金，表面磁场强度较高，一般其表面磁场强度为 0.1～0.2T，可以满足一般疾病治疗的需要，且价格低廉，可广泛使用。铁氧体的磁性差，表面磁场强度低，一般为 0.05～0.1T，价格低廉，可用于浅表性疾病的治疗。但铁氧体重量大，使用不便。钕铁硼的磁性好，价格低廉，使用方便，可广泛使用。

除磁片外，磁块也是常用的磁疗用品。磁块比磁片厚而大，一般磁块的直径为 80mm，厚为 20mm，外用有机玻璃或塑料制品包裹，磁块多用铁氧体制成。

2）方法。

（1）直接敷磁法。它是用胶布或其他固定用品将磁片直接固定在治疗部位或穴位上，根据病情决定应用磁片的数目和磁极放置的方法。一般采用持续贴敷法。它可为单磁片法、双磁片法和多磁片法。

单磁片法只用一个磁片，适用于病变范围小且表浅的部位。用单磁片法磁力线分布主要集中于磁片下的组织。接触皮肤的磁片极性没有一定的规律，可以任意放置。

双磁片法适用于病变范围较大且部位较深的情况。双磁片法有两种形式，即并置贴敷和对置贴敷。并置贴敷又分为同名极并置贴敷和异名极并置贴敷。同名极并置贴敷时，两个磁片相同的磁极接触患者皮肤。异名极并置贴敷是两个磁片不同的磁极接触患者皮肤。根据二者磁力线分布的特点，异名极并置贴敷用于病变较大而表浅的患区，同名极并置贴敷用于病变较深的患区。如果双磁片法中两个磁片之间的距离很远，相互之间的磁场影响不大，每个磁片的作用同单磁片法。

对置贴敷是在患区两侧贴敷磁片，一般采用异名极对置贴敷，使两片磁片的磁力线相互联系形成一个贯通的磁场。如果贴敷部位较厚，如腰腹之间，则不会形成贯通磁场。因此，对置贴敷多用于组织较薄的部位，如腕关节对置贴敷、踝关节对置贴敷、肘关节对置贴敷等。

多磁片法是应用两个以上的磁片直接贴敷于患者皮肤治疗疾病的方法，一般用于病变范围较大的情况，如末梢神经病变、血管疾病等。多磁片法磁极的放置多用同名极并置贴敷法。

用直接贴敷法需要注意患者皮肤情况，为了减少刺激，可在磁片与皮肤之间垫薄纸或纱布，应经常擦拭，以防汗液浸渍磁片而致生锈。

根据病情，可采用直接贴敷法连续贴敷 3～5 天，也可连续贴敷 3～4 周或 2～3 个月。

（2）间接贴敷法。间接贴敷法是将磁片缝在衣服或布带或表带上，穿戴时将有磁片的部位对准穴位或需要治疗的患区。间接贴敷法适用于对胶布过敏，不能采用直接贴敷法的患者，或病变部位较大，用胶布不易固定的情况，或需要较长时间治疗的慢性疾病患者。间接贴敷法常用磁疗表带、磁疗项链、磁疗背心、磁疗腰带、磁帽、磁裤、磁袜等。间接贴敷法的每天贴敷时间应大于 12 小时，2～3 个月为 1 个疗程。

2. 磁针法

将皮针或耳针刺入体穴或痛点上，针的尾部在皮肤表面，将磁片用胶布固定在针尾，这样可以使磁场通过针尖集中作用于深层组织。磁针法适用于活动少的部位，每次选取 2～3 个穴位或痛点，每个治疗部位 2～5 分钟、每天 2～3 次。

3. 耳磁法

耳磁法是用胶布将小磁片或磁珠固定在耳穴上治疗疾病的方法。磁珠是直径很小的圆形磁粒，直径为 3～8mm，多用稀土合金制成。根据不同的疾病选取不同的耳穴。每次选取 2～4 个穴位，每 5～7 天更换 1 次穴位。

（二）动磁场疗法

动磁场疗法是利用动磁场治疗疾病的方法。

1. 仪器

1）电磁治疗机。

电磁治疗机是利用电流通过线圈使铁芯产生磁场的治疗仪器。根据产生的磁场的特性分为低频交变磁场磁疗机、脉冲电磁治疗机和脉动电磁治疗机。

（1）低频交变磁场磁疗机。它由主机部分与磁头部分组成。主机部分主要是变压器，将外界交流电经变压后输送给磁头。磁头由线圈、铁芯和外壳组成，磁头在交变的电场中产生交变的磁场。磁头一面与电源连接，另一面开放对准治疗部位，使产生的交变磁场进入人体。

在磁头表面安装弹簧，在磁场方向不断变换的情况下弹簧随之振动，对人体产生按摩作用。交变磁场治疗机可以有多路输出和多个磁头，可根据人体不同部位的形态设计各种形状的磁头，常用的低频交变磁场磁疗机的磁场强度为 0.02T ～ 0.3T。

（2）脉冲磁场磁疗机。仪器由主机和磁头两部分组成。主机部分主要是变压整流元件，将外界电流经变压整流后变为脉冲电流，脉冲电流使得磁头部分产生脉冲磁场。磁头可为圆形和环形。一般脉冲磁场磁疗机的磁场强度在 1T 以内，低磁场强度脉冲磁场治疗机的磁场强度为 5 ～ 7mT。

（3）脉动磁场磁疗机。仪器由主机和磁头两部分组成。主机部分的元件使交流电变为脉动直流电，通过线圈产生脉动磁场。磁头由铁芯线圈构成，磁场通过磁头作用于人体。磁场强度与电流强度相关，一般为 0.2 ～ 0.4T。脉动磁场穿透力较深，可产生轻度温热作用，但目前临床应用较少。

2）旋磁机仪器。

旋磁机仪器由整流装置、电动机、永磁体、外壳组成。整流装置将交流电整流后变为直流电，再输送给电动机。电动机为微型，转速为 1500 ～ 3000 转 / 分。永磁体一般用磁片，多为 2 ～ 4 片。电动机转动时带动永磁体转动，使恒定磁场变为旋转磁场。外壳由硬质塑料制成，圆筒形，直接接触患者皮肤。磁片表面的磁场强度为 0.1 ～ 0.35T，转动磁场强度为 0.06 ～ 0.2T。

2. 方法

（1）低频交变磁场疗法。

根据治疗部位的形状选择磁头。患者取舒适体位，暴露治疗部位。治疗者按照机器说明进行仪器板面操作，在关机状态将磁头放置在需要治疗的部位，开机后根据患者具体情况选择磁场频率、强度等仪器参数。一般每次治疗 20～30 分钟，治疗过程中患者应有舒适的振动感和温热感，注意询问患者的温热感觉，避免过热灼伤。一般每天 1 次，15～20 次为 1 个疗程。

（2）脉冲磁场疗法。

患者取舒适体位，暴露治疗部位。治疗者将磁头放置在治疗部位，多个磁头可分开摆放，也可成串摆放，或套叠摆放，根据机器说明进行板面操作，根据患者病情选择治疗参数，每次治疗 30 分钟，每天治疗 1 次，10～15 次为 1 个疗程。

（3）旋磁疗法。

患者取舒适体位，暴露治疗部位，将旋磁治疗仪的机头置于治疗部位，每次治疗 15～20 分钟，每天 1～2 次，15～20 次为 1 个疗程。根据治疗部位，可选用两个机头对置法。穴位治疗时每穴 5～10 分钟。

（三）磁处理水疗法

1. 医用磁水器

医用磁水器是制造医用磁处理水的磁疗器械。医用磁水器由永磁体、容器、导水管、外壳及附件组成。其最主要部分是永磁体，多用永磁铁氧体，磁场强度为 0.1T。可用静态法和动态法。静态法是将普通水置于磁水器中，经过一定时间后取用，如磁水杯。动态法是将普通水通过细乳胶管，流经磁场而产生磁处理水。医院多采用动态法。

2. 治疗方法

磁处理水法用于治疗尿路结石、胆结石、萎缩性胃炎。患者每天饮磁处理水 2000～3000mL，晨起空腹饮 1000mL，其余分次饮用，2～3 个月为 1 个疗程。

（四）反复经颅磁刺激

1. 治疗原理

反复经颅磁刺激是近年新发展的磁疗方法。反复经颅磁刺激疗法，源于经颅电刺激疗法。1980 年梅尔顿（Melton）和莫尔顿（Morton）在《自然》杂志上发表的论文表明，当对人颅骨进行高电压电刺激时，可以激活运动皮质，使相对应的肌肉发生收缩。但是，经颅电刺激会产生不适和疼痛，不适合临床常规应用。电磁原理告诉我们，电流可以产生磁场，磁场可以产生感应电流。巴克尔（Barker）等人应用这一原理，开发了一种经颅磁刺激器。其原理是高压电流通过线圈，产生快速变化的磁场，人们将这种快速变化的磁场作用于大脑皮质一定区域，或相对应的颅骨表面，于是磁场产生感应电流，可改变该区域神经细胞兴奋性。神经细胞兴奋性的变化、通过神经通路，在效应器上能够被记录下来。最初的经颅磁刺激应用的是单脉冲磁刺激，或者用成对磁刺激，主要用于疾病诊断和判定预后。但随着经颅磁刺激的发展，可用不同频率、不同强度和反复序列化磁刺激，不仅影响磁刺激局部功能，而且对相关远隔皮质功能均可实现皮质功能重建。经研究证明，在刺激停止后，其功效仍能持续一段时间，成为重塑大脑皮质局部或整体神经网络功能的良好工具。因此，反复经颅磁刺激，能使皮质兴奋性产生持久性变化，成为治疗神经系统疾患的新方法。经颅磁刺激仅有 30 余年的历史，反复经颅磁刺激的临床治疗应用历史更短，只有十余年，还处在初级探索阶段，其治疗效果和最佳的治疗参数，还未得到科学的证实，治疗机制需要进一步深入研究和探讨。

2. 治疗参数

1）刺激频率。

刺激频率是指每秒钟通过线圈的电流脉冲数，分为高频刺激和低频刺激。

（1）高频刺激。频率大于 1Hz（部分作者认为应大于 3 ~ 5Hz 或 10Hz），可易化神经细胞，对大脑皮质有兴奋作用。

（2）低频刺激。频率小于或等于 1Hz，可抑制神经细胞，对大脑皮质有抑制作用。

（3）作用。兴奋与抑制作用的强弱有个体差异。

2）刺激强度。

刺激强度指刺激时的磁场强度，有 3 种表示方式。

（1）百分强度法。

百分强度法用刺激器的最大输出强度的百分比表示，刺激器的最大磁场强度是 1.5 ~ 2.5T。

（2）运动阈值法。

运动阈值法用运动阈值的百分比表示，运动阈值指能在靶肌诱发出运动诱发电位所需的最小刺激强度。

（3）直接强度法。

直接强度法直接用磁场强度表示，磁场强度的单位是特斯拉（T）。

3）刺激脉冲数。

刺激脉冲数指 1 次治疗中的总脉冲数，是刺激器 1 个序列设定的脉冲数和治疗序列数的乘积。2 个序列之间设定间隔时间。若每日治疗 2 次，也可计算每日总刺激脉冲数。

3. 临床治疗应用

（1）抑郁症。

一些学者对反复经颅磁刺激治疗抑郁症的机理展开了初步的探索：大脑皮质左侧额前叶背外侧区，参与正性情绪的产生和调节；右侧额前叶背外侧区，参与负性情绪的产生和调节。人们初步认为，反复经颅磁刺激能调节皮质的兴奋性，调节与产生抑郁症状有关的特异性神经通路（额扣带回系统）的活动，调节脑血流，调节脑内某些神经递质的代谢，促使脑内多巴胺的释放等作用，是其治疗抑郁症的可能机制，反复经颅磁刺激对抑郁症的临床治疗多采用对左侧额前叶背外侧区进行高频刺激，对右侧额前叶背外侧区进行低频刺激，对脑代谢降低的患者进行高频刺激，对脑代谢过高的患者进行低频刺激。

已报导的反复经颅磁刺激治疗抑郁症的具体方法如下。

刺激部位：左侧额前叶背外侧皮质，对于刺激部位的准确定位是疗效的关键。

刺激频率：10Hz 和 20Hz 的高频刺激较多。

刺激强度：80% ～ 110% 运动阈值，有报导刺激强度大于 90% 运动阈值的效果优于刺激强度小于 90% 运动阈值的效果。

刺激脉冲数：300 ～ 1600 次 / 日，有报导每日刺激脉冲数大于 1200 次的治疗效果优于每日刺激脉冲数小于 1000 次的效果。

治疗时间：2 ～ 10 周，有报导认为应至少治疗 4 周。

疗效评测：汉密尔顿抑郁量表（Hamilton Rating Scale for Depression，HAMD）

（2）帕金森病。

反复经颅磁刺激治疗帕金森病的机制可能与调节皮质的兴奋性有关，它能抑制运动皮质区，使患者静息时异常的皮质兴奋得以改善。反复经颅磁刺激还能改善脑内包括基底节区的血液循环，有利于黑质纹状体处的血供，改善其功能。反复经颅磁刺激还影响脑内儿茶酚胺的代谢，促进同侧内源性多巴胺的释放，使同侧尾状核周围的多巴胺增多，并可以抑制大脑内神经系统多巴胺的分解，同时还可调节患侧纹状体苍白球直接环路和间接环路的兴奋性，改善运动障碍等临床症状。另外反复经颅磁刺激可以改善帕金森病患者的运动反应时间，抑制运动皮质区不自主的神经元异常放电引起的震颤。

已报导的反复经颅磁刺激治疗帕金森病的具体方法如下。

刺激部位：颅顶、初级运动皮质、额叶、额前叶、辅助运动区等。

刺激频率：多为低频，如 0.2Hz、0.5Hz 和 1Hz；较少用高频，如 5Hz、10Hz 和 20Hz。

刺激强度：0.3 ～ 0.8T，或者 80% ～ 110% 的运动阈值，或者 70% 的仪器最大输出强度。

刺激脉冲数：60 ～ 2250 次 / 日。

治疗时间：1 ～ 14 次。

疗效评测：统一帕金森病评定量表（Unified Parkinson's Disease Rating Scale，UPDRS）。

（3）癫痫。

癫痫状态是大脑皮质兴奋和抑制的失调，反复经颅磁刺激可通过诱导突触间的长时程抑制或长时程增强来改变大脑皮质的兴奋性，为治疗癫痫提供了理论基础。另外，反复经颅磁刺激可调节刺激区局部血流量，影响脑内神经递质的传递也是可能的治疗机制，反复经颅磁刺激治疗癫痫时最受人关注的是安全性问题，因为经颅磁刺激的应用有诱发癫痫的可能性，而癫痫患者又是易感人群。综合现有的报导可以谨慎地得出的结论——反复经颅磁刺激诱发癫痫发作的危险性很小。

已报导的反复经颅磁刺激治疗癫痫的具体方法如下。

刺激部位：病变定位区或顶叶、颞叶、额叶、中央叶、颅顶等。

刺激频率：以低频刺激为主，多采用 0.3Hz、0.5Hz 和 1Hz；也有用高频刺激，如 20Hz 和 30Hz 等。

刺激强度：90% ～ 150% 的运动阈值，或 40% ～ 100% 的仪器最大输出强度。

刺激脉冲数：100 ～ 3000 次 / 日。

治疗时间：1 天至 3 个月。

疗效评测：癫痫发作频率。

（4）脑损伤康复。

脑外伤或脑血管病可引起脑功能受损，导致运动功能、言语功能、认知功能、情感的障碍，反复经颅磁刺激对于大脑兴奋性的改变，为脑损伤的康复提供了一个新的治疗途径，已经有应用该技术治疗偏瘫、失语、视觉空间忽略、认知障碍等的报导，可参考相关文献。

（五）磁场疗法的剂量

1. 剂量分级

（1）小剂量或弱磁场：磁场强度为 0.01 ～ 0.05T。

（2）中剂量或中磁场：磁场强度为 0.05 ～ 0.2T。

（3）大剂量或强磁场：磁场强度为 0.2 ～ 0.3T。

（4）超大剂量或极强磁场：磁场强度大于 0.3T，一般临床不建议使用此剂量。

2. 剂量选择

一般情况下，磁场强度越高，治疗效果越明显，但磁疗的不良反应也越明显。为了既达到良好的治疗效果，又避免不必要的不良反应，在选择剂量时应考虑以下几点。

（1）急性疼痛或癌性疼痛宜用大剂量。

（2）神经衰弱、血压高等宜用小剂量。

（3）年老、年幼、体弱者宜用小剂量，年轻力壮者宜用大剂量。

（4）头、颈、胸宜用小剂量，背、腰、腹和四肢宜用中剂量，臀、股可用大剂量。

（六）磁疗不良反应及注意事项

1. 磁疗的不良反应

（1）磁疗的不良反应的含义。

磁疗的不良反应是在磁疗过程中出现的不适反应，停止治疗后该不适反应减轻或消失，再次应用磁疗后，不适反应再次出现。磁疗不良反应的发生率在 10% 以下。

（2）磁疗不良反应的表现。

磁疗不良反应表现为心慌、心悸、恶心、呕吐、一时性呼吸困难、嗜睡、无力、头晕、低热、皮疹等，个别患者白细胞降低。

（3）磁疗不良反应的相关因素。

老年人易出现磁疗不良反应，头颈部治疗易出现磁疗不良反应，强磁场治疗易出现磁疗不良反应。

（4）磁疗不良反应的处理方法。

不良反应轻者，无须停止磁疗，可调整治疗部位和剂量。不良反应明显且持续存在者，应中断磁疗。

2. 磁疗的注意事项

（1）直接贴敷法应注意检查皮肤。

（2）动磁场治疗应注意询问患者有无不适反应，有无磁头过热现象。

（3）磁片、磁头不可相互撞击。

（4）磁片、磁头表面可用 75% 的乙醇消毒，禁用水煮、火烤等方法。

（5）治疗区域去除所有金属物品。

（6）对白细胞较低的患者定期做白细胞检查。

（7）机械手表、移动电话、磁卡等物品不宜接近磁片或磁头。

二、直流电疗法

（一）概述

直流电疗法是使用低电压的平稳直流通过人体一定部位以治疗疾病的方法，是最早应用的电疗之一。目前，较少单纯应用直流电疗法，但它是离子导入疗法和低频电疗法的基础。

单位时间内（一般定义为 1 秒）重复出现的次数，普通的照明用电频率是 50Hz，也就是说 1 秒内重复出现了 50 个相同的电压（或电流）波形。频率越高，变化速度就越快。在用灯的时候，频率越高对眼睛的影响就越小，护眼灯就是这个原理。如果没有变化（也就是说频率为 0），那么就是直流电了。自然界的一切物质是分子组成的，而分子又是由原子组成的。每个原子都是由一个带正电电荷的原子核和一定数量带负电电荷的电子组成。这些电子分层围绕原子核做高速旋转。正电荷与负电荷有同性相斥、异性相吸的特性。不同的物质有不同的原子，它们所具有的电子数目也是不一样的，如铝原子有 13 个电子。在通常情况下，原子核所带的正电荷和电子所带的负电荷在数量上相等，所以，物体就不显示带电现象。原子核吸引电子的吸力大小与距离平方成反比。如果由于某种外力的作用，使离原子核较远的外层电子摆脱原子核的束缚，从一个物体跑到另一个物体，这样就使物体带电，失去电子的物体带正电，获得电子的物体带负电。一个带电体所带电荷的多少可以用电子数目来表示。不过在实际运用中此单位的大小，常以库仑作为电量的单位。

$$1 \text{ 库仑} = 6.24 \times 10^{18} \text{ 个电子电荷}$$

电量的符号用 Q 表示。当电荷积聚不动时，这种电荷称为静电。如果电荷处在运动状态，它即被称为动电。

（二）直流电的生物物理作用与生物化学作用

人体内各种体液是组织细胞进行各种代谢和功能活动的内在环境，体液中含有各种电解质。体液中的电解质对维持细胞内外液的容量和渗透、酸碱平衡、神经肌肉兴奋性等具有重要作用，而一些微量元素是许多酶的激活剂。体液中的阳离子主要有 K^+、Na^+、Ca^{2+}、Mg^{2+} 等，而阴离子有 Cl^-、HCO_3^-、HPO_4^{2-}、SO_4^{2-}，此外还包括有机酸离子和蛋白质等。所以，人体体液是电解质溶液，人体组织是电解质导体，能够导电。用直流电治疗时，两电极间存在着稳定不变的电势差，人体组织内各种离子向一定的方向移动而形成电流。由于离子移动并引起体液中离子浓度对比的变化是直流电生物理化作用的基础。

1. 电解

电解质溶液导电时，溶液中离子发生迁移和电极表面发生化学反应的过程，被称为电解。电解质溶解在水中时，一部分离解成阳离子和阴离子，离子被一层水分子所包围，称为离子的水化。直流电通过电解质溶液时，阳离子移向阴极并在阴极上获得电子而还原成为原子或原子团，电子从外电路进入溶液；阴离子移向阳极并在阳极上放出电子而氧化为原子或原子团，电子离开溶液流入外电路。在电极上产生的这些原子或原子团，同溶剂进一步发生化学变化而产生的新物质，被称为电解产物。

2. 电泳与电渗

这是胶体分散体系在直流电作用下同时出现的两种现象。蛋白质为两性电解质。在碱性溶液中，蛋白质的羧基离解出氢离子而带负电荷呈酸性；在酸性溶液中，蛋白质的氨基结合氢离子而带正电荷呈碱性。人体内血液、淋巴和脑脊液等体液，在正常情况下为弱碱性，因而蛋白表面带负电荷。正电荷离子被蛋白表面负电荷吸引而分布在蛋白周围，形成一种独特的电荷分布。蛋白表面负电荷和这些负电荷所吸引的少数正电荷构成吸附层，吸附层四周的正电荷构成扩散层。吸附层虽有少数正电荷，但仍以负电荷居多，因此带负电，扩散层则为正电荷组成。这两层间产生一定的电位，被称为 Zeta 电位。

直流电通过人体时，蛋白粒子及其吸附层向阳极移动，为电泳；扩散层正离子连同其水化膜向阴极移动则为电渗。由于蛋白胶体的移动影响了蛋白的分布和密度，同时，由于电渗，使一极的水分相对增多，而另一极则相对脱水，这些将对生理活动产生影响。

3.酸碱度改变

在直流电作用下，碱金属离子 Na^+、K^+ 和 Ca^{2+}、Mg^{2+} 等向阴极移动，而许多酸根和有机酸向阳极移动；同时由于阴极下产生碱性电解产物而阳极下产生酸性电解产物，所以在阴极下碱性升高，而阳极部位呈酸性。两极下的酸碱电解产物蓄积到很高浓度时，可以破坏组织而引烧伤，治疗时必须注意，但其也可以用于拔除倒睫毛、破坏疣痣等。

4.改变组织含水量

在直流电作用下，由于发生电泳和电渗，阴极下水分子增加，蛋白分散升高，组织膨胀，变得松软，而阳极下组织水分减少，蛋白质分散度降低，组织较干燥致密。例如，将蛙头切除，挂在木架上，后掌各浸入装有自来水的杯中，两杯分别连阴极和阳极。通电 40 ～ 60 分钟，电流强度为 10mA，断电后检查两后脚掌，可以发现阴极脚掌的皮肤附着一层黏液，肌肉肿胀松软，皮肤容易剥离；阳极脚掌的皮肤较干燥、肌肉干瘪，皮肤不易剥离。

5.细胞膜通透性变化

蛋白质的稳定性与电荷、水化膜、酸碱度和电解质有密切关系。在直流电阳极下，由于脱水、偏酸性、蛋白质接近等特点，蛋白质分散度降低，易于聚集凝结，而且阳极下 Ca^{2+} 浓度相对增高，细胞膜变得较致密。因此阳极使细胞膜通透性降低，物质经膜交换减慢。而阴极组织含水量增加、偏碱性、偏离蛋白质等特点，蛋白质分子分散度升高，而且阴极下 K^+ 浓度相对升高，细胞膜变得疏松，通透性升高，物质经膜交换加速。

6.组织兴奋性变化

神经肌肉的兴奋性（应激性）需要体液中各种电解质维持一定的比例。

在直流电的作用下，体液中 K^+、Na^+、Ca^{2+}、Mg^{2+} 都向阴极方向移动，由于 K^+ 和 Na^+ 的水化膜较薄，移动速度较快，所以，在阴极下，K^+ 和 Na^+ 的浓度相对升高，以及阴极下碱性升高。H^+ 浓度较低，阴极有提高组织兴奋性作用；而阳极下的 Ca^{2+} 和 Mg^{2+} 浓度相对增加，H^+ 浓度较高，所以阴极有降低组织兴奋性的作用。

直流电能改变细胞膜两侧原有的膜电位水平（极化状态）。阴极使膜的两侧产生一个外负内正的电压降（电位差），这个电位差将使膜两侧原有的外正内负的膜电位的数值减少，使膜处于一种低极化状态，因而应激性升高；而阳极下，由于在膜的两侧产生一个外正内负的电位差，和膜两侧原有的电位差同方向，膜电位增高，处于一种超极化状态，因而应激性降低。

（三）直流电生理作用与治疗作用

在直流电作用下，由于体内发生一系列生物理化变动，从而引起机体相应的生理反应。通过所产生的生理反应，改善病理生理过程，以达到治疗疾病的作用。

（1）促进局部小血管扩张和加强组织营养。直流电治疗后，可看到放电极部位皮肤充血潮红。有人曾用红外线显像等方法测定，在直流电治疗后，局部血液循环量可增加 140% 左右，可持续 30 ~ 40 分钟以上。由于局部小血管扩张，血循环改善，细胞的生活能力提高，代谢产物的排除加速，因而直流电有促进炎症消散，提高组织功能，促进再生过程等作用。血管舒缩反应是机体对外界刺激最普遍的生理反应之一。直流电引起局部组织内理化性质的变化，对神经末梢产生刺激，通过轴索反射和节段反射而引起小血管扩张。此外，直流电的作用影响蛋白质的稳定性，由微量蛋白质变性分解而产生一些分解产物，也有扩张血管的作用。

（2）直流电对神经系统功能有明显的影响，这是直流电作用的特点之一。当通过弱 / 中等强度的直流电时，阳极下神经兴奋性降低而阴极下兴奋性升高；当通过的电流强度较大或通电时间较长时，阴极下会由兴奋性升高转向降低；如果电流强度进一步增大或者通电时间很长，阴极下兴奋性甚至可能完全消失，这种情况被称为阴极抑制。这是因为 K^+ 的浓度进一步增高时，膜结构更加疏松，通透性过度增高，完全失去了对离子的选择性阻挡作用，不能维持正常的膜电位，从而失去了产生兴奋的基本条件。首先，直流电对中枢神经系统的兴奋和抑制过程有调整作用，即在兴奋与抑制过程失调情况下，直流电有使之正常化的作用。因此，直流电常用以治疗神经官能症和外伤、炎症等引起的大脑皮质功能紊乱的症状。其次，直流电可以改变周围神经的兴奋性，并且有改善组织营养，有促进神经纤维再生和消除炎症等作用。因此，直流电常用于治疗神经炎、神经痛和神经损伤。再次，直流电对自主神经有作用。直流电刺激皮肤或黏膜的感觉神经末梢感受器，能反射性地影响自主神经的功能，从而影响内脏器官和血管的舒缩功能。例如，直流电治疗可通过颈交感神经调节颅内、头颈部和上肢的血液循环及组织营养。从次，断续直流电刺激神经干或骨骼肌时，在直流电通断瞬间引起神经肌肉的兴奋而出现肌肉收缩反应。断续直流电可用以治疗神经传导功能失常和防治肌肉萎缩。最后，直流电对前庭神经、味觉、视觉等特殊感觉也有兴奋作用，从而引起相应的反应。

（3）直流电阴极有促进伤口肉芽生长、软化瘢痕、松解粘连和促进消散的作用，而阳极有减少渗出的作用。

（4）电流强度较大的直流电对静脉血栓有促进溶解退缩的作用。动物实验观察，在直流电作用下，血栓先从阳极侧松脱，然后向阴极侧退缩。当退缩到一定程度时，血管重新开放。组织学观察发现，直流电作用2天后，成纤维细胞开始增殖，接着在内膜下形成肉芽，5天后毛细血管和成纤维细胞自内膜长入血栓中，血栓机化，体积皱缩。临床上用大剂量直流电治疗血栓静脉炎可有一定疗效。

（5）微弱直流电阴极促进骨再生修复，阳极改善冠状动脉血液循环。经动物实验证明，$10 \sim 20 \mu A$ 直流电阴极有促进骨折愈合的作用。临床实践证明，$10 \sim 20 \mu A$ 直流电阴极对骨折不连接有促进愈合作用。这种治疗需要将阴极电极（不锈钢丝或克氏针，外套硅胶管，露出金属顶端 $0.5 \sim 1cm$）直接插入骨不连接处，阳极铅片置于附近皮肤上。伤肢用木夹板固定，微电流发生器绷附在小夹板外。连续通电 $1 \sim 4$ 个月。

微弱直流电阴极使骨形成的机制还不完全明了。有学者提出，骨生成（或修复）活跃的区域呈负电位，而不甚活跃区呈正电位，这一电位的产生取决于细胞的活力。有人认为，微电流可以改变细胞的微环境而对细胞发生作用。已知阴极下氧的消耗增加并产生氢氧根，从而使局部组织中的氧分压降低并提高阴极周围的pH。有研究证明，组织中氧张力降低和碱性环境有利于骨的形成。有的人还认为，直流电阴极能通过激活环腺苷酸系统而作用于骨和软骨细胞，以及在直流电场中胶原纤维排列整齐而有利于骨折的愈合等。

弱直流电（电流强度为 $0.001mA/cm^2$）作用心区治疗冠心病可有一定疗效。弱直流电阳极有改善心肌缺氧缺血状况，促进心肌兴奋性、传导性正常化，消除心律不齐及恢复心室收缩功能的作用。

（四）设备与治疗方法

1. 设备

（1）直流电疗机。

直流电疗机是利用电子管或晶体管交流电进行波整流，经滤波电路输出平稳直流电。电压在100V以下。电流输出为0～50mA连续可调。此外，干电池也可作直流电电源。

（2）电极。

电极包括金属电极板和衬垫。电极板多采用0.25～0.5mm的薄铅片，使用时依治疗部位而定。铅片可塑性好，化学性能稳定。衬垫用无染色的吸水性好的棉织品制成，一般用白绒布叠成厚1cm左右，衬垫应超出边缘1～2cm。治疗时衬垫用温水浸湿，贴在皮肤上，铅片放在衬垫上，用导线同直流电疗机连接。湿衬垫的作用：吸附和稀释电极下面的酸碱电解产物，避免发生直流电化灼伤；使皮肤湿润，降低皮肤电阻和使电极紧密接触皮肤，电流均匀分布。

（3）输出导线。

选用绝缘良好的比较柔软的导线，有分红色、蓝色两种，用以区别阴阳极，每条长为2m。

2. 电极放置方法

电极放置方法分对置法和并置法两种。其电力分布情况如下。

（1）对置法。

两个电极分别放置在身体某部位的内外两侧或者前后面。例如，膝关节内外侧对置，上腹部与腰部前后对置等。对置法多用以治疗头部、关节及内脏器官等部位的疾病。

（2）并置法。

两个电极放在躯体的同一侧面，如左下肢前面的并置。并置法多用于治疗周围神经和血管疾病。

此外，还有斜对置法。总之，电极的不同放置方法，是为了让电力线更好地通过病变部位或需要作用的部位。

3. 剂量与疗程

直流电疗法电流强度以衬垫单位面积毫安数计算。一般成人为0.03～0.1mA/

cm^2，儿童为 $0.02 \sim 0.08mA/cm^2$。做反射治疗时，电流强度应适当减小，治疗冠心病时为 $0.01mA/cm^2$。治疗时间为 $15 \sim 25$ 分钟，每日或隔日 1 次，$12 \sim 18$ 次为 1 个疗程。

（五）主要适应证和禁忌证

直流电适用于治疗血栓性静脉炎、冠心病、骨折不连接和延迟连接等。

处方举例如下。

（1）直流电心前区（+）与肩胛间区（-）前后对置，电极各 $12cm \times 17cm$，$0.01mA/cm^2$，$10 \sim 20$ 分钟，每日 1 次，18 次为 1 个疗程。

适应证：冠心病。

（2）直流电右小腿内侧（+）与外侧（-）对置，电极各 $10cm \times 20cm$，$0.05 \sim 0.2mA/cm^2$，$20 \sim 25$ 分钟，每日 1 次，12 次为 1 个疗程。

适应证：小腿内侧血栓性静脉炎。

三、感应电疗法

感应电流又被称为法拉第电流，是由法拉第（Michael Faraday）于 1931 年首先发现的。应用这种电流治疗疾病的方法，被称为感应电疗法（Faradization）。它是一种最古老的低频电疗法，近年来随着电疗法的不断发展，出现了不少新方法，感应电疗法的应用日趋减少。

（一）物理特性

传统的感应电流是应用电磁感应原理产生的一种双相、不对称的低频脉冲电流。其峰值电压为 $40 \sim 60V$，频率为 $60 \sim 80Hz$，周期为 $12.5 \sim 15.7ms$。波形的尖峰部分类似很尖的三角形，有效波宽为 $1.57 \sim 2.5ms$。新感应电流由电子管或晶体管震荡电路产生，波形类似传统感应电流的高尖部分而没有反向的低平部分，频率为 $50 \sim 100Hz$，有效波宽为 $0.1 \sim 1ms$。

（二）生理作用和治疗作用

1. 兴奋正常神经肌肉

为了兴奋运动神经或肌肉，除了必要的刺激强度外，还需一定的通电时间，对于正常运动神经和肌肉、脉冲持续时间必须分别达到或超过 $0.03ms$ 和 $1ms$。新感应电流的有效波宽为 $0.1 \sim 1ms$，因此每一个脉冲都能引起正常神经肌肉兴奋。

对于完全失神经支配的肌肉，由于其时值较长，甚至高于正常的 $50 \sim 100$ 倍，故感应电流对完全失神经支配的肌肉无作用，对部分失神经支配的肌肉作用减弱。

人体肌肉在频率大于 15～20Hz 的脉冲电流刺激时，肌肉发生不完全强直收缩；当频率上升到 50Hz 时，肌肉则发生完全的强直收缩。感应电流的频率为 50～100Hz，能使肌肉发生强直收缩，收缩的力量比单收缩大 4 倍，对锻炼肌肉是有益的，可用于防治废用性肌萎缩。

2. 促进局部血液循环

其作用机制主要是感应电流引起肌肉收缩，活动后的代谢产物有强烈的扩血管作用；肌肉的节律性收缩能使静脉和淋巴管受挤压排空，促进血液淋巴回流。肌肉的收缩活动能增加组织间的相对运动，能使轻度的粘连松解或防止粘连的形成。

3. 用于电兴奋治疗

综合应用感应电流和直流电流强刺激，引起高度兴奋后发生继发性抑制，以此来治疗兴奋型神经衰弱的患者，改善睡眠；腰肌扭伤后产生的反射性肌紧张，感应电流强烈刺激后使紧张的腰肌变为松弛。强感应电流还可使胆管括约肌强烈收缩后松弛，同时强烈的电流刺激可促使蛔虫退出胆管进入肠管，因此可用于胆管蛔虫症的治疗。

4. 镇痛

较强的感应电流可引起明显的震颤感和肌肉收缩，能兴奋粗神经纤维，同时肌肉的收缩可改善局部血液循环，促进致痛物质的吸收，具有一定的镇痛作用。但因为其作用较间动电、TENS、HVPC 等弱，故较少被用于疼痛的治疗。

（三）设备和治疗方法

1. 设备

感应电疗机、直流感应电疗机。电极种类有片状电极、手柄电极、碾式电极。

2. 操作方法

感应电疗的操作方法与直流电疗法基本相似。因为感应电流的电解作用不明显，故电极衬垫的厚度可以在 1cm 以下。治疗剂量分为强、中、弱 3 个等级，强刺激可见肌肉出现明显的强直收缩；中等刺激可见肌肉收缩；弱量则不见肌肉收缩但有刺激感。

3. 治疗方法

（1）固定法。

将两个等大的电极（大片状、圆形或点状电极）置于治疗部位两侧或对置，做电体操时则把一个电极（一般为阴极）置于神经肌肉运动点上。

（2）滚动法。

将碾式电极置于治疗区域、运动点、穴位上缓慢滚动，非作用极用大片状电极置于相应部位。

（3）断续法。

用手柄电极在患处或运动点上，断续给以电刺激，非作用极用大片状电极置于相应部位。

（四）适应证和禁忌证

1. 主要适应证

废用性肌萎缩、肌张力低下、复视、便秘、癔病性麻痹、软组织粘连、电兴奋治疗可用于尿潴留、腰肌劳损、胆管蛔虫症、股外侧皮神经炎。

2. 禁忌证

出血倾向、急性化脓性炎症、痉挛性麻痹、安装心脏起搏器。

（五）处方举例

1. 胫骨前肌废用性萎缩

感应电流作用于胫骨前肌。电极：带开关手柄电极于运动点上，10cm×10cm电极置于腰骶部。电流强度：运动阈上，以引起明显足背屈运动为准。时间：刺激5秒，休息5～10秒，共10分钟。每日1或2次，共20次。

2. 尿失禁

感应电流作用于下腹部。电极：50cm×2cm，耻骨联合上方与会阴部斜对置，电流强度：耐受限。时间：10分钟。每日1次，共10次。

3. 胆管蛔虫症

感应电流作用于右上腹部。电极：直径3cm圆形电极×1，置于右肋下胆囊区，另一手柄电极于剑突下、中脘穴、右侧第6肋间等处。电流强度：耐受量。时间：刺激1～2秒，休息1秒，持续治疗到疼痛消失后再继续5～10分钟。

四、电水浴疗法

电水浴一般指以盛于容器中的水作为导体，把各种电流引入溶液中，而作用于浸入的人体部位来治疗疾病的方法。电水浴的方式多种多样，最大的特点就是通过水浴把电流引入人体。躯体和四肢均浸于水浴时被称为全身电水浴，仅浸入部分肢体时被称为局部电水浴。局部电水浴按治疗部位又分为手槽浴和足槽浴。其还可根据治疗部位的大小，分为单槽或多槽电水浴疗法。电水浴疗法始于19世纪，英、美等国家曾一度盛行。全身电水浴因设备繁杂，操作麻烦，又欠安全，现已较少被应用。但局部电水浴，特别是四槽电水浴则一直被沿用至今，成为直流电及离子导入技术的一个组成部分。

水在电水浴中的作用。水的可塑性大，水作为导体与皮肤接触，利用电流进入人体组织。由于水的可塑性很大，能和体表任何凹凸不平部位的皮肤紧密接触，使电流能够均匀分布于这些特殊治疗部位，如手、足等部位。另外，水有较大的热容量和导热性，热水浴的温热作用可降低皮肤阻力，提高导电率，改善血液循环，增加导入药物离子的数量。行药物导入时，可将药物直接投入水容器内，而不必把药物溶液洒在衬垫、滤纸或纱布上，药物在水中的浓度较稳定，且离子导入受纸或棉花纤维的干扰少。

（一）电水浴作用原理

电流、水温、药物、静水等因素综合作用，通过神经或体液引起局部及全身的各种生理反应，皮肤血管扩张、充血、血流加速、新陈代谢加快及调整中枢神经系统功能等。其中电流无疑是主要的作用因素。

1.电流

用于电水浴的电流有直流电、感应电、正弦电、脉动电和高频电等。电流在水浴中对机体作用的效果，与水浴槽中电极的数量和放置方法有关。如做双极浴时，治疗电路的两极接于同一容器的两端，这时治疗部位仅接受两电极间电流的一部分，另一部分电流则绕过人体，从比人体电阻小的浴水中通过，如果在水中加入一些导电物质，浴水的导电率增加，将有更多的电流从浴水中通过。因此做双极电水浴时电流强度虽可开得很大，但通过人体的电流只有极少的一部分，占总电流的1/10～1/3。而做单极电水浴时，治疗电路的一极接于一水容器内，另一极接于另一水容器内，或者用衬垫式电极固定在患者躯体的某个部位上，这时整个水浴器实际上相当于一个大的电极，因而电路内的电流全部通过水浴器内的患者肢体。

2. 水温和静水作用

容器中的水常用温水，水的温热作用、静水压力及浮力，均对改善机体血液循环、促进瘫痪和强直肢体的活动有一定作用。

3. 药物

根据病种选择不同的药物投入浴水中，药物或直接刺激皮肤，或被电流导入体内而产生各种药效。药物浓度一般约为衬垫法所用浓度的 1/10。

（二）电水浴治疗技术和方法

1. 全身电水浴

全身电水浴是理疗中对人体各系统器官刺激作用最强的一种全身疗法。但全身电水浴现已基本被淘汰，本节重点介绍四槽直流电水浴。

2. 四槽直流电水浴

1）治疗作用原理。

（1）改善局部及全身血液循环，增加心血管紧张度。采用下行电流（手槽接阳极，足槽接阴极），主要促进动脉系统及肺静脉血液循环，治疗后血压上升。采用上行电流（手槽接阴极，足槽接阳极）主要促进静脉系统（门静脉）及肺动脉血液循环，可降低血压。当然这些作用还受电流强度、治疗时间、患者状况等因素的影响。

（2）调节自主神经系统功能。

（3）促进局部组织及全身的新陈代谢。

（4）消炎、镇痛及对抗刺激作用。

（5）合并导入药物的药理作用。

2）设备。

（1）浴槽。浴槽多为瓷质，亦有木质、搪瓷或塑料质地。手槽能置入前臂和上臂下部，槽底大小为 55cm×15cm。足槽较深，可至小腿，底部大小为 40cm×25cm。每一浴槽的壁龛内设有一对碳质电极，避免电极与人体直接接触。手槽内的水可流入足槽。足槽底部排水管距地面下水道 30～40cm。

（2）槽平台。槽平台以木料制成，长为 100～110cm，宽为 90～95cm，高为 30～40cm，平台表面铺有一层橡皮板，上置足槽、手槽支架、手槽和坐椅。手槽高度可根据患者两臂的情况调节。支架的金属部分涂以绝缘材料。

（3）水装置。四槽浴用水量大，水温要求为 36～38℃，将冷热水放入混合装置中以调节水温，再经橡皮管将水注入水槽。

（4）四槽浴直流电疗机。其原理同一般直流电疗机，但输出电流强度要求达100mA。各槽内的电极通过导线和分线连接，分线盘是进行电水浴时用以变换各槽电极极性及切断任意电流的附加装置。

3）操作技术和方法。

（1）皮肤。先检查治疗部位的皮肤有无破损，若伤口较大或化脓则不宜进行治疗。

（2）水量。各槽注入温水（36～38℃），注意左右两侧浴槽水量应相等，以免电流分布不均。手槽为 3～5L，水没过上臂 1/3。足槽为 6～10L，水面达小腿上 1/3。病变限于手指、足趾或腕踝关节时，应减少水量，以刚没过病变部位为宜。因为电流主要分布于靠近水面的部分。

（3）体位。治疗时患者坐于平台的木椅上，取舒适体位，然后将需治疗的肢体放入浴槽内。

（4）电流强度。连接好导线，确定极性无误后打开电源，缓慢增加电流强度至治疗量的 1/3～1/2。因为治疗中随着皮肤电阻下降，电流强度会自动上升。一般按每槽 10～15mA 计算。阴阳极各接两槽时，电流强度可达 20～30mA

（5）治疗时间。每次治疗 5～30 分钟，每日 1 次或隔日 1 次。治疗完毕后休息片刻方能离开。

（6）注意事项。治疗中密切观察患者的全身和局部反应，如治疗部位皮肤出现瘙痒，不要抓挠，可在局部涂稀释的甘油。对患有心脏病的患者治疗时更应慎重，若患者出现胸闷、心慌、头昏等不适，应中止治疗。还应特别注意绝缘，防止触电事故的发生。

（7）四槽浴可按需要灵活应用。选治一个肢体、双上肢或双下肢均可，也可一极连于水槽，另一极以衬垫电极固定在患者身体的其他部位，衬垫面积在 150cm² 以下。应按衬垫面积计算电流强度，方法同一般直流电疗法。

（8）四槽浴治疗时可同时进行药物离子导入。按药物离子的极性放入相同极性的水浴槽内。

4）药物浓度。

药物浓度一般约为衬垫法的 1/10。由于药物浓度低，又受水中寄生离子的干扰，因此导入体内的药量少。不宜用贵重药品或毒性大的药物做导入。

五、超短波电疗法

超短波电疗法是应用波长为 10～1m（频率 30～300 MHz）的超高频电场作用于人体以治疗疾病的方法。由于治疗时采用电容场法，故又被称为超高频电场疗法。超短波电疗法的临床应用范围很广，是最常用的物理疗法之一。

近年，前苏联开展了超短波（波长 7.37m）电感法（采用特制的涡流电极）治疗上颌窦炎、面神经炎等，疗效显著。我国尚未开展超短波电感法治疗，本节主要阐述超短波电容场法治疗的生物学作用和临床应用。

（一）物理学和生物物理学特性

1. 物理学特性

（1）波长（频率）。

国产常用的超短波电疗机有波长为 7.37 m（40.68 MHz）和 6 m（50 MHz）两种。由于超短波的波长较短、频率较高，故超短波电流很容易通过绝缘的电介质，治疗时电极不必直接接触皮肤。由于其频率高，治疗时一般不宜采用电感法，主要采用电容场法。

（2）输出功率。

大型超短波电疗机输出功率为 200～300W，小型超短波电疗机（五官科疾病治疗用超短波电疗机）输出功率为 40W。

（3）输出波形。

输出波形有等幅连续正弦波（连续超短波）和等幅脉冲正弦波（脉冲超短波）。

2. 生物物理学特性

超短波电场作用于机体主要产生热效应和热外效应，由于超短波的频率比短波更高，采用电容场法治疗，它的热外效应显著。超短波电场作用于机体产生位移电流和传导电流；使体内电介质成分导电并产生位移电流是超短波电场作用的特点，因此超短波比短波对组织的作用更深、更均匀。

（1）热效应。

从导体的角度看，人体是一个由电解质和电介质成分组成的复合导电体，在超短波电场的作用下，体内同时产生电解质和电介质导电，形成传导电流和位移电流。由于超短波比短波的频率更高，组织中的脂肪、肌腱、韧带、筋膜、骨膜等电介质成分的容抗不大，超高频电流容易通过，引起介质耗损产热。短波电感法治疗时，组织的产热量随作用频率的升高而增加；超短波电容场法治疗与此相反，当超短波频率升高时，偶极子随电场极性变化所产生的位移（振动）的幅度也随之降低，其介质耗损也减少，导致产热量降低。在组织的介质成分通过位移电流时，由于介质耗损产生的热量与组织的电介质常数（ε）和电导率（δ）有关。由于人体组织的电介常数和电导率（脂肪组织除外）在超短波段电场作用下差别不大。例如，波长为6m超短波电场作用时，肌肉、肝、肾组织的电介常数分别为85～97、88～93、119～132，它们的电导率分别为（68～88）×10^{-4}、（51～58）×10^{-4}、（69～111）×10^{-4}，故在超短波电场作用下，组织的热分布比较均匀。由于活体组织结构复杂，又有神经、血管分布，在热作用下发生调节散热反应，故超短波对活体组织作用的热分布很难做出准确的估计。在估计组织的热分布时，还须考虑组织中电解质成分由于传导电流导致欧姆耗损产热的因素。

在超短波电容场法治疗时，由于皮下脂肪接近体表，除皮肤外首先接受电场的作用，它的电介常数、电导率都低于邻近组织，血管分布也不丰富，血循环散热较差，所产生的热量因散热不畅而温度升高，对体胖的患者这个问题更突出。据体外试验，经波长为7.37m的超短波电场作用时，脂肪与肌肉温度升高比为4.4∶1。采用增加电极与体表间的距离可以增加有效作用深度和热分布均匀性，但增加电极与体表间的距离会使高频电场对人体的作用强度降低，为保持足够的电场强度作用于人体，必须加大超短波电疗机的震荡管屏极的电压（调商电压），以增大机器输出功率。

（2）非热效应。

非热效应在超短波电疗中占有重要的地位。有学者认为，超短波的非热效应是高频震荡作用的结果，它使组织中的离子、偶极子、微粒之间的摩擦增加，促使组织的各种成分的交换，改变了组织的理化过程，以上的变化可在组织温度无明显升高的情况下产生。虽然这种特殊作用产生的机制还不太清楚，但许多试验证明非热效应是确实存在的。

给犬放血使其失血性贫血，然后将其分为两组，一组给予超短波无热量治疗（每日1次），另一组作对照。超短波治疗组治疗3天后，犬的红细胞和血红蛋白增加，到第 2 周末，血液成分恢复到放血前水平，到第 3 周末，红细胞和血红蛋白比放血前更高；而对照组的犬没有出现这些情况，为进一步证实超短波无热量治疗对失血性贫血有作用，将失血性贫血的犬做另外两组实验，一组用热辐射治疗，犬没有出现上述效果；另一组用超短波热量或高热量治疗，犬也没有出现促进红细胞生成的作用，反而抑制红细胞生成。以上试验表明，超短波的非热效应确实存在。

在动物实验中还发现，在超短波无热量作用下，实验动物损伤的周围神经再生加快、免疫功能和白细胞吞噬功能增强、急性炎症过程发生逆转，因此超短波的非热效应被广泛用于临床治疗。

（二）生理和治疗作用

1. 对神经系统的作用

神经系统对超短波作用很敏感，中小剂量的超短波作用于头部时，患者常出现嗜睡等中枢神经系统轻度抑制现象。在离体的神经肌肉标本实验中发现，在兴奋性升高期，超短波电场作用（小剂量）能使之进入显著的抑制状态；在抑制期受超短波电场作用则引起兴奋性升高。

实验研究表明，超短波微热量作用于健康人的自主神经无明显反应，但对有明显神经功能紊乱者则有调节作用，使之趋于正常化。

超短波对感觉神经的兴奋性有抑制作用，故有镇痛效果。小剂量使用能促进周围神经再生，大剂量使用则抑制再生。对脑、脊髓和周围神经的炎症性疾病，超短波有直接消炎作用。

2. 对心血管系统的作用

超短波以治疗剂量作用于心前区，未发现心脏功能有明显的变化，但动物试验发现，大功率长时间的超短波作用后，会使其心律减慢。

超短波对血管系统的作用，除通过神经反射和体液作用影响血管系统的功能外，同时对血管感受器和血管平滑肌有直接作用。超短波（中等剂量）对血管作用时发现血管短时间收缩后扩张，其特点是小动脉明显扩张，特别是深部组织的小动脉扩张，电场作用停止后，小动脉扩张可持续数小时至 3 天。超短波电场大功率作用则会因组织过热而发生小血管血栓、出血等损伤性变化。

3. 对消化系统的作用

动物实验发现超短波作用于腹部（治疗剂量），有促进胃肠分泌、吸收功能的作用，同时还有缓解胃肠道痉挛的作用（中等功率）。有学者认为，超短波能促进胃肠分泌、吸收功能是由于超短波作用于胃肠交感、副交感神经，改善了胃肠系统血液循环，刺激胃肠黏膜细胞功能所致。作用于肝胆区也能刺激胆汁分泌和胰腺的分泌功能。

4. 对肾脏的作用

超短波作用于健康人的肾区，有利尿作用，加大作用功率则利尿作用增强。这是由于超短波直接作用于肾脏时可使肾血管扩张，改善微循环，增加肾血流量的结果。α 功率超短波作用于肾区，对急性肾炎有良好的疗效，能使尿蛋白减少、非蛋白氮含量降低、血压下降，同时有利尿作用，这对缩短治愈天数、避免急性肾炎转为慢性肾炎有重要的意义。超短波对慢性肾炎治疗效果不显著。

较大功率（热量）超短波作用于肾区治疗急性肾衰竭（尿路阻塞除外）有良好的效果，它能解除肾血管痉挛、改善微循环，增大肾血流量，因而有显著的利尿作用。

5. 对内分泌系统的作用

治疗剂量的超短波作用于肾上腺区，可使肾上腺皮质激素水平升高，48 小时后逐渐恢复至原有水平，加大作用功率，可使增强了的功能状态维持较长的时间。

超短波电极置于两颞区（作用于丘脑 - 脑下垂体），以微热量作用，可使前列腺肥大患者的前列腺分泌物 T- 淋巴细胞数量增加、血清中 11- 羟脱氧皮质固酮含量增加，特别是采用脉冲超短波作用（无热量），效果更显著。

性腺对超短波作用较敏感，动物实验发现大剂量超短波作用会引起动物性腺退行性变；超高频场在一定强度和剂量条件下作用于怀孕动物会引起流产。治疗剂量的超短波作用于人或动物阴囊，不会对精子造成损伤，也不会对性功能产生不良影响。

6. 对血液和免疫系统的作用

动物实验发现，无热量或微热量超短波作用后，动物的血细胞总数增加；热量或高热量超短波作用后，红细胞、血红蛋白显著降低；无热量、微热量、温热量皆能使血中网织红细胞增加。中小剂量的超短波作用能使骨髓充血、造血功能增强，促进骨髓细胞和骨髓母细胞分裂，但大剂量长时间超短波全身作用会使外周血细胞明显降低。

临床观察表明，治疗剂量超短波作用 1 个疗程（10 ～ 15 次），患者外周血细胞数量无明显变化。

实验家兔在治疗剂量超短波作用后，其血清总蛋白稍升高，清蛋白降低，α、β、γ 球蛋白升高，尤以 γ 球蛋白升高更显著；体内抗体和协同抗体杀菌或溶解细菌的补体增加，凝集素、调理素亦增加。小剂量超短波作用后，巨噬细胞功能增强，48 小时后更为显著；但在超短波大剂量全身作用下，上述各种免疫成分降低。

7. 对结缔组织的作用

超短波有促进肉芽组织和结缔组织生长的作用，故能加速创伤愈合。术后切口不愈行小剂量（无至微热量，10～15 分钟）超短波治疗能促进切口愈合，但大剂量（温热量，15～20 分钟）疗程较长的超短波治疗则可能使切口及周围结缔组织增生过度，造成瘢痕脱水老化、坚硬、反而影响切口愈合。

（三）治疗技术

1. 连续超短波与脉冲超短波电疗机

（1）连续超短波电疗机。

连续超短波电疗机又被称为超短波电疗机，输出的高频电磁波为等幅正弦波，常用波长有 6 m、7.37 m 两种。根据机器输出功率不同分为小型机器（五官科用超短波电疗机）和大型机器（落地式和台式），小型超短波电疗机最大输出功率为 40W，大型超短波电疗机最大输出功率为 200～400W。国产超短波电疗机都配备大、中、小 3 对板状电极，供治疗大小不同的病变区采用。治疗操作步骤：①预热（3～5 分钟）。②电极置治疗部位。③接通高压（治疗档）。④调谐（有的进口机器有自动调谐装置）。⑤记录治疗持续时间。治疗结束，按相反顺序关闭机器。

（2）脉冲超短波电疗机。

脉冲超短波与连续超短波的主要区别：输出的高频电磁波为等幅脉冲正弦波，波形的特点是瞬间脉冲峰值高（脉冲功率可达 10000W）脉冲持续时间短（以微秒计）、间歇时间长（脉冲波与间歇比可达 1：165），这可以使非热效应更强，排除热效应。由于脉冲超短波的特点是脉冲与间歇的比值大（10 倍以上），故不能把以半波整流电路供高压电流的超短波电疗机视为脉冲超短波电疗机（其脉冲与间歇比为 1：1），因为这种机器输出的脉冲波峰值不高、脉冲与间歇比低，所产生的热效应仍相当明显，不符合脉冲超短波电疗机的技术要求。前苏联生产的脉冲超短波电疗机与西方国家生产的脉冲短波电疗饥的技术指标有所差别。

近 20 余年的临床研究表明，脉冲超短波对某些疾病的治疗作用优于超短波。对急性化脓性炎症病灶的治疗不会像超短波治疗那样由于剂量偏大引起炎症恶化。脉冲超短波治疗急性化脓性炎症、踝关节扭伤、前列腺肥大（作用于颞区）、溃疡病、高血压病Ⅰ～Ⅱ期（作用于太阳神经丛）、肩周炎、多发性自主神经炎、职业性手血管痉挛综合征（作用于相应节段和肢体末端）有良好的疗效。

2. 电极和电极放置

超短波电疗法主要采用电容场法治疗。治疗时将电极置于患部，使患部处于两电极之间，电极间产生的高频电场对治疗部位起治疗作用。

电极形状不同，有长方形电片状极、圆形片状电极，某些进口机器配备有圆形玻璃电极（圆形的片状电极装在有机玻璃盒内，电极在盒内有一定的空间可以调节，治疗时玻璃电极可直接接触皮肤），也有些机器配备有体腔电极用于治疗直肠、阴道疾病，但不常用。常用的治疗方法有对置法和并置法两种，单极法治疗只限于五官科疾病超短波治疗机采用，大型超短波电疗机采用单极法治疗时电极向空间散射电磁波的能量较大，故不宜采用。治疗病变部位较表浅的病灶，一般采用并置法（两电极板置于同一水平面上）或斜并置法（两电汲板不在同一水平面上），使电力线能通过病灶，但两电极板之间的距离不得小于电极板的直径（长度），以免两电极板之间的电力线过度集中，引起皮肤烫伤。对置法（斜对置）适用于治疗深部或脏器的病变，电极板置于病灶两侧。治疗深部病变时，电极板与患者皮肤的间隙应适当增大（间隙 4～5cm），同时增加机器输出功率，以保证超短波电场有足够的能量作用于深部病变。电极板放置方法不同，其电场电力线分布是有差别的。体腔超短波电疗，根据治疗要求选用直肠或阴道电极放入相应的体腔内，另一板状电极置于下腹部或腰骶部。

3. 调谐

超短波电容场法治疗时，电极板与人体构成电容，它是超短波电疗机输出回路的组成部分，其电容量的变化（电极板面积，电极板与人体间隙的改变，患者体型胖瘦皆可使电容量改变）对超短波电疗机振荡回路的高频振荡产生影响。当超短波电疗机的振荡回路与输出回路的振荡频率一致时（达到谐振状态），输出回路能接收振荡回路最大的电能，也就能保证获得最佳的功率输出（效率最高）。因此治疗时必须通过调节调谐电容器（可变电容器），使输出回路与振荡回路的频率一致，达到谐振状态，禁止在非谐振状态进行超短波治疗。

4.剂量与疗程

1）功率。

剂量的概念应包括作用功率（吸收功率）、每次治疗持续时间和治疗次数。目前准确测定超短波治疗时患者吸收功率大小是困难的，用高频功率计可以比较准确地测定患者治疗时吸收超短波电场的功率数值，但测量技术比较复杂，需要昂贵的高频功率计，故只适用于实验研究时的功率测量，临床超短波治疗尚未采用。有人主张用治疗后局部皮肤温度升高的数值作为超短波治疗的功率指标，皮温升高数值作为患者吸收功率大小的指标虽然是客观的，但受治疗局部体表形状、皮下脂肪厚度、汗腺分泌等因素的影响，不能准确地反映患者治疗时吸收的功率大小。也有用简易的场强测定仪测定治疗时的电场强度作为超短波治疗功率的指标，由于受诸多因素的影响，也不能准确反映患者治疗的吸收功率。

目前在实际工作中，掌握超短波治疗功率主要依据以下4个指标：机器板面毫安表所示的电流强度（通过电子管屏极的电流强度），测试氖灯管的亮度、电极板与患者皮肤的间隙距离、患者治疗局部的温热感。由于这4项指标都不能客观、准确地反映治疗时患者吸收的功率，故只能综合参考以确定其吸收功率。

（1）机器毫安表的电流强度。毫安表所显示的电流强度，是表示通过振荡管阳极（屏极）的电流强度，它的强弱决定机器输出功率的大小，但输出功率还受振荡管效率的影响，即在振荡管阳极电流强度相同的条件下，振荡管的效率高，机器输出功率就会增大，反之则会减小。振荡管的效率由制造工艺和管子的工作时数所决定，因此不同振荡管的效率是有差别的。机器的输出功率大不等于患者吸收的功率也同步增大，只有在同一机器，同一患者，同一部位，电极面积相同，电极与体表间隙距离相同，机器处于谐振状态等条件下，使振荡管阳极电流强度增大（调节高压档电压），患者接受治疗的功率才会相应增大。

（2）测试氖灯管的亮度。氖灯管的亮度能大致反映超高频电场的强弱，但测试用的氖灯管其灵敏度各不相同，目前还没有专供测试用的标准氖灯管，人的视觉对氖灯管亮度等级分辨能力也较差，它不能反映患者吸收功率的数值，故只能作为参考指标。

（3）电极与患者皮肤的间隙距离。把电极间隙距离作为作用功率的指标之一，是因为随着电极与皮肤的间隙增大，作用于体表的电场强度也随之降低。采用小功率超短波电疗机治疗时，电极与体表的距离为 0.5 ～ 1.0cm；采用大功率超短波电疗机治疗时，电极与体表距离为 2 ～ 6cm（温热量、微热量、无热量）。因此调节电极间隙距离的大小可被视为增减治疗功率方法之一。

电极间隙距离的变化可以改变电场电力线的分布，增大间隙距离可使电场电力线在组织的分布更均匀。当增大间隙距离时，为保持作用于组织的电场强度不降低，须相应增大机器的输出功率（调高压档）。

（4）患者治疗局部的温热感。在治疗局部皮肤（黏膜）温觉正常的情况下，它反映患者接受超短波作用时，患者治疗局部吸收电场能量转变为热的情况，所以它是判定患者吸收功率大小的主要参考指标。由于患者的个体差异，对温热感受性的差别，受主观因素的影响很大，因此这一指标是不客观的。

以上 4 项功率指标依其可靠性进行排序，分别为间歇距离、温热感、电流强度和氖灯管辉度。

功率等级如下。

A. 无热量。患者无温热感，氖灯管辉度较弱，电极间隙距离为 1cm（小功率机器）、6cm（大功率机器），电压为 1 档。

B. 微热量。患者有微热感，氖灯管辉度较亮，电极间隙距离为 0.5cm（小功率机器）、4 ～ 5cm（大功率机器），电压为 1 档。

C. 温热量。患者有明显温热感，氖灯管辉度明亮，电极间隙距离为 3 ～ 4cm（大功率机器），电压 1 ～ 2 档。

D. 热量。患者有可耐受的灼热感，氖灯管辉度明亮，电极间隙距离为 2 ～ 3cm（大功率机器），电压 2 ～ 3 档。

2）治疗持续时间。

作为剂量的组成部分，每次治疗的持续时间相当重要，若某功率等级的超短波作用于组织的持续作用时间短，不能引起机体的明显生物学反应时，则治疗不会产生良好的效果。目前对超短波治疗剂量的研究尚不够深入，意见也不一致。文献报道，急性损伤性炎症采用超短波无热量治疗，每次治疗持续 20 ～ 30 分钟比 10 分钟的疗效更佳。原则上急性病每次治疗持续时间可适当短一些，慢性病可适当长一些，一般每次治疗持续时间为 8 ～ 30 分钟。

3）疗程。

根据病情而定。急性病疗程短，慢性病疗程可适当延长。每日治疗 1 ~ 2 次或隔日治疗 1 次，5 ~ 15 次为 1 个疗程。

第六章　中西医结合护理管理

第一节　中西医结合护理管理概述

世界卫生组织对护理管理的定义：护理管理是为了提高人们的健康水平，系统地利用护士的潜在能力和有关的其他人员或设备、环境以及社会活动的过程。美国护理管理专家吉利斯（Gillies）指出，护理管理是护理人员为患者提供照顾、关怀和舒适的工作过程，并认为护理管理的任务是通过计划、组织以及对人力、物力、财力资源进行指导和控制，以达到为患者提供有效而经济的护理服务目的。

一、中西医结合护理管理的特点

首先，护理管理要适应和符合护理学科的特点。护理学科是一门独立的学科；护理工作既有科学性，又有服务性；护理人员的人际沟通广泛；护理专业对其从业人员的素质有特殊的要求；护理工作连续性强，技术操作多，责任重大，工作紧张，生活不规律。其次，护理管理具有综合性和实践性。最后，护理管理具有广泛性。

二、医院护理指挥系统组成

医院在其组织机构上，应有一套完善的护理指挥系统，包括一级管理和二级管理。一级管理是护理指挥总系统（护理部），它是全院护理工作的指挥调度机构，是医院护理工作运行的中枢，对全院护理工作起着决定性的作用；二级管理是在护理指挥总系统下的管理，它有 3 个分系统。

（一）护理运行分系统

护理运行分系统主要是指直接为患者服务的护理部门，包括门急诊、临床科室、手术室等。这些系统面向患者，其工作状况好坏，是护理工作质量好坏的直接反映。

（二）护理支持分系统

护理支持分系统主要是指总务供应、药品器材供应、患者饮食和某些医技科室等，它是护理工作正常运行的保证，没有这些系统的大力支持，护理工作就难以完成。

（三）扩展分系统

扩展分系统是指护理发展和提高的组织，一般是指护理教学和科研组织。它对在职护理人员的培训教育与新业务、新技术和护理科研工作的开展，发挥着发展壮大和增强后劲的作用。一般来说，扩展分系统与护理运行分系统密切配合，也可以说是为护理运行分系统服务的，但它也有一定的独立性。

护理管理过程是由一系列的管理活动组成，包括计划、组织、人员配备、领导和指挥、控制及评价5个部分，它是一个循环往复的过程，而且每个部分相互影响、相互制约。有序的管理过程可以保障良好的护理质量，保证护理工作的顺利完成。

三、中西医结合护理管理的作用

（一）人事管理

人事管理者能正确处理人际关系，依靠护理指挥系统的协调作用，达到以下目的。

1.实行统一指令

这是指各级护理人员系统地接受来自上级护理指挥系统的命令。

2.有效地进行人员素质的培养和教育

中西医结合护理学是一个有待探索与发展的新学科，其护理模式、理论体系、工作范围、护理程序正不断地充实和完善。护士素质的培养和继续教育，在中西医结合护理管理中尤为重要。它包括护士职业道德教育（护士行为规范、护士职业道德、社会责任、医学伦理等），中西医基础理论、基本知识、基本技能，中西医专科理论及专科技术操作等。

（二）物品管理

通过中西医结合护理管理，做到对药品、物品、仪器设备有专人保管、负责，并且有计划地进行预算，发挥物品设备的最大效能。

（三）业务技术管理

能对护理工作质量进行统一鉴定、检查，并能保证其发挥最佳的护理工作效益。

四、中西医结合护理管理的意义

中西医结合护理管理对医院整个医疗护理质量的保证和提高具有重要意义。

（一）促进中西医结合护理学的发展

中西医结合护理学尚处在发展初期，急需在现有的水平上，将中西医结合护理管理、教学、科研、临床护理等各个方面逐步引向科学化、系统化、规范化。逐步从医院走向社会，从中国走向世界。这就要求管理者加强中西医结合护理管理，从全局、从整体观念出发，统一指挥、统一步骤，充实和完善中西医结合护理学。

（二）有利于中西医结合医院的建设发展

护理管理是医院管理中重要的组成部分，护理部根据医院总的目标和方针，组织全院护理人员参与医院的工作，协调各护理单元的护理活动，对人员、财物、业务技术进行统一计划和调整，使医院工作统一化、系统化、科学化。

（三）提高中西医结合护理人员的素质

通过护理部有计划地对全院护理人员组织学习、外出进修、统一培训，有计划、有目的地提高各级护理人员的职业道德和自身素质。

从医院人员构成上看，护理人员约占医院总人数的 1/3，占卫生技术人员的 1/2，是医院诊疗技术工作中的基本队伍，所以护理管理是医院管理的一个重要组成部分，对提高医疗护理质量起着重要作用。从一定意义上讲，护理管理的水平是衡量医院科学管理水平的标志之一，也是整个医院管理水平的缩影。

第二节　管理理论在中西医结合护理中的应用

一、古典的管理理论在中西医结合护理管理中的应用

（一）泰罗的科学管理理论在中西医结合护理管理中的应用

科学管理理论讲述了应用科学方法确定从事一项工作的"最佳方法"：科学，而不是单凭经验办事；合作，而不是个人主义；以最大限度的产出，取代有限的产出，每人都发挥最大的工作效率，获得最大的成功。泰罗的科学管理理论在中西医结合护理管理中的具体内容包括以下几方面。

（1）以科学的研究方法探讨改进及完善各项中西医护理工作的方法。

（2）在中西医护理组织结构中，各阶层的中西医结合护理管理者职责必须明确，各班护理人员的角色必须具体而明确。

（3）尽量建立中西医结合护理工作标准化制度建立完善的质量及工作效率考核体系，并配合奖惩制度。

（4）对中西医结合护理人员根据工作岗位进行选拔、分配、使用及训练，并对中西医结合护理管理人员进行管理及领导能力的培养及训练。

（二）法约尔的一般行政管理理论在中西医结合护理管理中的应用

法国人亨利·法约尔（Henri Fayol）对组织管理进行了系统的、独创的研究，他于 1925 年出版了《工业管理与一般管理》一书，后人把他称为"管理过程之父"。法约尔提出，管理活动包含 5 种职能，即计划、组织、指挥、协调和控制。他还给出了 14 条一般管理原则。在中西医结合护理管理中的应用包括以下几个方面。

（1）中西医护理管理者必须承担本单位的各项管理工作，包括计划、组织、指挥、协调及控制等方面。

（2）建立完善的中西医护理管理组织体系，每一个管理阶层都应有相应的人员负责，职权合一，每个人明确组织分工。

（3）明确的奖惩办法。

（4）在管理中强调团队合作精神。

（5）应用护理管理制度及技术标准化手册，使护理管理标准化、科学化。

（三）韦伯的行政组织理论在中西医结合护理管理中的应用

马克斯·韦伯（Max Weber）着重于组织理论的研究，提出了"理想的行政组织体系"理论。韦伯认为理想的行政体系具有以下特点。

（1）明确的组织分工。

（2）自上而下的等级体系。

（3）合理地任用人员。

（4）建立职业的管理人员制度。

（5）建立严格的、不受各种因素影响的规则和纪律。

（6）建立理性的行动准则。

二、近代管理理论在中西医结合护理管理中的应用

近代管理理论主要强调对人的激励、劳动生产力及效率等，主要的管理学派包括行为科学学派和管理科学学派。

（一）行为科学管理理论在中西医结合护理管理中的应用

行为科学管理理论提出了人性管理的概念，强调人是"社会人"，重视职工尊严，强调团队合作精神，建立良好的人际关系和完善的沟通网络，提供和创造护理人员满足自我实现及其他需要的各种机会和条件，如晋升、学习、进修等，提高工作满意度和职业荣誉感。

（二）管理科学理论在中西医结合护理管理中的应用

管理科学理论在中西医结合护理管理中应用体现在以下两个方面。

（1）中西医结合护理管理的计算机网络化，用计算机进行人力计算、排班、检查库存等。

（2）根据患者的分类系统，计算出各护理单元的人员需要量及劳动生产率。

三、现代管理理论在中西医结合护理管理中的应用

现代管理理论是在现代科学技术的飞跃发展、社会生产力的提高及生产的社会化基础上提出的，其特征是从过去的注重单一因素向重视人、组织环境等多方面的因素发展。其主要代表理论有权变理论、系统理论及 Z 理论。

（一）权变理论在中西医结合护理管理中的应用

权变是权宜及应变管理的总称。在中西医结合护理管理中的应用包括以下几个方面。

（1）中西医结合护理管理方式要因地制宜，有一定的弹性。随着当时的情况、人员及事情的不同而采取不同的管理方式。

（2）不同的管理阶层有不同的职责，但每个人可以灵活调整自己的管理方式。

（二）系统理论在中西医结合护理管理中的应用

系统理论在中西医结合护理管理中的应用包括以下两个方面。

（1）中西医结合护理组织中人员的组成、结构及职权的划分都以系统理论为原则。

（2）中西医结合护理管理过程的各项活动都以系统理论为指导，包括护理计划、患者的分类、系统、护理人员资源规划等。

（三）Z 理论在中西医结合护理管理中的应用

Z 理论强调整体的合作精神，在中西医结合护理管理中的应用包括以下几个方面。

（1）采用民主参与式的护理管理，让护理人员充分参与决策的过程。

（2）建立长期劳资管理制度，以减少护理人员的流失。

（3）提倡团队合作精神及组织的整体形象，做好护理管理过程中的人员协调及合作。

（4）对新入院的护理人员进行岗前教育，并在不同的病房轮转，以掌握不同的专业知识，满足工作的需求。

（5）注意提高护理人员的福利待遇，提高工作满意度。

第三节 护理质量管理

护理质量管理是指按照护理质量形成过程和规律，对构成护理质量的各个要素进行计划、组织、协调和控制，以保证护理服务达到规定的标准和满足服务对象需要的活动过程。护理质量管理首先必须确立护理质量标准，有了标准，管理才有依据，才能协调各项护理工作，用现代科学管理方法，以最佳的技术、最低的成本和时间，提供最优良的护理服务。

护理质量是衡量医院服务质量的重要标志之一，它直接影响着医院的临床医疗质量、社会形象和经济效益等。在医疗市场竞争日益激烈及人们生活水平不断提高的今天，如何把握护理质量管理的重点，确保护理质量的稳步提升，提高患者的满意度，是护理管理者的中心任务，也是医院护理工作的主要目标。

一、医院常用护理质量标准

（一）特级护理、一级护理合格率（标准值为90%）

1. 特级护理标准

（1）24小时专人护理，备齐急救药品、器材，以备急用。

（2）制订并执行护理计划、严密观察病情。

（3）正确、及时地做好各项治疗与护理，建立特别护理记录单。

（4）做好各项基础护理及专科护理，未发生并发症。

2. 一级护理（重症护理）标准

（1）按病情需要准备急救用品，备用。

（2）制订并执行护理计划。

（3）实行床边工作制，密切观察病情变化，并做好记录。

（4）做好晨晚间护理，保护皮肤清洁，无褥疮等并发症。

计算公式：特护、一级护理合格率＝特护、一级护理合格人数／特护、一级护理患者数 ×100%

（二）基础护理合格率（标准值为90%）

基础护理包括晨晚间护理、口腔护理、皮肤护理、出入院护理等。

标准：清洁、整齐、舒适、安全、安静、无并发症。

计算公式：基础护理合格率＝基础护理合格人数／抽查基础护理人数 ×100%。

（三）急救物品完好率（标准值为100%）

标准：

（1）急救用品、药品完整无缺，处于备用状态。

（2）两及时：及时检查维修，及时领取补充。

（3）四固定：定人保管、定时核对、定点放置、定量储存。

计算公式：急救物品完好率＝急救物品完好数／检查急救物品总数 ×100%

（四）病房管理质量标准

病区布局合理，基本设备齐全；物品放置规范，环境清洁、整齐、安静、有序、舒适、安全，厕所清洁、无异味；人员分工合理，各岗位职责明确，有明确的工作程序、工作重点及工作质量标准和质控检查方法，有健全的管理制度；护士着装整洁、符合要求、仪容端庄；患者床单位符合基础护理要求；病区内物品、水、电、仪器等标识明显、规范，无不安全因素；物资设备管理有分类明细表。定时清点，账物相符，有使用消耗登记，做到无积压、无丢失。毒性、麻醉、限制药品符合管理规定；患者及探视陪护人员管理到位，有患者管理规则，有探视陪护制度；有护理安全防范措施。

（五）压疮发生率（标准值为0%）

压疮系长期卧床患者及危重患者的并发症。应加强基础护理，防止压疮的发生。除特殊患者因病情不允许定时翻身做皮肤护理外，一律不得发生压疮，入院时带来的压疮不准扩大。

计算公式：压疮发生率＝发生压疮的人数／卧床生活不能自理的患者总数 ×100%。

（六）消毒隔离合格率（标准值为95%）

防止医院内感染为医院管理的重要内容。护理人员担负着一定的责任。因此，也是护理管理的重要内容。

标准：有消毒隔离的健全组织机构，有预防院内感染的制度与措施，有监测消毒、灭菌效果的手段。

（1）严格区分无菌区与有菌区。无菌物品、器材必须置于无菌物专用柜内储存。要有明显标签，记录名称、有效时间及灭菌负责人。

（2）熟悉各种消毒方法及消毒液的浓度、配制与使用方法。

（3）供应室、手术室的无菌物储存室、产房、婴儿室、治疗室、换药室等用紫外线做空气消毒应登记照射时间，并定期监测紫外线的强度。

（4）定期对医疗单位的空气、物品进行监测。标准：①各病房的物体表面和医护人员的手，每平方米细菌总数不得超过8个。②手术室房和婴儿室的空气中，每立方米空间内细菌总数不得超过500个。③病的物体表面、食具和医护人员的手，不得检出沙门菌。④灭菌后的医疗用品不得检出任何种类的微生物；消毒后的医疗用品，不得检出病原微生物。⑤各种无菌物品的灭菌合格率应达100%。⑥注射、穿刺、采血器具必须一用一灭菌。⑦废旧医用一次性医疗用品须妥善管理，并应统一处理，用后不必浸泡消毒送供应室，应集中到指定的回收单位。

计算公式：无菌物品灭菌合格率 = 合格物品件数 / 被抽查的总件数 ×100%。

（七）护理差错发生率 ［标准值≤0.5（每百张床）］

管理要求如下。

（1）严格执行各项查对制度，做到"三查七对"。严格遵守操作规程。

（2）建立差错、事故登记报告制度。对所发生的差错，定期组织讨论分析，以吸取教训。

（3）发生严重差错、事故后，应立即组织抢救，以减少或消除由于差错或事故造成的不良影响。

计算公式：护理差错发生率 = 护理差错次数 / 治疗、处置总次数 ×100%

（八）输液反应率

输液系常用的护理技术操作之一，关系到无菌技术操作、供应室工作质量及管理，但也与医院管理有关，如药液质量、药液用具、灭菌设备等，应严格控制质量，防止发生输液反应。

计算公式：输液反应率＝输液反应次数／输液总次数×100%。

（九）输血反应率

输血属于常用的护理技术操作，关系到护士的无菌技术操作、输血用具的质量等。护理管理者应严格贯彻查对制度，供应室供应合格的用具。此外，也涉及供血单位，如血站、血库、采血时无菌技术操作及血液质量。由于输血患者一般是危重患者，在质量管理上更应予以重视。

计算公式：输血反应率＝输血反应次数／输血总次数×100%。

（十）护理技术操作合格率（标准值为90%）

护理技术操作质量总标准如下。

（1）实施以患者为中心的整体护理，操作者必须有责任感、同情心。

（2）严格执行"三查七对"。

（3）操作正确、及时、安全、省时、省物。

（4）严格执行符合无菌操作原则的操作程序，操作熟练。

计算公式：护理技术操作合格率＝合格人次数／参加考核总人次数×100%

（十一）护理文书书写合格率（标准值为90%）

护理文书书写总标准如下。

（1）书写应当客观、真实、准确、及时、完整，体现以患者为中心。

（2）动态反映病情变化、病情描述确切简要、重点突出，运用医学术语。

（3）执行医嘱时间准确、内容无误。

计算公式：文件书写规范合格率＝检查合格份数／被检查数×100%

（十二）患者满意度评价（标准值为90%）

满足患者安全需要，提供安全有效的防护措施，保证患者住院期间不发生意外。满足患者舒适需要，环境舒适整洁，保持患者清洁，做好皮肤及管道护理。满足患者睡眠需要，创造良好的休息环境，促进患者睡眠。满足患者营养需要，注意患者营养情况，作好饮食指导，必要时协助患者进食。满足患者排泄需要，指导帮助患者排泄。满足患者活动需要，指导协助患者进行康复锻炼。提高其自护能力。

二、护理质量缺陷与管理

（一）护理质量缺陷分类

一切不符合护理质量标准的现象都属于质量缺陷，在护理工作中，由于各种原因导致令人不满意的现象与结果，或给患者造成损害被统称为护理质量缺陷。

科学护理质量缺陷表现为护理纠纷、差错、事故。

1. 护理纠纷

患者或其家属对护理过程、内容、结果、收费、服务态度等不满而发生的争执，或对同一护理事件护患双方对其原因及结果、处理方式或轻重程度产生分歧发生争议，称为护理纠纷。护理纠纷不一定是护理差错。

2. 护理差错

（1）一般差错所涉及内容：①违反各项护理工作的操作规程，质量未达到标准要求，增加患者痛苦，但尚未造成不良后果。②各种护理记录不准确，未影响诊断治疗者。③不认真执行查对制度，打错针、发错药，未发生任何反应（一般性药物），无不良后果。④标本留取不及时或留取方法不正确，但尚未影响诊断治疗。⑤监护失误、静脉注射外渗外漏，面积未达到 3cm×3cm 者。⑥各种检查前准备未达要求，但尚未影响诊断。⑦病危患者无护理计划。⑧执行医嘱不及时，但未影响治疗。⑨无菌技术操作不熟练，造成患者轻度感染。

（2）严重差错所涉及内容：①执行查对制度不认真，打错针，发错药，使患者增加了痛苦。②护理措施未落实，发生非难免性二度压疮。③实施热敷时造成二度烫伤、面积不超过体表 0.25%。④执行医嘱不及时，影响治疗但未造成严重不良后果。⑤监护失误，引流不畅未及时发现影响治疗。⑥监护不到位，静脉注射外渗外漏，面积达 3cm×3cm 以上，局部坏死。⑦术前未做准备或术前准备不合格，而推迟手术，尚未造成严重后果。⑧违反无菌技术操作，造成患者严重感染。⑨各种记录有遗漏或不准确，影响诊断治疗。⑩遗失检查标本，影响诊断治疗。⑪护理不当发生坠床、窒息、昏倒造成不良后果。⑫交接班不认真而延误诊治、护理，造成不良后果。

3. 护理事故

护理事故是指在诊疗护理工作中，因医务人员诊疗护理过失，直接造成病员死亡、残废、组织器官损伤，导致功能障碍的严重质量缺陷。根据《医疗事故处理条例》

护理事故分为 4 级。

（1）一级事故：造成患者死亡、重度残疾的。

（2）二级事故：造成患者中度残疾、器官组织损伤导致严重功能障碍的。

（3）三级事故：造成患者轻度残疾、器官组织损伤导致一般功能障碍的。

（4）四级事故：造成患者明显人身损害的其他后果的。

（二）护理差错事故管理和报告制度

（1）建立预防护理差错、事故的防范措施，完善专项护理质量管理制度，如防各种导管脱落，防跌伤，防压疮等。

（2）各科室建立差错事故及不良事件登记本，对差错事故发生的原因、经过、后果、当事人及处理均需详细登记。护士长经常检查，定期组织讨论和总结。

（3）严格执行护理差错事故及不良事件报告制度，事件发生后，责任人应立即报告护士长，发生各种护理差错事故时由护士长立即口头报告科主任、科护士长、护理部及院级，24 小时内上报书面材料。将差错事故发生的原因分析、整改措施、处理意见上交护理部，不得延误或隐瞒。

（4）发生差错事故后要积极采取措施，以减少和消除不良后果，并指定熟悉全面情况的专人负责做好患者及家属的思想工作。

（5）发生严重差错事故的各种有关记录、检验报告及造成事故的药品、血液、器械等均应妥善保存，不得擅自涂改或销毁，并保留患者的标本，以备鉴定。

（6）差错事故及不良事件发生后，根据性质与情节，分别组织全科、全院有关人员进行讨论，以提高认识，吸取教训，改进工作，并确定事故性质，提出处理意见。

（7）护理部定期组织分析差错事故发生的原因，提出防范措施。

（三）护理投诉管理制度

（1）在医疗护理工作中，因服务态度、服务质量等引起患者或家属不满，并以书面或口头方式反映到护理部或有关部门转回护理部的意见（护理投诉）。

（2）护理部设专人接待护理投诉，建立投诉记录本，认真记录投诉事件的发生原因、分析、整改及效果。

（3）接待投诉人员要认真倾听投诉者意见，耐心解释，避免激化和引发新的冲突。

（4）护理部接到投诉后，及时调查、核实，并反馈有关部门的护士长，所在科室应认真分析事发原因，及时总结经验，接受教训，及时整改。

（5）投诉一经核实后，护理部应根据事件情节严重程度，予以相应的处理。

（6）护理部每月在全院护士长会上总结、分析并制订相应措施，对全年无护理投诉的科室给予表扬及奖励。

第四节　护理人力资源管理

一、护理人力资源管理概述

现代管理学之父彼得·德鲁克（Peter Drucker）曾说："企业只有一项真正的资源——人，管理就是充分开发人力资源以做好工作。"中西医护理管理的高效率的实现首先是医院人力资源的科学化管理，通过执行选人、用人、育人、留人等4个主要管理职能，提高护士的专业能力，激发护士的工作活力，提高护理工作效率，实现组织目标。

人力资源管理指据企业发展战略的要求，合理配置人力资源，通过对员工的招聘、培训、使用、考核、激励、调整等一系列过程，调动员工积极性，发挥员工潜能，以实现组织目标。

护理人力资源管理是指管理部门以实现"以患者为中心"的护理服务目标为核心，运用护理学、经济学等相关学科知识，指导和实施护理人力与岗位相匹配的管理活动的过程。

（一）护理人力资源管理的目标

护理人力资源管理的根本目的是让组织中每位护理人员的长处都能得到发挥并取得最好的护理工作绩效，进而最大限度地提高组织效率。其工作主要分3个方面。

（1）人与岗位的匹配，做到事得其才，才尽其用。

（2）人与人的科学匹配，使护理人员结构优势互补，提高整体工作效率。

（3）人的需求与工作报酬的匹配，充分发挥组织薪酬的激励作用，达到酬适人需、人尽其力的最佳工作状态。

（二）护理人力资源管理的特点

1.人主观能动性

护理人力资源是护理人员综合能力的总和，这种能力依附于护理人员个体的存在，资源作用的发挥通过护理人员的工作绩效反映出来。护理人力资源的主观能动性主要表现在护理人员在工作中的努力程度和工作方式以及工作态度上。

2. 人力资源的可塑性

在特定的时间和职业范围内，通过工作经验的不断积累和各种形式的培训和教育，人员的职业素质和综合素质都会有不同程度的变化，这种员工工作能力从量变到质变的不断提高的过程体现了人力资源的可塑性、开发性和再生性的特点。

3. 人力资源的组合性

护理人员的共同协作工作可以达到超出个人单独工作之和的效果或出现小于个人单独工作之和的现象，是人力资源的组合性。

4. 人力资源闲置过程的消耗性

为了维持其本身的存在，人力资源必须满足衣、食、住、行等基本需求，就必然会消耗一定数量的其他资源，如粮食、能源、水等。因此，护理管理者应该注重护理人才的有效使用和开发，降低其消耗性，实现有效的护理人力资源管理。

（三）护理人力资源管理的职能

护理人力资源管理职能主要包括护理人力资源规划、选择聘用、人员培训、开发和发展、人员薪酬管理、护理人员健康和劳动保护，以及制订相关人事政策等。

1. 护理人力资源规划

护理人力资源规划是医院护理人力资源管理的首要任务，是医院人力资源管理部门和护理职能部门根据组织护理业务范围评估和确认护理人力资源需求并做出策划的过程。

2. 护理人员招聘

护理人员招聘的关键点是寻求足够数量且具备岗位任职资格的相关岗位的申请人，以使组织在护士选择上具有更大自主性，通过保证护理人员的质量实现确保护理服务安全的目的。

3. 护理人员培训

护理人员培训是通过对护理人员的工作指导、教育和业务技能训练，使护理人员在职业态度、知识水平、工作能力和业务技能等方面不断提高和发展的过程。护理人员培训对帮助护理人员在工作岗位上保持理想的职业水平、高效率地完成工作任务、促进个人职业的全面发展和自我实现具有积极的现实意义。

4.护理人员绩效评价

护理人员绩效评价是为护理人员提供改正工作中不足的检查机会,不断改进工作的过程,其目的是帮助护理人员把今后的工作做得更好,使个人和部门护理工作得到不断完善和持续改进,提高护理人员个人和部门工作的整体效力。

5.护理人员及其职业生涯发展管理

主要措施包括:分析护理人力资源现状,有效利用护理人力资源;按照护理人员个人贡献确定工资和奖金分配,做到奖惩分明;按照护理人员个人需求采取不同的激励措施,充分发挥护理人员的主观能动性,为护理人员提供个人发展空间,使得个人职业潜力达到最大化发展。

6.护理人员的薪酬管理及劳动保护

管理者应根据护理人员的岗位、资历、工作能力、工作表现和绩效等方面制定科学合理的薪酬制度,按照个人贡献确定工资和奖金的分配措施。另外,为护理人员提供健康、安全的工作环境,按照国家劳动政策提供相应的医疗保险、养老保险、劳动保护和福利也是护理人力资源管理的内容。

(四)护理人力资源管理体系架构

医院护理人力资源管理架构一般分3个层次,即高层(护理副院长、护理部主任)、中层(科护士长)和基层(护士长或一线护理主管)。

二、医院护理人员配置

(一)护理人员配置依据

护理人员配置是医疗卫生保健机构为满足社会对护理服务的需要,以组织护理服务目标为宗旨,根据护理岗位科学分配护理人力,保证护理人员、护理岗位、护理服务目标合理匹配的过程。护理人员配置主要包括2项活动:一是护理人员在组织内各部门或单元间的分配;二是护理人力资源的科学组合。其主要作用是对护理人力的科学组合,侧重于对护理人力资源潜力的有效开发和利用。

护理人员配置依据主要为2个方面:一是各级卫生行政部门制定的医院护理质量标准、国家卫生和计划生育委员会以及患者的要求;二是医院的内部要求,包括医院政策、护理服务理念、护理服务结构以及医院支持系统。

(二)护理人员配置原则

护理人员配置原则包括人员保障原则、科学配置原则、成本效率原则、结构合理原则、个人岗位对应原则。在配置足够数量的护理人员的前提下，管理者结合护理人员的个体素质、护理单元或部门的实际情况与组织任务，对护理人员进行科学合理的配置，从而有效利用护理人力资源提高组织效率。

（三）护理人员配置方法

医院护理人员配置主要以卫生行政政策要求、相关法律法规为依据，同时也参考医院的经济基础。配置方法主要包括比例配置法、工时计量法和患者分类法。

1. 比例配置法

比例配置法是指按照医院规模、床位数和护理人员数量的比例确定护理人员配置的方法。2011 年卫生部颁发的《中国护理事业发展规划纲要（2011—2015 年）》明确要求，到 2015 年，全国三级综合医院、部门三级专科医院全部护士总数与实际开放床位比不低于 0.8 ：1，病区护士总数与实际开放床位比不低于 0.6 ：1；二级综合医院、部门二级专科医院全院护士总数与实际开放床位比不低于 0.6 ：1，病区护士总数与实际开放床位比不低于 0.4 ：1。

2. 工时测量法

工时测量法是指根据按需设岗的原则，通过对护理工作量和消耗时间之间相互关系的研究确定护理人员数量。其主要步骤包括确定被测量者，列出测定项目的所有操作步骤，测定工时，计算护理工时和人员编制。工时测量是按病房护理的实际工作动态进行计算：

$$护士人数＝（各级护理所需时间＋间接护理时数）÷$$
$$8（护士日工作时间）＋机动数。$$

3. 患者分类法

患者分类法制定的目的是确认护理工作量以及护理人员的数量需求。主要方法是患者、病种、病情等建立标准护理时间，通过测量和标准化每类患者每天所需的直接护理时间和间接护理时间，得出总的护理需求或工作量，从而确定护理人力数量。

三、护理人员招聘

（一）护理人力资源规划

护理人员招聘的前提是护理人力资源规划和工作分析。护理人力资源规划主要包括护理人力整体状况分析、护理人力需求预测、护理人力供给分析和制订护理人力资源规划。

1. 护理人力整体状况分析

在医院总目标之下明确护理工作目标。明确现有护理人力资源质量、数量及配置结构。分析医院护理人力资源实际情况与上级主管部门的要求之间的差距及原因。作为护理人力规划的依据。

2. 护理人力需求预测

护理人力需求预测考虑的主要因素：①医院发展方向和目标。②医院护理业务服务拓展情况。③医院现有护理人力资源短缺情况。④医院内部护理人力流失和流动情况。⑤现有护理人力存量。⑥护士离岗培训人数。

3. 护理人力供给分析

寻求能够满足岗位需要的护理人力资源供给渠道，护士劳动力来源的主要渠道是护理院校的护理专业应届毕业生，也可以来源于各级人才市场。

4. 制订护理人力资源规划

在上述几个环节完成情况下，形成具体的护理人力资源规划方案和任务，构建人力资源规划执行控制盒反馈系统，定期评估并动态调整，确保人力规划实施的有效性和合理性。

（二）职务分析

职务分析又被称为工作分析，是指通过观察和研究，对某岗位性质进行全面评价获得确切信息的过程。职务分析是人力资源管理的基础职能，是医院护理人力规划、招聘、培训和发展、绩效管理、薪酬管理等工作的重要依据。一般分4个阶段，即准备阶段、信息收集阶段、分析阶段和提出分析报告阶段。

（三）招聘测试

1. 初筛

初筛针对应聘人员填写的求职申请表进行资格审查。

2. 考核

考核主要包括理论知识考核、工作相关技能考核。知识考核主要通过笔试形式进行，了解应聘者对要求的专业知识深度和广度的掌握程度；技术考核视具体护理岗位职责要求而定，主要是基础护理和专科护理操作技能。

3. 招聘面试

面试主要是了解应聘护理人员专业技术能力、个人特点和个人潜力三方面的信息。通过面试，主考人员可以对应聘者的专业知识、沟通表达能力、判断能力、思维能力等有一个初步的了解，以考察应聘者对护理岗位的适合程度。

4. 岗位能力测试

岗位能力测试又被称为真实工作预览或临床岗位胜任试用，其目的是将拟聘用人员放在实际护理岗位上进行能力考察，提高招聘工作的有效性。试用期根据医院和岗位的具体要求而定，一般为 3～6 个月。

（四）录用决策

1. 录用决策基本要素

决策基本要素：信息的准确性，包括年龄、毕业学校、工作经历、工作业绩、职业精神等；考核测试方法的正确性，重点分析对护士专业能力的测试结果及可靠程度；应聘者能力与岗位要求的匹配性，重点了解护理岗位要求的能力与应聘者具备能力的一致性。

2. 体检及录用

人力资源管理部门还要对具有合格资格应聘人员进行录用体格检查。体检的主要目的是确认应聘者身体状况是否达到岗位要求，胜任工作。根据体检结果，确定最终录用人选。

（五）招聘工作评价

护理人员招聘活动的最后步骤是评价，主要活动包括测算获得的求职护理人员数量和质量情况，每位受聘人员的工作胜任程度，以及整个招聘过程投入和产出效率的总结分析。

四、护理人力资源分配

（一）护理人员排班的原则

（1）满足患者需要。

（2）人员结构合理。

（3）人力资源效率最大化。

（4）公平对待护理人员。

（5）结合护士个体素质，合理分配工作任务。

（二）护理人员排班方法

1. 周排班法

周排班法根据病房护理人力以及护理工作情况每周进行一次排班。优点：安排周期短，利于人员动态调整，夜班或节假日班由护理人员轮流承担。缺点：费时费力，不能充分了解患者的病情变化。

2. 周期性排班法

周期性排班法又称循环排班，一般以4周为一个排班周期，依次循环。优点：省时省力，排班模式固定，为护士提供方便。缺点：没有弹性，不适合患者数量和危重程度变化大的护理单元。

3. 自我排班法

班次固定，护理人员根据个人需要选择具体班次的方法。优点：满足护理人员个人需求。缺点：难以安排夜班、节假日班次。

五、护理人员培训

（一）护理人员培训的目的

（1）通过培训，实现医院和护士个人发展目标。

（2）改善护士行为，提高护理劳动生产力。

（3）节约成本，提高效率。

（4）维持稳定的护理工作标准。

（5）完善护理组织文化。

（二）护理人员培训形式

1. 岗前培训

岗前培训又被称为定位教育，旨在帮助新护士尽快适应岗位和组织的要求。其主要内容包括：①提供护士成为正式成员的信息，建立归属感。②了解医院的历史、护理理念和发展战略。③熟悉岗位职责，学习核心制度等。

2. 在职培训

在职培训指在日常工作环境中一边工作一边接受指导、教育的学习过程。在职培训有正式的和非正式的，主要内容有操作技能培训、工作岗位轮转等。操作技能培训方法多为导师制，是指由处于职业生涯的成熟期的高年资护士对职业起点护士的工作支持和帮助的培养过程。

3. 脱产培训

脱产培训是一种较为正规的人员培训，根据医院护理工作的实际需要选派不同层次的护理技术骨干力量，离开工作岗位到专门的学习、研究机构或其他培训机构进行学习或接受教育。脱产培训在理论知识方面学习的比重较大，内容有一定深度，对管理人员和专业技术骨干的素质有很大提高。

管理者根据医院的自身条件、培训对象特点、培训要求等选择合适的护理人员培训方法。常用的培训方法有讲授法、演示法、讨论法、远程教育法、角色扮演法和案例学习法等。

第五节　护理风险与安全管理

一、护理风险管理

护理风险是指可能会发生的护理危险，是一种职业风险，就是从事医疗护理服务的职业，具有一定的发生频率并由护理人员承受的危险，包括经济风险、政治风险、法律风险、人身风险等。

护理风险管理是指通过对现有的或潜在的护理风险的识别、衡量和分析，以减少护理风险事件的发生以及风险事件对患者、探视者、医护人员和医院等的危害和经济损失。护理风险管理目标：第一，鉴别显露的和潜在的风险，处置并控制风险，以期预防损失；第二，在损失发生后提供尽可能的补偿，减少损失的危害性，保证组织安全生产和各项活动的顺利进行。

（一）护理风险的来源

1. 患者因素

（1）患者疾病发生发展的复杂多变性。

（2）患者就医动机和行为。

（3）患者本身的抗病能力、生理解剖结构等。

2. 护理行为

（1）护理行为的特殊性与局限性。

（2）护士素质或数量等。

3. 医疗设备运行及医疗服务实践

（二）护理风险管理的主要内容及措施

1. 护理业务险管理

主要措施：制定专业技术责任制度；实施临床程序守则及急症分流制度；制定药物使用安全手册；减轻一线护理人员工作量；加强对临床部门的业务支援，制订护理记录管理标准及手册等。

2. 护理组织机构风险管理

主要措施：进行风险管理教育；制订护理风险管理措施，加强护理人员沟通能力的培训；制定医疗资料保密和维护隐私权手册；对护理人员进行数据保护和信息安全管理培训；做好护理人员的违纪管理；推行护理人员行为守则。

3. 环境安全管理

主要措施：安装呼叫系统；加强护理人员防火安全教育及培训；明确医疗、化学、放射性及院内废物处理；加强患者及治疗的安全管理；保障护理人员的职业安全等。

4. 处理公众意见和投诉管理

主要措施：设立药物咨询电话热线；制订投诉和反馈机制；对患者进行权利和义务教育；通报公众投诉摘要和患者建议等。

（三）护理风险管理的程序

护理风险管理包括护理风险识别、护理风险评估、护理风险控制、护理风险管理效果评价4个阶段，形成一个周期循环过程，每一次循环都是在前一个循环的基础上使护理质量得到更好的提升，护理风险得到更为有效的控制。

（四）护理风险管理的意义

（1）体现积极预防的护理管理原则。

（2）健全防范护理风险的主要制度。

（3）体现以患者为中心的服务宗旨。

（4）促进护理质量持续改进。

二、护理安全管理

护理安全是指在整个护理服务全过程中，不发生法律和法定的规章制度允许范围以外的不幸或损失的风险。护理安全包括护理主体的安全和护理对象的安全，即护士安全和患者安全。

护理安全管理是指以创建安全的工作场所为目的，主动地实施与安全及职业健康相关的各种行动措施与工作程序。护理安全管理包括患者安全管理和护士职业防护。

（一）影响护理安全的因素

1.护理人员自身素质因素

护理人员自身素质因素主要体现在以下几方面。

（1）法律知识缺乏，法律意识淡薄。

（2）缺乏扎实的专业知识，不具备娴熟的专业技能。

（3）护理文书记录不规范。

（4）缺乏"以人为本"的服务理念。

（5）不能建立有效的沟通交流。

2.管理层的因素

管理层的因素主要体现在以下几方面。

（1）管理制度不完善、不健全。

（2）管理者对潜在的不安全因素缺乏预见性。

（3）上级对下级的监控缺乏力度。

（4）护理人力资源的配置不合理。

（5）对护理人员的教育、培训不重视。

3.患者的因素

患者的因素主要体现在以下几方面。

（1）患者或家属对治愈的期望过高。

（2）患因经济因素造成的不良心境。

（3）患者的不依从行为。

4.设备、设施因素

设备、设施不全或质量及性能未得到保障。

（二）护理安全管理的方法

1.根本原因分析

由多学科的专业人员，对选定的不良事件进行回溯性调查的一种分析技术，揭示患者安全事故或严重的临床失误的深层原因，并提出改进和防范措施。

2.重大事件稽查

医疗团队中的人员定期对不良或优良的医疗或护理事件进行系统的分析，寻求改进和提高。其通过对不良事件系统和详细地分析，可以提示存在于组织水平上的安全隐患，然后决定是否进行根本原因分析。

3.应用患者安全技术

应用患者安全技术指用来帮助医护人员减少失误和增进患者安全的各类技术的总称。目前，护理工作中应用较多的患者安全技术包括：①个人数字化辅助设备。②计算机医师工作站和护理工作站。③全自动口服药摆药机。④条形码系统。⑤各种报警技术。⑥患者监护系统。

4.健全管理机制

通过管理层和相关部门对护理安全管理不断的教育和干预，同时健全质量控制体系，保证护理安全管理工作落到实处。

（三）护理安全管理策略

（1）加强护理人员职业道德修养和责任心。

（2）认真履行告知义务，做好护患沟通

（3）强化法律意识及安全意识，落实各项规章制度。

（4）加强专业理论与技能操作的培训。

（5）履行管理职能，加强管理。

（6）创造安全的病区环境。

（四）护理安全管理制度

（1）认真落实各级护理人员的岗位责任制，明确分工，团结协作，结合各科情况，制订切实可行的防范措施。

（2）科室设护理安全管理小组，每周进行安全检查。护士长每月组织科内人员进行护理安全分析，发现事故隐患及时处理。

（3）严格执行交接班制度、差错事故登记报告制度与分级护理制度，按时巡视病房，认真观察病情变化。

（4）严格执行查对制度和无菌技术操作规程，做好消毒隔离工作，预防院内交叉感染。

（5）每日进行安全评估，做好标识，对危重、手术、老年及小儿应加强护理，必要时加床档、约束带，以防坠床，定时翻身，预防褥疮的发生。

（6）药性剧烈、毒性、麻醉、贵重、高危药品专人保管，加锁，账物相符。

（7）抢救器材做到四定（定物品种类、定位放置、定量保存、定人管理）两及时（及时检查维修、及时领取补充），抢救器械做好应急准备，一般不准外借。

（8）抢救器材及用物保持性能良好，按时清点交接，严防损坏和遗失。

（9）做好安全防盗及消防工作，定期检查消防器材，保持备用状态。

（10）对科室水、电、气加强管理，保证不漏水、漏电、漏气，如有损坏及时维修。

三、护理职业防护

护理人员的工作环境是治疗与护理患者的场所，在为患者提供各项检查、治疗和护理的过程中，护士可能会受到各种各样职业性有害因素的伤害。因此，护士应具备对各种职业性有害因素的认识、处理及防范的基本知识和能力，从而减少职业伤害，保护自身安全，维护自身健康。护理职业防护是指在护理工作中针对各种职业性有害因素采取有效措施，以保护护理人员免受职业性有害因素的损伤，或将损伤降至最低程度。

（一）护理职业危害

1. 生物危害

生物危害主要指由细菌、病毒、真菌或寄生虫等引起的感染，如护士接触患者呼吸道分泌物、体液及排泄物。临床最常见的为针刺伤（含锐器伤）所致的血液传插疾病的感染。

2. 化学危害

护士职业中的化学危害主要来自抗肿瘤药物和消毒制剂。临床常用化学消毒制剂有一定的挥发性和刺激性，通过吸入或皮肤接触而产生职业中毒、职业性皮肤病、职业肿瘤等。

3. 物理危害

护士职业中的物理危害可分为运动功能性损伤和物理刺激，前者最典型的是腰背痛，其最基本的特点就是疼痛和运动功能障碍；后者主要包括锐器伤和人体电磁波、射线暴露等。

4. 心理社会危害

护士职业的心理社会危害主要指工作压力，主要压力源是专业及工作本身。长期超负荷工作以及紧张的工作气氛，导致护士容易发生机体疲劳性疾病，容易产生心理疲惫，引发一系列心理健康问题。

（二）护理职业危害的防护措施

1. 生物危害

WTO 提出的职业接触中特殊感染控制的预防措施：避免受到针头和其他锐器的损伤；避免接触开放的切口和黏膜；防止体液外溢到身体表面；对废弃物做出妥善的处理；要求所有可能接触患者血液的人员在培训期接受乙肝疫苗免疫注射。

2. 化学危害

（1）抗肿瘤药物的预防措施。

接触抗肿瘤药物的护士须穿戴好手套、防护衣和口罩，口罩和手套要定时更换；配药场所有抽风和排风设备，使用输液泵和软袋液体以减少有害物质的排出，用水剂代替粉剂以减少冲配时气溶和气雾的外溢；抽取药液时以不超过注射器的 3/4 为宜，使用粗针头抽取药液，以防注射器内压力过大，药液外溢，使用后的物品应放于专用袋内封闭处理；操作中如果不慎将药液溅到皮肤或眼睛里，立即使用生理盐水冲洗，如果溢至桌面，应用纱布吸附药液，再用清水冲洗被污染表面；处理患者化疗后的排泄物、呕吐物必须戴手套。

（2）消毒剂的预防措施。

做好与接触抗肿瘤药物同样的个人防护；尽量选择对空气污染小的化学消毒剂；科学调配化学消毒剂的浓度；严格存放剧毒、有害物质，集中存放，容器密闭，有显著标志；使用消毒剂集中的特殊部门，如手术室、供应室、内镜处理等须有良好的通风设施；提倡使用一次性医疗用品。

3. 物理危害

（1）运动功能性损伤的预防措施。

确保所有体力处理操作在首次进行前，初步评估有关工作的安全及健康风险；应用正确的方法搬抬患者和帮助翻身；尽量正确使用设备进行搬抬等工作；需要长时间弯腰进行操作时，将床体调节至合适的高度。

（2）物理性刺激的预防措施。

电磁波和射线损伤防护参照放射科防护要求，如拍床旁片时所有人员尽可能远离摄片机 10m 以上，或用铅板屏风阻挡放射线。

4.心理社会危害预防措施

增强服务意识，建立良好的护患关系；加强法律意识的培养，规范护理行为；加强护士应对暴力能力的培训；护士站与医院保安部门之间设置监控和报警系统。

第六节 护理业务技术管理

一、护理业务技术管理的原则

（1）以患者为中心。

（2）以提高护理质量为目标。

（3）以基础护理技术为重点。

（4）以提高技术的整体功能为前提。

（5）以新业务、新技术为先导。

二、护理业务技术管理的范围

（一）护理诊疗操作技术管理

在诊疗过程中，护士要承担大量的技术操作，如导尿、灌肠、洗胃、给氧、皮试和注射等。各项技术操作的管理，主要靠制订各种技术操作规程和严格检查、监督执行情况，抓好基本功的训练，提高操作水平。对完成各项技术操作，主要靠制订各种技术操作规程和严格检查、监督执行情况来加以控制。

1.制订护理技术操作规程的原则

（1）根据护理技术操作规程的目的和要求，制订操作方法和步骤。

（2）护理技术操作的步骤必须符合人体解剖、生理和病理的特点，避免增加患者的痛苦。

（3）各项护理技术操作应严格掌握清洁、消毒和无菌原则。

（4）各项护理技术操作的目的必须符合疾病的诊断与治疗，保证患者的安全。

2.执行护理技术操作规程的方法

（1）在执行各项护理技术操作规程时，必须明确技术操作的目的，掌握病情，不可盲目执行。

（2）执行各项护理技术操作时，应做好患者的准备，并准备适用的物品。

（3）认真执行查对制度，严格遵守操作规程，以防发生差错，保证患者安全。

（4）执行技术操作时，要了解解剖及生理的特点，以高度负责的精神，严密观察病情变化，实施熟练的操作技术，取得良好的效果。

（5）根据不同的技术操作分别遵守无菌原则、执行消毒制度。

（6）技术操作实施过程中，遵循节力原则，提高工作效率，避免疲劳，预防软组织损伤。

（二）基础护理技术的管理

基础护理是指对患者的全部生活进行直接护理，是护士自主活动的范畴。基础护理技术管理包括一般护理技术管理和常用抢救技术管理。一般护理技术管理包括患者出、入院处置，各种床单位的准备，患者的清洁与卫生护理、生命体征的测量，各种注射穿刺技术、无菌技术、消毒隔离技术，各种标本采集，护理文件书写，尸体料理等；常用抢救技术管理主要包括给氧、吸痰、输血、心电监护、胸外心脏按压、人工呼吸机的使用等。

基础护理管理的主要措施包括以下几方面。

（1）加强职业道德教育，树立"以患者为中心"的整体护理专业思想，强化护理人员重视基础护理的意识。

（2）成立基础护理管理小组。

（3）开展"三基"训练，以"三基"为基础理论、基本知识和基本技术操作。

（4）经常督促、检查，严格要求。

（三）专科疾病护理技术的管理

专科疾病护理技术是结合专科疾病的特点而形成的，临床各专科的护理工作范围广、内容多，随着医学的快速发展，各专科分科越来越细，新业务、新技术不断涌现。

护理常规分为特殊症状护理常规、各科一般护理常规和各种疾病的护理常规。特殊症状护理常规是根据各种疾病均可出现的症状，如高热、昏迷、休克等制订的护理常规；各科一般护理常规是根据专科疾病的共同点，按照疾病发展的规律而制订的常规；各种疾病的护理常规是按照每种疾病的特点而制订的各项具体护理常规。

1.制订疾病护理常规的原则

（1）每项护理常规的制订，都要有一定的理论依据，应在基础理论的指导下，结合长期临床护理实践经验而制订。

（2）常规条目要简明扼要，抓住主要问题，便于记忆和执行。

（3）根据各种疾病对环境的要求，提出具体的护理措施。

（4）根据疾病的生理病理改变、疾病的主要症状及不同的治疗原则制订护理常规。

（5）确定每项护理常规都要有利于疾病的治疗，有效防止并发症的发生，保证患者的安全，促进患者的早日康复。

（6）新业务、新技术的开展，要根据不同特点及时制订相应的护理常规。

（7）为协助诊断或判断疗效制订采集标本的规定。

2.执行疾病护理常规的方法

（1）在执行疾病护理常规时，必须组织全体医护人员认真学习并掌握各种疾病护理常规的内容及其理论依据，明确科学道理，方能使医护人员自觉执行。

（2）要求护理人员在执行常规的过程中，必须严肃认真，不能任意改变，避免加重病情或发生意外。

（3）根据医学科学的发展，及时修订和充实新的内容。

（4）了解患者病情，掌握病情变化，加强护理措施，做到有的放矢。

（5）护理应掌握患者的心理状态，根据其病情和思想活动进行精神护理。

3.专科疾病护理管理的主要措施

（1）开展专科护理学习，掌握专科护理业务技术。

（2）制订专科各疾病护理常规。

（3）搞好专科病房的医、护协作。

（4）组织专科技术训练，学习新设备的使用。

（5）加强专科精密、贵重仪器的保养，建立必要的规章制度。

（6）落实"以患者为中心"的整体护理思想。

（四）急诊抢救技术的管理

对于急诊抢救技术的管理，除了常规和标准化管理及技术训练外，要经常组织技术演练和实践考核，紧抓应急能力和组织管理能力的培养以及医护之间和各科室之间的协调配合，护士长要做到善于调配人力物力，做好患者和家属的工作以及与有关部门的工作协调。

（五）消毒隔离技术的管理

各种消毒和隔离技术的管理是防止医院内感染的基本措施，也是护理工作中最常用的基本技术。掌握这项技术，关键是管理要严格，制度要积极维护，执行要认真彻底、一丝不苟。

（六）危重症监护和其他监护管理

在各种危重症监护病房中，除了要求护理人员有良好的护士素质、扎实的基本功外，还要有较系统的专科知识和技术水平，敏捷的分析判断能力，了解各种仪器设备的原理结构与操作方法，以适应工作的需要。监护病房应建立一套完整的规章制度，如岗位责任制、消毒隔离制度、交接班制度、仪器使用保养维修制度、抢救工作制度以及监护记录和资料保管制度等。监护患者过程中，护理人员根据其病情，要制订全面系统的护理计划，并认真实施。每日进行查房，根据病情修订、改进监护和抢救计划，详细交接班。

（七）整体护理技术管理

整体护理除了要求护理人员全面掌握各项技术和运用护理程序外，还要求其了解心理学、伦理学、社会学、管理学等方面的知识。护理人员要掌握一定的技术、技巧和方法，并对有关的护理诊断进行探讨。开展整体护理，首先要组织有关人员学习，引导护理人员进行观念上的转变，提高认识；其次，必须注意更新知识，认真学习整体护理、护理程序有关理论，准确把握其内涵，使整体护理沿着科学的轨道发展。

（八）新技术的引进与开发

新业务、新技术的引进与开发是护理技术不断发展的源泉，各级护理管理人员应将其作为管理重点，组织理论水平较高的护理人员，进行研究、开发。了解介绍国内外护理技术的进展情况，开展护理技术革新。新业务、新技术的管理措施如下。

（1）以患者为中心，从患者利益出发为宗旨。

（2）成立护理新业务、新技术管理小组。

（3）建立新业务、新技术情报档案。

（4）组织护理人员参加新业务、新技术的学习。

（5）推广之前应先鉴定。

（6）做好新业务、新技术应用效果评价。

（九）护理信息档案管理

护理信息档案管理包括临床护理资料、护理技术资料、护理业务技术档案、护理业务工作档案以及护理信息档案资料，应设专人做好收集、登记和保管工作。

护理信息档案的管理措施如下。

（1）收集本院和护理部印发的材料、科室上报的护理材料以及院外交换或学术会议交流的资料。

（2）建立资料登记本，将各种资料收集后盖护理部章。在登记本上按规定格式逐项填写，其他登记表和索引卡可按照需要自行设计。

（3）建立保管制度，平时按分类顺序、分卷、分档存放，每年进行分类，装订后长期保管。保管过程中不得换页、丢失、涂改或拆散。

（4）借阅资料须办理借阅手续，并按期归还。

（5）建立统计登记表，登记好人好事、差错事故、出勤、科研成果、论文等，按年度制表，每月统计登记，可反映护理工作质量和护理人员健康状况、业务水平等。

（十）护理技术的基础建设

护理技术的基础建设主要包括以下几方面。

（1）护理队伍的技术素质建设，如岗位练兵与技术培训。

（2）器材设备的保障工作，如生命体征监测设备、监视通信系统及电子计算机的应用等。

（3）建立护理科研和技术实验室，引进开发新技术。

（4）加强医德医风教育，造就又红又专的护理队伍。

三、护理业务技术管理的措施

（一）建立技术管理组织系统

护理业务技术管理与其他管理是集中统一的关系。护理管理组织要健全，职责要明确，并有相应的权利，以更好地发挥效能，保证技术管理的正常运行。

（二）技术管理要重视质量

护理业务技术管理过程中，要有明确的岗位责任和质量标准，确保护理工作在实施过程中保质、保量。如临床护理管理，临床护理的核心内容是指以患者为中心，满足其生理、心理需要的主动护理。主要包括以下几方面。

（1）巡视患者，观察患者病情变化，了解患者的需求及治疗效果。

（2）与患者进行情感交流，掌握患者的心理状态。

（3）指导患者配合治疗护理，适应环境，进行适当的功能锻炼。

（4）及时对患者进行生理、心理的整体护理。

（5）开展卫生、保健知识宣教。

（三）重视人员培训，培养技术青干

要提高护理工作水平，就要进行全员培训，对护士进行定期技术考核，制订具有可比性的技术考核指标，评定考核成绩。在人员培训过程中，技术操作及理论考核成绩可作为护理人员技术档案的一部分，用于培养、晋升的重要参考依据。

（四）管理手段现代化

在护理管理中，电子计算机对于解决工作中的信息传输、储存、计算、统计分析等都有重大改进，为管理现代化提供广阔的前景，有效提高管理水平和效能。

四、护理业务技术管理的基本方法

（一）技术循环管理

1.定项循环管理

管理者将护理业务技术管理分为若干项目，进行循环管理，这种循环管理适合于多层次、多部门护理人员参与的护理业务技术重点项目管理。其实施的程序是首先对将实施技术循环管理的项目进行调查研究，掌握必要的信息资料，经过认真研究后，提出具体方案措施，然后发动所有参与人员主动参与管理，专人负责监督执行情况，发现和提出问题，实施一定阶段后进行综合分析和总结，提出最终改进意见，进入下一个技术循环管理过程。

2.定位循环管理

定位循环管理就是按每一种具体的技术工作岗位进行循环式管理，以护理人员在岗一个班为一循环周期。由于病房护理工作连续性的特点，将每一班次的护理业务技术活动纳入每一个业务技术管理循环周期，每个护理人员在进入自己的每一个业务技术管理周期时，要求有一个具体的计划、实施措施、自我检查和结果评价，发现存在问题并提出修改计划的建议，作为下一班上岗人员修订计划的参考依据，从而有效提高护理工作质量。

3.按病种循环管理

各科室根据本科室病种的特点，对常见病以及多发病的护理技术进行循环式管理。针对不同疾病种类，分别制订不同的护理技术措施和方案，实施不同的护理。在实施护理活动中，执行者或上级管理者不断进行检查、评价，并随时修订计划，以患者出院为一循环周期进行总结。科室在长期反复的实践的基础上，对某种疾病的护理技术进行总结，制订出某种疾病的标准护理计划。

4. 按病例循环管理

对每一个患者的护理过程按循环式管理方法有计划地实施护理措施，不断改进护理措施，使患者早日康复。按病例循环管理的管理程序与护理程序基本相似，每一个循环周期实际上是完成一个护理程序的过程。技术循环周期的开始，是在了解患者护理问题的基础上，制订护理技术方案，实施护理措施，最后进行护理效果评价和必要的护理计划的改进，进入另一新的循环管理。

（二）目标管理

目标管理是以目标为中心，以结果为向导的系统管理方法，彼得·德鲁克（Peter Drucker，1909～2005）在1954年提出目标管理之后，目标管理成为工商管理的指标。

1. 管理的目标

（1）每位员工清楚地知道自己努力的方向。

（2）为每一位员工提供参与组织的机会，发挥个人潜能。

（3）客观的评价，使员工有成就感。

（4）全体员工共同参与，向一个方向努力，使经营成效达到最高。

2. 目标管理的特点

（1）目标管理是参与管理的一种形式。

（2）目标管理是将组织的总目标转换成各单位及成员个人的目标，目标的确定者也是目标的执行者，上下级协商一致，形成一个"目标－手段"链。

（3）强调自我控制，目标管理基于人性行为的管理理论，主旨是"自我控制的管理"，使管理人员能够控制自己的成绩。这种自我控制可成为强烈的动力，激励他们更好地完成目标。

（4）强调自我评价，目标管理有一套完善的目标考核体系，员工可以按照实际情况进行自我评价，强调执行者自我检讨执行过程中的缺点和错误，为下一步进行目标管理创造更好的条件。

3. 目标管理的必要性

（1）有利于提高计划工作水平。目标管理使管理者根据目标制订工作计划，并考虑实现目标的方案。

（2）有利于调动下级的积极性和责任感。下级人员不是等待和执行上级指示、政策，而是每人都有自己的个人目标，促使他们积极主动工作，并承担责任。

（3）有利于有效控制。目标管理使得考核目标明确，并作为管理者监督、控制的标准。对于在执行过程中出现的偏差可及时发现、及时纠正，做到有效控制。

4. 目标管理在护理业务技术管理中的应用

护理业务技术管理中的目标管理就是护理部确定整体目标，然后逐层分解为科室及个人目标，并签订目标责任书，形成合同文件，便于自控和考核，使得每位护理人员明确承担完成总目标的标准时间、具体责任，以保证总目标得以实现。整体目标要根据医院的等级和医院护理人员的整体业务技术水平来制订，目标应具体、实际、客观，在预定时期内通过护理人员努力来实现。

（1）目标管理实施的基本程序：①科护士长、护士长参与护理部护理业务技术管理总体目标制订。②将总体目标逐层分解，各病区护理人员参与本科室、本病区的分目标制订。③护理人员根据上级目标确定个人目标，形成大小目标，环环相扣，保证护理人员既了解上级目标，又明确个人目标。④执行目标，实行自我监督和控制，定期检查目标执行情况，共同为实现目标而努力。⑤根据最后实现目标的情况，制订新的目标。这样，在护理业务技术管理中应用目标管理，体现了以目标为中心，全员参与管理，增强了参与者的责任心和压力感，同时保证了总体目标的完成；而总体目标的制订体现了全院护理人员在一定时期内提高护理业务技术的努力方向。

（2）进行严格控制的方法：①自我控制法，制订目标流程表，编排任务实施程序以利于目标完成。②阶段控制法，护理部每月对科室目标检查、反馈信息，协助科室监督、控制。③图表控制法，设置动态显示图，可直接反映各层次、各部门目标完成情况，经比较，表彰先进。④记分控制法，制订考评制度、月考评表及年考评记录，层层控制。按月评分，按分取酬，使目标管理成效与个人奖惩挂钩，与岗位责任制相结合，控制目标的数量和质量。

5. 实行目标管理时应注意的问题

护理工作的对象是患者，情况千变万化，部分目标的制订和量化更为困难，因此，在护理工作中推行目标管理时应注意以下几点。

（1）管理者应对目标管理的优点和局限性有充分的认识。

（2）对各级主管人员和护理人员实施"目标管理"的在职教育。

（3）选择恰当的组织内目标。

（4）定期开会沟通，保持上下目标一致，防止偏差，在会议中给予下属支持，确保目标有效实施。

（5）保持坦诚相待的胸怀。

（6）严格执行控制步骤。

（三）分级管理

分级管理就是明确规定各级领导和各级护理人员的业务技术管理职责和权限，做到职责分明，事事有人管，保证各项护理业务技术顺利开展。

在医院内护理管理人员可分为护理副院长（护理部主任）、科护士长和基层护士长3个层次。护理副院长或护理部主任主要负责护理技术管理任务中的全院性重大技术决定、统一制订技术常规、标准以及引进和开发重大新技术项目。科护士长、基层护士长主要管理本部门、本科室的护理业务技术工作。一方面按职责权规定完成本科室、本病房的业务技术管理工作，贯彻执行上级管理部门布置的工作任务；另一方面，还要对全科室护理人员进行具体指导，负责解决本科室护理人员所不能解决的技术问题。

为了加强各级护理管理部门的业务技术管理，应建立健全以下各项制度。

1. 岗位责任制

岗位责任制包括各级护理人员和各级职称护理人员职责，主要有护理副院长（护理部主任）职责、科护士长职责、护士长职责以及主任护师、副主任护师、主管护师、护士等职责，其中对各级人员的业务技术管理职责作明确规定。落实岗位责任制，可以保证护理工作顺利进行，减少护理业务技术差错，杜绝护理业务技术事故发生。

2. 护理学习、考核制度

护理部对全院护理人员业务学习培训要有计划和考核办法。例如，护理人员业务学习，可实行每月1次学术报告或全院业务学习，每年考核2次，督促护理人员提高整体业务、技术水平。

3. 查房制

护士长查房做出具体的规定，如科护士每月2次，护士长每周1次。查房的形式可以多种多样，可以单独组织，也可随同科室主任共同进行。落实查房制度，可以及时发现护理工作中的问题，实施业务技术指导，解决疑难问题，提高护理质量。

4. 主任护师查房制度

由主任或副主任护师带领护士查房，同样解决技术关键问题。一般 1 周 1 次，由下级护理人员提出技术难点，结合教学查房，以解决技术问题。

5. 护理部业务技术信息交流会议制度

护理部对全院重大技术信息及重要技术项目的实施情况，进行每季度或每半年召开 1 次专题护士长会议，通报进展信息或开展技术讨论。对外出进修、学习、参观以及参加各种学术会议的护理人员规定返院有书面汇报和口头汇报，必要时以专科或病房为单位进行汇报和体会介绍，以提高护理业务技术水平。

五、护理新技术、新业务准入制度

（1）医院护理新业务的开展、新技术的应用之前，应报医院伦理委员会批准，并经专科护理管理委员会和院内外专家鉴定准入。

（2）在开展护理新技术、新业务时，专科应制订完善的操作规程及护理常规，操作规程及常规应依据有效的操作规程及常规为基础。

（3）将护理新技术、新业务的操作规程及护理常规以书面形式报护理部、医务部及相关领导审批，同时制订相关培训内容、方式及效果，有完整的培训记录。

（4）做好新业务、新技术应用效果评价，效果评价中应有科学数据作为支持依据。

（5）应对护士作相关的培训，培训后由科室考核小组进行考核，并有培训、考核的记录。

（6）建立新业务、新技术资料情报档案。

（7）护理部应建立新上岗人员、特殊护理技术岗位人员、外来短期工作护理人员的技术准入管理与人员执业许可的准入管理规定。

六、护理业务技术管理的意义

法国管理学家享利·法约尔（Henri Fayol）补充和完善了泰罗制在科学管理中心的局限性。法约尔认为要经营好一个企业，应当注意改善有关企业经营的 6 个方面的职能，即技术、经营、财务、安全、会计和管理，他将技术放在企业活动的第一位，充分肯定了技术的作用。因此，护理业务技术管理是医院护理管理的重要内容。加强护理业务技术管理对提高工作效率和护理工作质量，确保护理安全、满足患者的需求具有重要意义。

（一）加强护理业务技术管理，是护理科学技术发展的需要

护理科学的发展对护理工作的科学性要求越来越高，同时由于现代科学技术的成果被广泛应用于护理工作领域，所以要求护理人员不仅要不断提高技术水平，还要不断提高护理业务技术管理水平。护理技术水平在某种意义上对提高护理质量有决定性作用，护理业务技术水平的提高必须靠技术管理，因此，应遵循护理学科发展规律和护理对象的要求。一方面要积极组织护理技术的改进、开发和引进，不断推动护理科学技术的进步；另一方面还要加强对护理技术活动全过程中各个环节的管理，以保证护理技术安全、有效地服务于人类健康。

（二）加强护理业务技术管理，是提高护理技术效益的需要

护理业务技术是护理人员为患者服务的基本手段。护理效果取决于护理技术作用的发挥程度，技术作用发挥得越好，护理效果也就越好。技术作用的发挥离不开科学的管理。如果管理混乱，再先进的技术也难以发挥作用。因此，要使护理科学技术的作用得到充分发挥，不断提高技术效益，就需要进行大量而细致的组织管理工作。

（三）加强护理业务技术管理，是维持正常医疗秩序的需要

现代医院治疗疾病的一个重要特点是诊疗手段多，使用的技术复杂，其中大部分都由护理人员实施，难度大、要求高，如监护仪、呼吸机的使用，气管切开患者呼吸道的护理等，如果缺乏强有力的管理，就容易发生工作忙乱现象，影响护理、治疗的顺利进行。因此，应通过建立工作程序、制订技术操作规范等措施，加强管理，以保证护理、治疗工作忙而有序。

（四）加强护理业务技术管理，是提高护理质量的需要

护理质量是技术效果的反映和体现，管理则是技术取得良好效果的保证。仅靠先进的技术，没有科学的管理，不可能取得好的技术效果，护理质量也无法保证。因此，在护理服务过程中，要想取得好的技术效果，达到高质量的目的，就必须抓好护理技术管理。

（五）加强护理业务技术管理，是促进科室间协作的需要

现代医学的特点是专业分工越来越细，护理技术活动中跨学科、跨部门的技术问题越来越多，对技术协作的要求也越来越高。例如，抢救复合性创伤患者，必须取得临床各相关科室、辅助科室乃至全院各部门的支持和协作；预防医院感染，除

医师、护士要注意无菌技术外，还涉及消毒供应室的工作质量以及卫生员的清洁卫生等。因此，只有加强技术管理，搞好科室间技术协作。才能保证护理、治疗准确无误、协调一致地进行。

第七节　病房管理

病房管理是医疗实践中重要的护理项目之一，是决定医院医疗质量的关键因素。病房管理不仅包括医疗、护理等技术工作的组织实施，还包括行政和生活等方面的管理，是一项细微而复杂的工作。其内容主要包括患者的住院管理、探视与陪护管理、膳食调配管理、卫生隔离管理、医疗护理技术管理、医务人员的工作组织管理、病房物资装备管理、病房环境管理等。加强病房管理工作的目的是保持一个有利于医疗、护理、科研、教学工作的正常秩序和良好的环境。

一、医院环境概述

环境是人类进行生产和生活活动的场所，是人类生存和发展的基础。在护理学中，环境是护理学的4个基本概念之一，护理学创始人弗洛伦斯·南丁格尔（Florence Nightingale）认为环境是"影响生命和有机体发展的所有外界因素的总和，这些因素能够缓解或加重疾病和死亡的过程"。

医院是对特定的人群进行防病治病的场所，是专业人员在以治疗为目的前提下创造的适合患者恢复身心健康的环境。

（一）医院环境的特点

医院环境是否为患者创建良好的治疗环境，不仅影响患者在就医期间的心理感受，还会影响患者疾病恢复的程度与进程。因此，为患者提供一个安全、舒适的适合恢复健康的治疗环境是十分重要的。良好的医院环境应具备以下特点。

1.服务的专业性

医护技术人员的专业分工越来越精细，同时又团结协作，从而提供高质量的医学综合服务，体现其精度和广度。现代医院环境要求护理人员应该具备全面的专业理论知识、熟练的操作技能和丰富的临床经验，科学地照顾患者的生活，为患者提供专业的疾病护理、生活护理、精神护理、营养指导等服务，在新技术、新专业发展的同时，进一步满足患者多方位的健康需求。

2.安全舒适性

医院是患者治疗病痛、恢复健康的场所，必须满足患者的安全需要。

（1）治疗性安全。

安全舒适感来源于医院的物理环境，包括空间、温度、湿度、空气、光线、清洁卫生的维持、噪声的适量控制等，医院的建筑设计、设备配置、布局应符合标准，安全设施齐全完备，避免患者在治疗护理过程中发生损伤。

（2）生物环境安全。

在医疗环境中，致病菌及感染源的密度相对较高，应该建立院内感染监控系统，健全有关制度并严格执行，避免院内感染的发生，控制疾病的传播，保证生物环境的安全。

（3）医患、护患关系和谐。

医护人员应该为患者营造一个良好的人际关系氛围，耐心热情地对待患者，建立和睦的人际关系，重视患者的心理护理，满足其被尊重以及爱与归属的需要，增加患者的心理安全感。

3.管理的统一性

在以患者为中心的思想指导下，医院根据实际情况制定院规，统一管理，保护患者及医护人员的安全，提高工作效率和质量。

（二）医院环境的分类

医院环境是医护人员为患者提供医疗服务的场所，分为物理环境和社会环境两大类。

1.物理环境

物理环境指以医院的建筑设计、基本设施及院容院貌等为主的物质环境，属于硬环境，是表层的、具体的、有形的，包括视听环境、嗅觉环境、仪器设备、工作场所等，是医院生存和发展的基础。

2.社会环境

社会环境包括医院服务环境和医院管理环境，属于软环境。

（1）医疗服务环境。

医疗服务环境指以医疗护理技术、人际关系、精神面貌以及服务态度等为主的人文社会环境，是深层次的、抽象的、无形的，包括服务理念、学术氛围、人际关系、文化价值等。医疗服务环境对医院的发展有促进或制约作用。

（2）医院管理环境。

医院管理环境包括医院各项规章制度、监督机制以及各部门协作的人际关系等。医院管理环境应该以人为本，体现医院的文化价值，旨在提高工作效率，满足患者的各种需求。

良好的医院环境需要软、硬环境相互促进、共同发展，是医院树立良好的社会形象以及影响广大人群对医院整体印象的综合评价和心理认同的重要因素。

二、病房管理的内容

（一）人员管理

1.护理人员的管理

护理管理者要善于发现每位护理人员的特点与长处，授权并监督其擅长的工作，让每位护理人员均有展示自身管理能力的机会，使其在工作上有成就感。

2.护理学员、实习生的管理

每位护理学员或实习生均由专职带教老师一对一负责，并由护士长监管带教质量。

3.工人的管理

由医院专职部门负责，护士长对其工作进行监督、检查。

4.患者的管理

患者入院时护理人员要做好入院宣教工作，并告知患者科室管理的规章制度以及病室物品放置标准等。

5.患者家属的管理

建立适合科室护理工作的陪护及探视制度，并在患者入院宣教时做好告知工作，教育家属遵守探视时间和要求，积极配合科室的管理工作。

（二）环境管理

患者在住院期间，其疾病的痊愈与健康的恢复，必须建立在健康卫生的环境基础上。健康的环境应考虑的因素：保证患者有适当的活动空间，病床之间的距离不得少于 1m；一般室温保持以 18～22℃较为适宜，新生儿及老年患者，室内温度以 22～24℃为宜；病室的湿度以 50%～60% 为宜；通风换气，增加患者的舒适感；保持病室安静，创造良好的休养环境；满足不同患者对光线的需要，使患者获得最适宜的光线；病室布置简单，整洁美观，优美悦目。不同区域的管理要求如下。

1. 病室及过道的管理

在满足人性化需求的前提下，病区物品摆放有序，病室内无灰尘、无痰迹、无纸屑果皮、无蜘蛛网，保持病房过道通畅，不得堆放杂物、仪器和设备等，为患者创造整洁、舒适、安全、安静的治疗和休息环境。

2. 办公室的管理

办公室内物品摆放有序。各橱柜内物资与外标签一致并摆放整齐，由专人负责清理办公室，值班医务人员进行监督。

3. 值班室的管理

值班室要求干净、整洁，鞋服摆放有序，由专人负责，护理人员共同参与。

4. 卫生间的管理

卫生间洗手盆、便池无异味、无污垢，地面无积水，由科室工人负责，护理安全员负责检查。

（三）物资管理

为适应医疗、护理业务的管理，病房内要经常保持一定数量的物品，如精密仪器、器械、药品、医疗表格、家具、被褥以及一般生活用品等。建立健全管理制度，要求供应及时、方便医疗抢救，减少忙乱和浪费。

1. 器物管理

物品领取要有计划，即保证需要，又做到不积压、不浪费、不丢失、不损坏。负责人员要掌握物品管理方法，加强库房管理，建立进出登记本，物品摆放整齐，防止虫鼠咬坏。

2. 医疗器械管理

仪器、设备要齐全完备，做到定人管理、定点放置、定期消毒、定期检修，并设有仪器档案，要经常保持性能完好，以适应紧急需要。抢救物品不外借，用后及时清洁消毒备用。

3. 药品管理

病房内剧毒药与常备药要分开管理，并设有标签，专人保管，固定数量和位置，有标记、有账目，发放药品要严格遵守查对制度，确保准确无误。

（四）护理业务技术管理

护理业务技术管理的研究对象是医院基础护理工作和各不同专业护理工作的工作任务、工作特点、主要内容、技术要求和组织实施方法。

三、病房管理的质量标准

（一）病室管理

1. 整洁

病区整洁主要是指病区的空间环境及各类陈设的规格统一，布局整齐，清洁卫生。保洁的措施主要包括以下几方面。

（1）物有定位，用后归位。

（2）定期除尘，地面及所有物品用湿式清扫法。

（3）及时清除治疗护理后的废弃物及患者的排泄物。

2. 安静

安静的环境能减轻患者烦躁不安，使之得到充分休息，同时也是患者康复以及医护人员能够专注有序地投入工作的重要保证。具体措施以下几方面。

（1）控制噪声，医护人员应做到"四轻"，即说话轻、走路轻、操作轻、关门轻。

（2）脚应钉橡胶垫，推车的轮轴、门窗交合链应定期滴注润滑油。

（3）积极开展保持环境安静的教育和管理活动。

3. 舒适

舒适的环境主要是指患者能置身于恬静、温湿度适宜、空气清新、用物清洁、生活方便的环境中。病室空气流通可以调节室内温湿度，增加空气中的含氧量，利于病体康复。常用的做法是根据气候变化情况定时开窗通风，冬季一般每次通风30分钟左右。

4. 安全

病区安全管理工作是消除一切妨碍患者安全的因素。具体措施包括以下方面。

（1）避免各种因素所致的意外损伤。

（2）杜绝医源性损害，避免粗心大意引发的护理差错、事故。

（3）提醒患者保管好自己的贵重物品，严防医媒、医托行骗而影响健康。

（二）基础护理与危重症护理

（1）密切观察患者的病情变化，做到"五掌握"，即诊断、病情、治疗、检查结果及护理。

（2）患者床单应清洁、整齐，统一配置。

（3）保持患者"六洁四无"，即脸、头发、手足、口腔、会阴、床单位清洁，无褥疮、无烫伤、无坠床、无交叉感染。

（4）各种引流瓶及管道妥善固定并保持通畅，记录引流液的颜色、性质及量。

（5）认真执行晨晚间护理。

（6）及时为危重患者制订护理计划，提出专科护理要求，并严格执行，确保护理质量。

（7）保证抢救药品、器材准备齐全并完好备用，抢救及时，技术熟练，严密配合，执行医嘱准确、及时。

（三）无菌操作与消毒隔离

（1）各项无菌操作如注射、导尿等严格遵循无菌原则。

（2）各种消毒液的浓度、更换时间及液量达到标准。

（3）患者之间注意消毒隔离，避免交叉感染。具体要求：每个患者小桌用一块抹布擦拭，用后消毒；餐具每次用后消毒；便器用后消毒。

（4）治疗室、处置室、换药室严格执行消毒隔离制度，定期用紫外线消毒空气，并作细菌培养。每次细菌培养应登记日期与结果。

（5）对传染患者要求严格执行隔离制度。对厌氧菌、绿脓杆菌等特殊感染患者应严格隔离，用过的器械、被服、房间都要严格消毒处理，用过的敷料要烧毁。

（6）使用一次性密闭输液器、头皮静脉穿刺针以及一次性的注射器，如用玻璃注射器，一律送供应室消毒灭菌处理。

（7）无菌物品与非无菌物品严格分开放置。所有无菌物品均要写明灭菌日期，一经污染均需严格消毒灭菌。

（8）污染敷料及一次性医疗用品严禁丢入垃圾箱，应集中处理。

（四）护理文书的书写

各种护理文书的书写严格遵循病历书写基本规范，确保各项护理记录准确、及时、规范。

（五）护理人员素质、服务态度

具体要求如下。

（1）穿干净、整齐的工作服、工作鞋，戴护士帽，举止大方。

（2）对患者态度和蔼、热情主动，做好各项护理工作。

（3）关心爱护集体，待人诚恳，团结互助。

（4）语言温和，礼貌待人，贯彻保护性医疗制度。

（5）严格遵守各项规章制度，坚守工作岗位，尽职尽责。

四、病房管理的方法

（一）目标化管理

在医疗卫生行政政策的指导下，根据医院现状以及发展战略，结合科室的实际情况，制订科室的发展目标。在科室发展目标基础上，分解出病房管理目标，并将其作为科室每位医护人员的共同奋斗目标，提高管理成效。

（二）制度化管理

病房管理制度是对医护人员的医疗护理行为的规定，对病员及其家属的要求，对诊疗过程中可能出现医疗事件的防范，同时明确各级各类人员岗位职责。制度化管理的基本要求包括以下几方面。

1. 加强教育工作

定期对医务人员进行管理制度的教育培训，让医务人员充分理解执行制度的重要性以及必要性。

2. 奖惩分明

各项护理工作要做到有章必循，按章办事，并经常开展检查评比，做到奖惩分明。

3. 保持制度的相对稳定

任何一项制度只有相对稳定，人们养成习惯，才能充分发挥作用；如果频繁变更，即使是合理的制度，也不能取得理想的效果。制度在经过一段实践后，若出现不完善的地方，还是应该修改的。

（三）规格化管理

良好的诊疗环境，有利于医护与患者之间相互沟通、相互配合，是诊疗工作顺利进行的重要条件。规格化管理是病房的房间布置、设备、床位和室内物品用具等均按照统一规格、统一陈设要求设置和安排，做到设备、物品"四固定"，即固定规格、数量、位置、负责人，具有整齐划一、便于工作，减少事务、杜绝浪费、医护协调和提高效率等优点。规格化管理要重点抓好三方面的工作。

1. 建筑设计统一

医师办公室、护士站、处置室、换药室、专科仪器检查室、隔离室、实验室、配膳食、浴室、洗漱室、物品库、厕所等应统一规格配置。

2. 病房设备统一

病房内器械柜、药品柜、处置台、换药车、服药车、治疗车、病例车、办公桌、办公椅等设备的数量、样式、规格要统一，位置要固定。

3. 病房物品统一

病房内的床铺、床头柜、陪床椅、窗帘、呼叫器、水壶、饮水杯、脸盆、拖鞋、痰盂等物品的装备数量、式样、规格要统一，陈设摆放位置要统一，床头牌及编号要统一。

（四）程序化管理

程序化管理就是制订各项医疗、护理工作的程序，按照程序进行病房管理，是保证临床医疗、护理工作正常运行，提高医疗、护理质量的有效方法之一。医疗技术方法的标准多为原则性规定，如各种疾病的诊断标准、治疗原则等；医疗技术操作标准是实际技术操作的程序要求和质量要求，如各科通用的技术操作常规，各专科诊疗技术操作常规等；医疗技术规范应结合本院实际及操作中关键环节做出明确清楚的程序规定。

五、病房管理制度

（1）病房在科主任领导下，护士长负责管理，并与主诊医师密切协作。

（2）病房管理要达到"四化""八字"要求，"四化"即管理目标化、工作制度化、操作规程化和设施规范化，"八字"即整洁、安静、舒适、安全。

（3）统一病房陈设，病室内物品和床位要摆放整齐，固定位置，物品、被褥放置要整齐划一。

（4）保持病房安静，做到"四轻"，即走路轻、说话轻、开关门窗轻、操作轻。

（5）病房内做到无灰尘、无痰迹、无纸屑果皮，窗明桌净；患者被服、衣着干净整洁；厕所便器无臭味、无污垢；病区内无苍蝇、蟑螂、老鼠。

（6）各类人员按规定着装，住院患者要穿医院统一规定的服装，工作人员佩戴服务卡。

六、病房安全制度

（1）病房通道要通畅，禁止堆放杂物、仪器设备等，保证患者通行安全。患者住院期间注意自身防护，在清洁员拖洗地面后 10 分钟内尽可能减少走动。必须下床行走者请拉好扶手，行动不便者应在家属或工作人员搀扶下走动。

（2）钱及贵重物品尽量不要带入病房，若带入病房一定自行保管好，丢失责任自负。

（3）不得向窗外抛物，若因此导致他人受到伤害，将追究当事人责任。

（4）需陪护的患者家属外出必须经值班的人员同意方可离开。

（5）病房内一律禁止吸烟，禁止患者或家属自带家用电器在病房使用。对此造成的不良后果将追究其当事人责任。

（6）病房按规定配备必要的消防设施和设备并完好备用状态，防火通道不准乱堆杂物，保持通畅。

（7）严格控制探视时间，探视结束及时请探视人员离开。

（8）门卫应加强巡视，如发现可疑人员，应及时通知保卫。

第八节　手术室基础护理技术

一、手术野皮肤（黏膜）的消毒

皮肤表面常有各种微生物，包括暂居菌群和常居菌群，特别是当术前备皮不慎损伤皮肤时，更易造成暂居菌寄居而繁殖，成为术后切口感染的因素之一。皮肤消毒的主要目的是杀灭暂居菌，最大限度地杀灭或减少常居菌，避免术后切口感染。因此，严格进行手术区皮肤消毒是降低切口感染的重要环节。

（一）常用消毒剂

常用皮肤（黏膜）消毒剂有 2%～3% 的碘酊、0.5% 的碘伏、0.02%～0.05% 的碘伏、70%～75% 的乙醇、0.5% 的氯己定 - 乙醇、0.05%～0.1% 的氯己定、0.1% 的苯扎氯铵。

目前，手术部位皮肤消毒、静脉穿刺等操作皮肤消毒均采用 0.5% 的碘伏原液均匀涂搽 2 遍，作用 3 分钟。

（二）消毒方法

1. 消毒原则

（1）充分暴露消毒区域，尽量将患者的衣服脱去，充分显露消毒范围，以免影响消毒效果。

（2）消毒顺序以手术切口为中心，由内向外、从上到下。若为感染伤口或肛门区消毒，则应由外向内。已接触边缘的消毒纱球，不得返回中央涂搽。

（3）消毒范围以切口为中心向外扩展 20cm。

（4）消毒液干燥后，方可铺巾或贴膜。

2. 操作方法

（1）巡回护士检查皮肤清洁情况，如油垢较多或粘有胶布痕迹者，应用松节油擦净，若发现术前毛发较长者，应剪除。

（2）器械护士将盛有碘伏纱球杯及敷料钳送给医生。

（3）医生夹取碘伏纱球，按顺序涂搽皮肤 1 遍，更换消毒钳后再涂搽皮肤 1 遍。

3. 注意事项

（1）使用消毒液擦拭皮肤时，需稍用力涂搽。

（2）碘伏液不可浸蘸过多，以免消毒时药液流向患者其他部位造成皮肤烧伤。

（3）皮肤消毒时，应用两把无菌敷料钳分别夹持碘伏纱球，以免消毒过程中污染，使用后的敷料钳不可放回器械台上。

（4）碘伏皮肤消毒，应涂搽 2 遍，作用时间 3 分钟。

（5）在消毒过程中，消毒者双手不可触碰手术区或其他物品。

（6）消毒过程中床单明显浸湿，应更换床单或加铺一层干的布单后再铺无菌巾，以免术中患者皮肤长时间接触浸有消毒液的床单，造成皮肤灼伤。婴幼儿手术尤应注意。

（7）注意脐、腋下、会阴等皮肤皱褶处的消毒。

（8）实施头面部、颈后入路手术时，应在皮肤消毒前用防水眼贴（眼保护垫）保护双眼，防止消毒液流入眼内，损伤角膜。

（三）消毒范围

（1）头部手术：头部及前额。

（2）口、颊面部手术：面、唇及颈部。

（3）耳部手术：术侧头、面颊及颈部。

（4）颈部手术：①颈前部手术，上至下唇，下至乳头，两侧至斜方肌前缘。②颈椎手术，上至颅项，下至两腋窝连线。

（5）锁骨部手术：上至颈部上缘，下至上臂上 1/3 处和乳头上缘，两侧过腋中线。

（6）胸部手术：①侧卧位，前后过中线，上至肩及上臂上 1/3，下过肋缘，包括同侧腋窝。②仰卧位，前后过腋中线，上至锁骨及上臂，下过脐平行线。

（7）乳癌根治手术：前至对侧锁骨中线，后至腋后线，上过锁骨及上臂，下过脐平行线，如大腿取皮，大腿过膝，周围消毒。

（8）腹部手术：①上腹部手术，上至乳头，下至耻骨联合，两侧至腋中线。②下腹部手术，上至剑突，下至大腿上 1/3 两侧至腋中线。

（9）腹股沟区及阴囊部手术：上至脐平行线，下至大腿上 1/3，两侧至腋中线。

（10）胸椎手术：上至肩下至髂嵴连线，两侧至腋中线。

（11）腰椎手术：上至两腋窝连线，下过臀部，两侧至腋中线。

（12）肾脏手术：前后过中线，上至腋窝，下至腹股沟。

（13）会阴部手术：术耻骨联合、肛门周围及臀、大腿上 1/3 内侧。

（14）髋部手术：前后过正中线，上至剑突，下过膝关节，周围消毒。

（15）四肢手术：周围消毒，上下各超过一个关节。

二、无菌术

无菌技术是外科治疗的基本原则，是手术室护士的基本护理操作，是预防手术感染的关键环节之一。因此，做好无菌技术操作十分重要。

手术室常用的无菌术：物品灭菌技术；外科手消毒（含外科刷手术）；穿无菌手术衣；戴无菌手套；铺无菌巾；无菌持物钳的使用；术中无菌要求。

（一）外科手消毒

手卫生是医务人员洗手、卫生手消毒和外科手消毒的总称。按照手卫生规范要求，参加手术的人员必须执行外科手消毒，以祛除污垢、清除或者杀灭手部暂居菌和减少常居菌，有效防止细菌从工作人员手转移至患者手术部位，是外科手术医生、麻醉医生和手术室护士必须遵守的制度。

1.消毒前的物品准备

（1）穿洗手衣裤、隔离鞋时，最好脱去本人衣衫；或将衣领、衣袖卷入洗手衣内，不可外露。

（2）戴口罩、帽子时，头发、口鼻不外露。轻度上呼吸道感染者戴双层口罩，严重者不参加手术。

（3）剪短指甲（长度应不超过指尖），使指甲平整、光滑；去除指甲油和指甲内污垢；去除手上饰物。

（4）双手及前背无疖肿和破溃。

（5）用皂液洗手，清除手上的脏物或污垢。

（6）选择刺激性小、有较好持续抗菌活性和护肤性能的皮肤洗手液和消毒剂。

2. 步骤与方法

（1）普通皂液洗手＋流动水冲洗可清除手上的脏物或污垢。

（2）抗菌皂液七步法洗手＋流动水冲洗可清除或者杀灭手部暂居菌和减少常居菌。

（3）手消毒，再用手消毒剂可清除或者杀灭手部暂居菌和减少常居菌。

第一步，清洁双手（普通洗手）。在流动水下充分淋湿双手，取适量皂液洗手，去除手部肉眼可见的污染及油垢，用流动水彻底冲净泡沫。

第二步，七步法揉搓洗手。取适量抗菌洗手液，均匀涂抹至双手的每个部位、腕、前臂和上臂下 1/2，认真揉搓 2～6 分钟，注意指甲下、手掌、指背、指尖、指缝和腕、肘皱褶处污垢；然后，用流动水从双手、上臂淋至肘下，冲净双手、前臂和上臂下 1/2 的泡沫，清除或者杀灭手部暂居菌和减少常居菌。具体方法：①掌心对掌心，手指并拢伸直不要交叉，相互揉搓。②掌心相对，双手交叉指缝相互揉搓。③掌心对手背，双手交叉指缝相互揉搓，交换进行。④指端在掌心上搓揉，交换进行。⑤弯曲手指关节在另一手掌心旋转揉搓，交换进行。⑥右手握住左手大拇指旋转揉搓，交换进行。⑦旋转揉搓前臂、肘和上臂下 1/2。

第三步，擦干双手、前臂和上臂下 1/2。取无菌毛巾或纸巾擦拭，先擦双手，然后将毛巾折成三角形（斜对角）搭在一侧手背上，对侧手持毛巾的两个角从手向肘上顺势移动擦干水迹，不得回擦，以同样的方法，翻转毛巾将未接触皮肤的一面拭干另一手臂。

第四步，消毒手及手臂。取适量的手消毒凝胶（6～8mL），均匀涂抹至双手的每个部位、前臂和上臂下 1/3，并认真揉搓（约 3 分钟）直至消毒剂干燥。手消毒剂的取液量，揉搓时间及使用方法遵循产品的使用说明。

第五步，自然干燥后，穿无菌手术衣、戴手套。

3.外科刷手

外科刷手是指手术人员通过机械刷洗和化学药物作用以祛除并杀灭手部皮肤表面上的油垢和附着的细菌而达到消毒手的目的，它包括手的机械刷洗和化学药物作用两个过程。虽然使用毛刷进行机械刷手可能造成皮肤损伤，《WS/T313-2019 医务人员手卫生规范》也没有作明确要求。考虑到一些洁净度要求高的手术（关节置换术、器官移植等）或缺乏抗菌洗手液时，采取机械刷手仍不失为预防医院感染的一种有效方法。

1）机械刷手。

（1）取灭菌毛刷。

（2）用毛刷取刷手液 5 ~ 10mL，刷洗手及上臂。顺序：指尖→指蹼→甲沟→指缝→腕→前臂→肘部→上臂。刷手时稍用力，速度稍快，范围包括双手、前臂、肘关节上 10cm（上臂下 1/2）处的皮肤，时间约 3 分钟。

（3）刷手毕，用流动水冲去泡沫。冲洗时，双手抬高，让水由手、臂至肘部方向淋下，手不要放在最低位，避免臂部的水流向手部，造成污染。

2）擦干手臂。

用消毒毛巾或一次性纸巾依次擦干手、臂、肘。擦拭时，先擦双手，然后将毛巾折成三角形，搭在一侧手背上，对侧手持住毛巾的两个角，由手向肘顺势移动，擦去水迹，不得回擦；擦对侧时，将毛巾翻转，方法相同。

3）消毒手臂取消毒凝胶 5mL，搓揉双手至肘部，待药液自行挥发至干燥。

4.注意事项

（1）保持指甲和指甲周围组织的清洁，不可戴假指甲。

（2）在整个手消毒过程中应保持双手位于胸前并高于肘部，使水由手部和上臂流向肘部。

（3）手消毒后，双手、臂、肘部不可触及他物，若误触他物视为污染，必须重新搓揉洗手，消毒后的双手应置于胸前，抬高肘部，远离身体，迅速进入手术间，避免受污染。

（4）用后的清洁指甲用具、揉搓用品（海绵、手刷等），应放到指定的容器中；

揉搓用品应每人使用后消毒或者一次性使用；清洁指甲用品应每日清洁与消毒。

（5）洗手可使用海绵、其他揉搓用品或双手相互揉搓。若使用毛刷，应选用耐高温的柔软毛刷，用后彻底清洗、晾干，然后采用高压灭菌备用。

（6）连台手术、不同患者手术之间、手套破损或手被污染时，应重新进行外科手消毒。

（二）穿手术衣

常用的手术衣有两种式样：一种是对开式手术衣；另一种是折叠式手术衣。它们的穿法不同，无菌范围也不相同。

1.穿手术衣法

1）穿对开式手术衣法。

（1）洗手后，取手术衣，将衣领提起轻轻抖开。

（2）将手术衣轻掷向上的同时，顺势将双手和前臂伸入衣袖内，并向前平行伸展。

（3）巡回护士在其身后协助向后拉衣、系带，然后在手术衣的下摆稍用力拉平，轻推穿衣者的腰背部提示穿衣完毕。

（4）手术衣无菌区域：颈以下，腰以上的胸前、双手、前臂，腋中线的侧胸。

2）穿折叠式手术衣法。

（1）同"穿对开式手术衣法（1）"。

（2）同"穿对开式手术衣法（2）"。

（3）巡回护士在其身后系背部系带。

（4）戴无菌手套。

（5）将前襟的腰带递给已戴好手套的手术医生，或由巡回护士用无菌持物钳夹持腰带绕穿衣者1周后交穿衣者自行系于腰间。

（6）无菌区域为颈以下，腰以上的胸前、双手、前臂、侧胸及手术衣后背。

2.注意事项

（1）穿手术衣必须在手术间进行，四周有足够的空间，穿衣者面向无菌区。

（2）选择手术衣大小、长短合适，无污染、潮湿、破损。

（3）穿衣时，两臂不可举过肩，也不可向左右侧撇开。不要让手术衣触及地面或周围的人或物，若不慎接触或被污染，应立即更换。巡回护士向后拉衣领、衣袖时，双手均不可触及手术衣外面。

（4）穿折叠式手术衣时，穿衣人员必须戴好手套，方可接取腰带。

（5）穿好手术衣、戴好手套，在等待手术开始前，应将双手放在手术衣胸前的夹层或双手互握置于胸前。双手不可高举过肩、垂于腰下或双手交叉放于腋下。

3.连台手术衣的更换方法

手术完毕，若需进行连台手术时，必须更换手术衣及手套。可由巡回护士松解背部系带，再由他人帮助或自行脱下手术衣，最后脱去手套。

4.脱手术衣的方法

（1）他人帮助脱衣法。

自己双手向前微屈肘，巡回护士面对脱衣者，握住衣领将手术衣向肘部、手的方向顺势翻转、扯脱，此时手套的腕部正好翻于手上。

（2）个人脱衣法。

脱衣者左手抓住右肩手术衣外面，自上拉下，使衣袖由里外翻。同样方法拉下左肩，然后脱下手术衣，并使衣里外翻，保护手臂及洗手衣裤不被手术衣外面所污染，将手术衣扔于污物袋内。

（三）戴无菌手套

由于手的刷洗消毒仅能祛除、杀灭皮肤表面的暂居菌，对深部常居菌无效。在手术过程中，皮肤深部的细菌会随术者汗液带到手的表面。因此，参加手术的人员必须戴手套。

1.戴手套的方法

1）戴干手套法。

（1）先穿手术衣，后戴手套。

（2）打开手套包布，显露无粉手套。

（3）右手持住手套反折部（手套的内面），移向手套包布中央后取出，避免污染。

（4）戴左手，右手持住手套反折部，对准手套五指，插入左手。

（5）戴右手，左手指插入右手套的反折部内面（手套的外面）托住手套，插入右手。

（6）将反折部分翻向上，盖住手术衣袖口。

2）无接触式戴手套法。

（1）取无菌手术衣，双手平行向前同时伸进袖内，手不出袖口。

（2）右手隔着衣袖取左手套，放于左手的袖口处，手套的手指向前向上（注意与各手指相对）。

（3）左手隔着衣袖将手套的反折边抓住，右手隔着衣袖拿另一侧反折边将手套翻于袖口上，手迅速伸入手套内。

（4）同法戴右手套。

3）协助术者戴手套法。

（1）器械护士双手手指（拇指除外）插入手套反折口内面的两侧，四指用力稍向外拉开，手套拇指朝外上，小指朝内下，呈"外八字"形，扩大手套入口，有利于术者穿戴。

（2）术者左手对准手套，五指向下，护士向上提；同法戴右手。

（3）术者自行将手套反折翻转压住手术衣袖口。

2.注意事项

（1）持手套时，手稍向前伸，不要紧贴手术衣。

（2）戴手套时，未戴手套的手不可触及手套外面，戴第一只手套时应特别注意。

（3）戴好手套后，应将翻边的手套口翻转过来压住袖口，不可将腕部裸露；翻转时，戴手套的手指不可触及皮肤。

（4）若戴手套时使用了滑石粉，应在参加手术前用无菌盐水冲净手套上的滑石粉。

（5）协助术者戴手套时，器械护士应戴好手套，并避免触及术者皮肤。

3.脱手套的方法

首先脱去手术衣，将戴手套的右手插入左手手套外面脱去手套，注意手套不可触及左手皮肤；然后左手拇指伸入右手鱼际肌之间，向下脱去右手套。此时注意右手不可触及手套外面，以确保手不被手套外的细菌污染。脱去手套后，应重新外科手消毒后方可参加下一台手术。

（四）铺无菌巾

手术野铺无菌巾的目的是防止细菌进入切口。因此，应保持无菌巾干燥。

1. 铺巾原则

（1）铺无菌巾由器械护士和手术医生共同完成。

（2）铺巾前，器械护士应穿戴手术衣、手套，手术医生操作分两步：①未穿手术衣、未戴手套，直接铺第1层切口单。②双手臂重新消毒1次，穿戴好手术衣、手套，方可铺其他层单。

（3）铺无菌巾时，距离切口2～3cm，悬垂至床缘30cm以下，至少4层。

（4）无菌巾一旦放下，不可再移动，必须移动时，只能由内向外，不得由外向内。

（5）严格遵循铺巾顺序。方法视手术切口而定，原则上第1层无菌巾按从相对干净到较干净、先远侧后近侧的方向进行遮盖。如腹部治疗巾的铺巾顺序为：先下后上，先对侧后同侧。

2. 常见手术铺巾

1）腹部手术。

（1）器械护士递第1块、第2块、第3块治疗巾，折边对向助手，依次铺盖切口的下方、对方、上方。

（2）第4块治疗巾，折边对向自己，铺盖切口的同侧，用4把布巾钳固定。

（3）铺大单2块，于切口处向上外翻遮盖上身及头架、向下外翻遮盖下身及托盘，保护双手不被污染。

（4）铺直孔巾1块，切口处的箭头朝上，遮盖全身、头架及托盘。

（5）对折中单1块，铺于托盘面上。若为肝、脾、胰、髂窝、肾移植等手术，宜先在术侧身体下方铺对折中单1块。

2）甲状腺手术。

（1）对折中单1块，铺于头、肩下方，巡回护士协助患者抬头，上托盘架。

（2）中单1块，横铺于胸前。

（3）将治疗巾2块揉成团形，填塞颈部两侧空隙。

（4）铺治疗巾4块，以及上、下单，铺领式单1块，与助手握住布单两侧固定于患者下颌，巡回护士将带子系于耳后，外翻遮盖面部上方的托盘。

（5）铺盖大单2块及孔巾，托盘上铺对折中单1块。

3）胸部（侧卧位）、脊椎（胸段以下）、腰部手术。

（1）对折中单2块，分别铺盖切口两侧身体的下方。

（2）切口铺巾同腹部手术，但侧胸、腰部手术为斜孔巾。

4）管手。

（1）对折中单2块，铺盖切口两侧身体下方。

（2）治疗巾4块，铺盖胸部切口周围，用4把布巾钳固定。

（3）铺领式单，颈部两侧填塞球形治疗巾2块。

（4）治疗巾4块，铺盖颈部切口周围，用4把布巾钳固定。

（5）铺大单3块，第1块对折外翻铺盖颈及头架，第2块铺盖颈、胸切口之间第3块铺盖下身及托盘。

（6）铺双孔巾，遮盖全身、头架及托盘，托盘上铺对折中单1块，术侧头架横铺中单1块，用2把布巾钳分别固定于头架及输液架上，形成无菌障帘。

5）头部（额、颞、顶）手术。

（1）对折中单1块，铺于头、颈下方，巡回护士协助患者抬头。

（2）治疗巾4块，铺盖切口周围，用9×28角针+4号丝线将布单固定于皮肤上。

（3）折合中单1块，1/3搭于胸前托盘架上，巡回护士放上托盘压住中单，将剩余2/3布单外翻盖住托盘。

（4）铺大单2块，铺盖头部、胸前托盘及上身，用2把布巾钳固定连接处布单。

（5）铺圆孔巾，显露术野。

（6）对折治疗巾1块，用2把组织钳固定于托盘下方与切口之间的布单上，形成器械袋。若为枕部手术，铺巾方法同"头部（额、颈、顶）手术（2）～（6）"。

6）眼部手术。

（1）将双层治疗巾铺于头下，巡回护士协助患者抬头。

（2）将面上一侧治疗巾包裹头部及健眼，用1把布巾钳固定。

（3）铺眼孔巾，铺盖头部、胸部及托盘。

（4）托盘上铺对折中单1块。

7）耳部手术。

（1）治疗巾3块，前2块折边向助手，第3块折边向自己，用3把布巾钳固定。

（2）治疗巾1块，1/3搭于托盘架上，巡回护士放回托盘压住，2/3布单外翻铺盖托盘，托盘置于面部。

（3）铺耳孔巾，铺盖头部、托盘及上身。

（4）托盘上铺对折中单 1 块。

8）乳腺癌根治手术。

（1）对折中单 1 块，铺于胸壁下方及肩下。

（2）台布 1 块，铺于腋下及上肢。

（3）大单 1 块，铺于台布面上。

（4）折合中单 1 块，包裹前臂，用绷带包扎固定。

（5）治疗巾 5 块，交叉铺盖切口周围，用 5 把布巾钳固定。

（6）大单 2 块，向上铺盖身体上部、头架，向下铺盖肋缘以下、托盘及下肢。

（7）铺孔巾，托盘上铺对折中单 1 块。

（8）中单 1 块，横铺于术侧头架一方，用 2 把布巾钳固定于头架及输液架上，形成无菌障帘。若需大腿取皮时，取皮区铺巾步骤(1)～(2)同"四肢手术(1)～(2)"；3 递大单 2 块，向上铺盖胸腹部与取皮区之间，向下铺盖取皮区以下肢体；治疗巾 1 块，铺盖供皮区。

9）会阴部手术。

（1）台布 1 块，铺于臀下，巡回护士协助抬高患者臀部。

（2）治疗巾 4 块，铺盖切口周围。

（3）铺肛单，铺盖双下肢、会阴部及耻骨联合以上身体。

（4）套托盘套，巡回护士协助将托盘置于患者右膝上方。若无肛单，可用腿套代替，即腿套 2 个，罩住双腿，然后再铺盖普通孔巾。

10）四肢手术（以下肢为例）。

（1）台布 1 块，铺于术侧肢体下方。

（2）对折治疗巾 1 块，由下至上围绕上背或大腿根部及止血带，用 1 把布巾钳固定。

（3）大单 1 块，铺盖台布上。

（4）折合中单 1 块，包裹术侧肢体末端，用无菌带包扎固定。

（5）大单 1 块，铺盖上身及头架，在 2 块大单连接处用 2 把布巾钳固定。

（6）铺孔巾 1 块，将术侧肢体从孔中穿出。

11）髋关节手术。

（1）对折中单 1 块，铺于术侧髋部侧下方。

（2）台布 1 块，铺于术侧肢体下方。

（3）治疗巾 3 块，第 1 块折边向术者由患者大腿根部向上围绕，第 2 块折边向助手铺于切口对侧，第 3 块折边向术者铺于同侧，用 3 把布巾钳固定。

（4）铺大单、包裹术侧肢体末端、铺孔巾。

12）肩部手术。

（1）台布 1 块，铺于术侧患者肩下方。

（2）大单 1 块，横铺于胸前。

（3）对折治疗巾 2 块，一块由腋下向上绕至肩，另一块由肩向下与之汇合并交叉，用 2 把布巾钳固定。

（4）大单 1 块，铺盖台布上。

（5）折合中单 1 块，包裹上肢，用绷带包扎固定。

（6）套托盘套。

（7）大单 1 块，铺盖头部及托盘。

（8）铺孔巾，将术侧肢体从孔中穿出。

（五）无菌持物钳的使用

在手术室，无菌持物钳的使用频率较高，主要用于开无菌包、夹取无菌物品等。使用时应保持持物钳的无菌，用后及时放回容器内。拿、放持物钳不要触碰容器口的边缘。若为浸泡的无菌持物钳，应始终保持钳端向下，不可夹持油性敷料，手术器械开包后，持物钳尽量不再夹取手术台上的器械物品，以免造成污染。使用中的无菌持物钳，分干缸、湿红两种。干缸每台一套、每台一换，若手术历时长，每 4 小时一换；湿缸采用 2% 的手术野铺无菌巾浸泡，应使用带盖盛器，持物钳及盛器应先行高压灭菌，然后做到持物钳每天、盛器每周更换并灭菌，以确保无菌。

（六）术中无菌要求

术中无菌技术是整个手术无菌术的核心。手术时间长、环节多、人员杂，特别是在手术紧张时，稍有不慎，即可使无菌技术遭到破坏。因此，所有参加手术的人员必须认真对待，互相监督，并遵守以下规则。

（1）穿戴好无菌手术衣、手套的手术人员的无菌区域，以及无菌单的无菌范围，应保持不被污染。手术台面以下视为有菌，手术人员的手、器械物品不可放到该平面以下，否则视为被污染。

（2）开无菌包内层包布应用无菌钳打开。手术医生铺毕第1层无菌巾后，必须重新消毒双手1次。

（3）器械应从手术人员的胸前传递，不可从术者身后或头部传递，必要时可从术者手背下传递，但不得低于手术台的边缘；手术者不可随意伸臂横过手术区取器械。

（4）手术人员的手不要接触切口周围皮肤。切皮后，应更换手术刀片和盐水垫，铺皮肤保护巾，处理空腔脏器残端时，应用盐水垫保护周围组织，并用苯酚（石炭酸）或碘酊消毒切口部位。已污染的刀剪、敷料等，必须另放于弯盆中，不能放回无菌区。缝皮前，应冲洗切口、洗净手套上的血迹、去除皮肤保护巾或手术薄膜，用75%的乙醇消毒周围组织后，再行缝合。

（5）术中因故暂停，如进行X线检查时，应用无菌单将切口及手术区遮盖，防止污染。

（6）无菌物品一经取出，虽未使用，也不能放回无菌容器内，必须重新灭菌后再使用。无菌包打开后未被污染，超过24小时不可使用。一次性物品应由巡回护士打开外包装后，由器械护士用摄子夹取，不宜直接在无菌桌面上撕开。

（7）利用包布铺无菌区时，包布的内面是无菌的，而包布的外面、边缘应视为有菌。临时打开无菌包拿取物品时，应使用无菌持物钳夹持；或将包布4角翻转并用手捏住4角，由器械护士接取无菌物品。

（8）保持无菌巾干燥，取用无菌溶液时防止液体外溅，无菌巾一旦被浸湿，应立即更换或加层，软包装的无菌溶液打开后，应一次用完不保留；若为瓶装溶液必须保留时，应注明开启的时间，并及时盖好瓶盖避免污染，2小时内有效，无菌包坠落地面、无菌区建立超过24小时，不可使用。手套破口时应及时更换。未经消毒的手不要跨越无菌区。

（9）手术人员更换位置时，如两人邻近，先由一人双手放于胸前，与交换者采用背靠背形式交换；如非邻近，则由双方先面向手术台退出，然后交换。

（10）手术中关闭门窗，尽量减少开关门的次数。限制非手术人员进入手术间，减少人员走动，参观者距离手术人员30cm以上。

（11）口罩潮湿后，及时更换，手术人员咳嗽、打喷嚏时，应将头转离无菌区。及时擦拭手术者的汗液，避免滴落在手术台上。

（12）外科手消毒应遵循先洗手、后消毒，不同患者手术之间、手套破损或被污染时应重新进行外科手消毒。

三、常用手术体位

手术体位是指术中患者的位式，由患者的卧姿、体位垫的使用、手术床的操纵3部分组成。正确的手术体位可获得良好的术野显露（尤其是深部手术），防止神经、肢体等意外损伤的发生，缩短手术时间；反之，则可造成手术操作困难，可能导致重要器官的损伤、大出血或神经损伤导致机体功能障碍。因此，必须熟练掌握手术体位的摆放。

手术体位摆放的总体要求：患者舒适、安全、无并发症（拉伤、压疮、扭伤等）；充分显露术野、便于医生操作；固定牢靠、不易移动；不影响呼吸循环功能。

（一）仰卧位

仰卧位是最常见的手术体位，包括水平仰卧位、垂头仰卧位、侧头仰卧位、上肢外展仰卧位等。

1.水平仰卧位

水平仰卧位适用于胸、腹部、下肢等部位的手术。

（1）物品准备：软垫1个、约束带1条。

（2）方法及步骤：患者仰卧于手术床上；双上肢自然放于身体两侧，用中单固定肘关节部位；双下肢伸直，双膝下放一软垫，以免双下肢伸直时间过长引起神经损伤；用约束带轻轻固定膝部。

肝、胆、脾手术，在术侧垫一小软垫，摇手术床使患侧抬高15°，使术野显露更充分；前列腺摘除术，在骶尾部下面垫一软垫，将臀部稍抬高，利于手术操作；子宫癌广泛切除术，在臀下垫一软垫，摇低手术床头背板20°，腿部下垂30°，肩部肩托并用软垫垫好，防止滑动，充分显露术野。

2.垂头仰卧位

垂头仰卧位适用于甲状、颈前路、腭裂修补、全麻扁桃体摘除、气管异物、食管异物手术等。

（1）物品准备：肩垫1个、圆枕1个、小沙袋2个或头圈1个、约束带1条。

（2）方法及步骤：在双肩下垫一肩垫（平肩峰），抬高肩部20°，头后仰达到颈部充分显露即可，不宜过度后仰，以免术后患者有强烈肩背部疼痛感；在颈下垫一圆枕，防止颈部悬空；头两侧置小沙袋或头圈，固定头部，避免晃动，术中保持头颈部正中过伸位，利于手术操作；放置器械升降托盘（代替头架）。其余同"水平仰卧位"。

颈椎前路手术，头稍偏向手术对侧，以便手术操作；全麻扁桃体摘除手术，床头摇低 5～10°。

3. 斜仰卧位 45°

斜仰卧位 45° 适用前外侧入路、侧胸前壁、腋窝等部位的手术。

（1）物品准备：棉垫 4 块、小软垫 1 个、长沙袋 1 个、托手板 1 个、束臂带 1 条、绷带 1 卷，约束带 1 条。

（2）方法及步骤：在手术部位下垫一软垫，抬高患侧胸部，利于术野显露；患侧手背自然屈肘、上举，用棉垫包好，用绷带将患侧上肢悬吊固定在麻醉头架上（绷带不要缠绕过紧；不要将肢体裸露在麻醉头架上，以免在使用电灼器时烧伤）；在健侧置一长沙袋，用中单固定防止身体滑动。其余同"水平仰卧位"。

4. 侧头仰卧位

侧头仰卧位适用耳部、颌面部、侧颈部、头部等部位的手术。

（1）物品准备：软垫 1 个、头圈 1 个或头架 1 个、约束带 1 条。

（2）方法及步骤：患者仰卧，患侧在上，在健侧头下垫一头圈，避免压伤耳廓；在肩下垫一软垫，头转向对侧（侧偏程度视手术部位而定）。其余同"水平仰卧位"。

颅脑翼点入路、凸面肿瘤摘除术，上头架，将头架各螺钉旋紧，防止头架零件滑脱，影响固定效果；同时，抬高手术床头 10°～15°。

5. 上肢外展仰卧位

上肢外展仰卧位适用于上肢、乳房手术。

（1）物品准备：托手器械台 1 个或托手板 1 个，并调整其高度与手术床高度一致。

（2）方法及步骤：患侧上肢外展置于托手器械台上，外展不得超过 90°，以免拉伤臂丛神经。其余同"水平仰卧位"。

6. 骨牵引床的应用

骨牵引床适用于股骨粗隆间骨折、对位困难的股骨干骨折、髋关节镜手术等。

（1）物品准备：棉垫 4 块、布套 1 个、牵引床有关配件（会阴柱、牵引背、延长背、牵引架、腿架、双侧足托架等）。

（2）方法及步骤：将患者向床尾方向移动至会阴柱；将附着于骨科床两侧的牵引臂拉出，分开约45°；根据患者身高安装长或短可活动牵引臂，必要时可装延长或缩短牵引臂；在术侧牵引臂上装牵引架，对侧安装足托架；将患者双足置于足托架上，妥善固定；卸去手术床腿板，调整患者双足及牵引架位置，保持距小腿关节的自然生理位置，不过于跖屈或背屈；将术侧上肢置于胸前固定，对侧外展。

（3）注意事项：此操作须待患者麻醉清醒后方可进行；应注意保护患者会阴部，会阴柱上加套软布套，与患者会阴部皮肤隔开，同时会阴部与会阴柱之间留少许间隙，以免过度牵引时压伤患者会阴部；保护足跟及距小腿关节，于患者足跟、足背、距小腿关节与足托之间垫棉垫或抗压凝胶垫，防止压伤皮肤；熟悉牵引架紧与松的调节方向，避免弄错，影响手术进行；牵引床各个关节要牢靠固定，避免手术过程中松动造成不良后果。

（二）侧卧位

1. 脑科侧卧位

脑科侧卧位适用于后窝（小脑、四脑室、天幕顶）、枕骨大孔区、肿瘤斜坡脊索瘤手术等。

（1）物品准备：腋垫1个、大软垫1个、方垫4个，挡板3个、头圈1个、约束带1条、束臂带2条、支臂架2个。

（2）方法及步骤：患者侧卧90°，背侧近床缘；头下垫头圈、一次性胶单，下耳廓置于圈中防止受压，上耳孔塞棉花防止进水；在腋下垫一腋垫，距腋窝约10cm，防止下背受压，损伤腋神经；用束臂带固定双上肢于支臂架上；于背侧的背部、臀部，腹侧的胸部、腹部各上1个挡板固定身体（挡板与患者之间置小方垫，缓冲对患者的压力）；上侧下肢屈曲、下侧下肢向后伸直，有利于放松腹部；在两腿之间夹1个大软垫，保护膝部骨隆突处；用约束带固定髋部。

2. 一般侧卧位

一般侧卧位适用于肺、食管、侧胸壁、侧腰部（肾，输尿管中、上段）手术等。

（1）物品准备：腋垫1个、枕头1个、双层托手架1个、长沙袋2个、骨盆挡板2个、约束带1条、束臂带2条。

（2）方法及步骤：患者健侧卧90°；两手臂向前伸展置于双层托手架上；在腋下垫一腋垫，距腋窝约10cm，防止上臂受压损伤腋神经；用束臂带固定双上肢；

头下枕 1 个 25cm 高的枕垫，使下臂三角肌群下留有空隙，防止三角肌受压引起挤压综合征；在胸背部两侧各垫 1 个长沙袋置于中单下固定（必要时加骨盆挡板，在骨盆挡板与患者之间各置 1 个小软垫，缓冲骨盆挡板对患者身体的压力），女性患者应考虑勿压伤乳房；下侧下肢伸直、上侧下肢屈曲 90° 有利于固定和放松腹部，并在两腿之间夹 1 个大软垫保护膝部骨隆突处，用约束带固定髋部。

肾及输尿管中、上段手术，使患者肾区（肋缘下 3cm）对准腰桥。若无腰桥，用软垫垫高或将手术床的头、尾端同时摇低——"折床"；上侧下肢伸直、下侧下肢屈曲 90°，抬高腰部使腰部平直舒展，充分显露术野；大腿上 1/3 处用约束带固定；铺无菌巾后，升高腰桥。

3.髋部手术侧卧位

髋部手术侧卧位适用于白骨折合并髋关节后脱位、人工装关节置换术、股方肌骨瓣转位治疗股骨头无菌性坏死、股骨干骨折切开复位内固定、股骨肿瘤、股骨颈骨折或股骨粗隆间骨折内固定和股骨上端截骨术等。

（1）物品准备：腋垫 1 个、方垫 2 个、大软垫 1 个、长沙袋 2 个、挡板（肩托）2 个、骨盆挡板 2 个、双层托手架 1 个、约束带 1 条、束臂带 2 条。

（2）方法及步骤：患者侧卧 90°，患侧向上；在腋下垫 1 个腋垫；用束臂带固定双上肢于托手架上；骨盆两侧上骨盆挡板或各垫 1 个长沙袋，固定牢靠，以免术中体位变动，影响复位效果；胸背部两侧各上肩托挡板 1 个，挡板与患者之间用方垫隔开，保持身体稳定并防止受压；在头下垫 1 个软枕；在两腿之间夹 1 个大软垫，用约束带将大软垫与下侧下肢一并固定（切口在髋部，上侧下肢不约束）。

（三）侧俯卧位

侧俯卧位（45°）适用于胸腹联合切口的手术、胸腰段椎体肿瘤、植骨术或人工椎体置换术、胸腰段结核病灶清除术；侧俯卧位（60°）适用于胸椎及腰椎部后外侧入路的手术、胸椎骨折伴截瘫侧前方椎管减压术、胸椎结核肋骨横突切除、病灶清除术等。

（1）物品准备：腋垫 1 个、大软垫 1 个、方垫 2 个、长沙袋 2 个、双层托手架 1 个、骨盆挡板 2 个、约束带 1 条、束臂带 2 条。

（2）方法及步骤：术侧向上，身体呈半俯卧位（45°或 60°）；在腋下垫 1 个腋垫；双上肢向前放在双层托手架上，用束臂带固定；下侧下肢伸直、上侧下肢屈曲 90° 自然放松，在两膝下放 1 个大软垫；骨盆挡板 2 个，均放于患者腹侧的胸部、下腹部，挡板与患者之间加放方垫挡住患者，保持体位不移动；患者背侧的腰部、臀部各垫 1 个长沙袋固定；用约束带固定髋部。

（四）俯卧位

俯卧位适用于颅后窝、颈椎后路、脊柱后入路、骶尾部、背部、痔等手术。

（1）物品准备：大软垫 2 个、方垫 2 个、小软围 2 个、约束带 1 条、束臂带 2 条。

（2）方法及步骤：患者俯卧，头转向一侧或支撑于头架上（颅后窝、颈椎后路手术）；胸部垫 1 个大软垫，尽量靠上，髂嵴两侧各垫 1 个方垫，使胸腹部呈悬空状，保持胸腹部呼吸运动不受限制，同时避免因压迫下腔静脉至回流不畅而引起低血压；双上肢平放、置于身体两侧，用中单固定，或自然弯曲置于头两侧，用束臂带固定；双足部垫 1 个大软垫，使距小腿关节自然弯曲下垂，防止足背过伸，引起足背神经拉伤。较瘦弱的患者，双膝下各垫 1 个小软圈，防止压伤膝关节部皮肤；骶尾部手术、痔手术，摇低手术床尾约 60°，分开两腿，以便充分显露术野；男性患者，防止阴茎、阴囊受压。

（五）膀胱截石位

膀胱截石位适用于肛门、尿道、会阴部、经腹会阴联合切口、阴道手术、经阴道子宫切除、膀胱镜检查、经尿道前列腺电切手术等。

（1）物品准备：腿架 2 个、棉垫 2 块、绷带 2 卷、小软垫 1 个。

（2）方法及步骤：患者仰卧，两腿屈髋屈膝放于腿架上，腿与腿桌之间垫一棉垫，保持平整，防止皮肤压伤，用绷带缠绕固定，不宜过紧（以双腿不下滑为度）；两腿高度为仰卧时屈髋的高度，腘窝自然弯曲下垂；两腿宽度为生理跨度（45°），过大可引起大腿内收肌拉伤；将膝关节摆正，不要压迫腓骨小头，以免引起腓骨神经损伤，致足下垂；取下或摇下手术床尾，将臀部移至手术床缘，腰臀下垫 1 个小软垫或将手术床后仰 15°，有利于手术操作；在臀下垫 1 个胶单，以防冲洗液浸湿手术床；一侧手臂置于身旁，用中单固定于床垫下，另一侧手臂可固定于托手板上供静脉输液。

（3）注意事项：注意观察患者下肢的血供、皮温；术中提醒医生不要将双手或身体压在患者的下肢；发现体位松动及时纠正。

（六）坐位

1.局部麻醉坐位

局部麻醉坐位适用于鼻中隔矫正、鼻息肉摘除、局麻扁桃体手术等。

（1）物品准备：手术使用手术的功能、立式手术灯。

（2）方法及步骤：①患者坐在手术椅上，调整好头架位置，头置于头架上，保持固定；两手扶住手术椅把手。②患者坐在手术床上，将手术床头端摇高75°，床尾摇低45°，整个手术床后仰15°，使患者屈膝半坐在手术床上，双上肢自然下垂，用中单固定。

2.全身麻醉坐位手术

全身麻醉坐位适用于颅后窝、颈椎后路手术。

（1）物品准备：脑科专用手术床及脑科头架、弹力绷带2卷、绷带2卷、棉垫数个、腹带1条（宽20cm，长200cm，腹带正中内置1条宽18cm、长45cm、厚3cm的海绵）。

（2）方法及步骤：于患者右上肢建立静脉通道；于肋缘下方缚腹带，并缚于手术床背板上，松紧以勉强伸进4个手指为宜，可防止摆放体位时左右摇动及减少内脏血液流动，保证患者坐起后回心血量的供应；用弹力绷带缠绕双下肢，减少双下肢血流，防止因回流不畅致肿胀，同时增加回心血量、维持患者的血压；双耳塞棉花，双眼涂金霉素眼药膏，并用纱布遮盖；缓慢升起手术床背板80°，约20分钟后完全坐起；前额颈部上头架，呈低头、前屈，伸直枕颈部；双上肢向前自然弯曲，用棉垫、绷带固定。

（3）注意事项：升手术床背板：每升起15°注意监护生命体征变化，随时调整手术床角度；安装头架，注意避免气管、颈部血管受压或扭曲，头部前屈及旋转程度根据具体部位而定。

（七）小儿手术体位

1.婴幼儿仰卧位

（1）物品准备：大字架1个、四头带4根、约束带1条、中单2块、棉垫4块、背垫1个。

（2）方法及步骤。

1个月以内婴儿采用的仰卧位方法和步骤如下。

A."大"字架固定法。患儿平躺在大字架上；腕关节、距小腿关节分别用四头带约束，并固定在大字架上。

B.患儿平躺在手术床上，双腿稍分开；腕关节、距小腿关节用棉垫包裹，用约束带分别将四肢固定于床缘。若行心脏手术，背部应垫1个小软垫抬高胸部。

C.襁褓固定法。用类似包裹新生儿的方法，用中单将患儿身体及双上肢包裹；用中单包裹双下肢，用约束带固定于床缘。这种方法主要用于婴幼儿行气管镜、喉镜、食管镜检查。

1岁以上的幼儿同"1个月以内婴儿采用的仰卧位方法B"。

2.小儿俯卧位

（1）物品准备：小儿头托或硅胶凝胶垫1个、腋垫1个、小方垫2个、四头带2条、约束带1条。

（2）方法及步骤：麻醉后，将患儿翻身置于手术床上；将额面部置于头托上，协助调整好麻醉插管位置；在胸部置1个长软垫（可用小儿腋垫或折叠的包布代替），两侧髂部分垫1个小方垫（也可用折叠包布代替）；在足背部垫1个软垫，保持体位舒适，足趾不受压；臀部上约束带，固定身体；用四头带固定双手，整理固定之布单，保持平整。男婴手术还应检查会阴部，防止外生殖器受压。

（3）注意事项：①根据婴幼儿身材大小，选择合适的体位垫尺寸，并提前将用物备好。②体位垫应柔软、平滑、富于弹性，避免对皮肤刺激和压伤，尤其是肩胛、骶尾部，最好选择硅胶凝胶体体位垫（抗压体位垫），安全、方便、牢固。③调整患儿体位时，注意保护各种管道及麻醉插管通畅，避免脱出、扭曲或受压。④俯卧位时，保证患儿腹部悬空，婴幼儿胸腹之间的距高应大于8cm，小儿应大于10cm。臀部约束带要牢固，防术中变动体位，造成患儿下滑。

四、常用外科手术器械

手术器械是外科手术操作的必备工具，多选用碳钢材料镀铬或镍制成，具有精致轻便、易于把持、刀刃锋利、结构圆滑、弹性好、韧性强、不生锈、耐高温等特点。手术器械种类多、用途广、更新快，可分为普通手术器械和专科手术器械两大类，而普通手术器械又是一切手术操作的基础，因此，正确了解各种手术器械的结构特点、基本性能是正确使用和灵活应用器械的前提和保证。

下面重点介绍普通和专科手术器械中的常用器械。

（一）手术刀

手术刀用于切割和解剖组织，由刀柄、刀片构成。刀柄有长短之分，有7号、4号、3号三种长度。刀片分活动和固定两种，活动刀片有15号小圆刀、10号中圆刀、20～24号大圆刀、11号尖刀、12号镰状刀以及双面刀片、植皮刀片等型号。一般情况下，中圆、大圆刀用于切开皮肤、皮下、肌肉、骨膜等组织；小圆刀用于深部组织及眼科、冠状动脉旁路移植术（冠状动脉搭桥）等组织切割；尖刀用于切开血管、神经、胃肠道及心脏组织；状刀用于膝部、五官科手术；双面刀片可用于眼科手术；植皮刀片用于取皮术。4号刀柄安装20～24号刀片；3号和7号刀柄安装的刀片相同，均为10号、11号、12号、15号刀片。刀柄的选择取决于切割组织的深浅。固定刀片目前使用较少，如藏肢刀、半月板刀等。

（二）手术剪

手术剪用于剪开组织、缝线或特殊材料，主要分为组织剪（简称弯剪）、线剪（简称直剪）、骨剪和钢丝剪四大类，有长、短、直、弯、尖、钝、薄刃、厚刃、一页尖、一页钝之分（通常厚刃被称为组织剪，薄刃被称为梅氏剪）。根据其形状、用途不同有不同命名，如血管剪、眼科剪、整形剪、扁桃体剪、子宫剪、膝状剪等。一般情况下，游离、剪开深部组织用长、薄刃、尖弯剪；游离、剪开浅部组织用短、厚刃、钝弯剪；剪线、敷料用直剪或一页尖头、一页钝头直剪；剪断骨性组织用骨剪；剪截钢丝、克氏针等钢质材料用钢丝剪。使用时，不宜用组织剪剪线或其他物品，以免刃面变钝。

（三）手术镊

手术镊用于夹持、辅助解剖及缝合组织。镊的尖端分为有齿和无齿两类，有长短、粗细齿、凹凸齿、尖钝头之分。根据形状、用途不同有不同命名，如有齿镊、无齿镊、眼科镊、整形镊、血管镊、熊掌镊、动脉瘤镊等。长镊（26cm）用于深部操作，中镊（20cm）、短镊（12.5cm）用于浅部操作。有齿摄夹持力强，对组织损伤较大，仅用于夹持较硬的组织，如皮肤、筋膜、瘢痕等；无齿镊用途最广，用于夹持所有组织及脏器；精细、尖头镊对组织损伤较轻，多用于血管、神经、整形美容等手术操作。

（四）持针器

持针器用于夹持缝合针、协助缝线打结，有不同的长度。持针器的前端有粗、细、带磁性、不带磁性之分。粗头持力大，固定缝针稳，术中最常用；尖头持力相对小，缝合操作范围也较小，故多用于夹持小缝针或缝合显露不充分的深部组织。一般持针器不带磁性，带磁性的持针器主要用于缝合深部体腔或重要器官（心脏），防止缝针丢失。持针器柄有直、弯两种，一般情况下都用直的，在特殊部位操作如心脏、肝门、肾门等处缝合时可用弯的，以适应缝合角度。

第九节　手术室护理质量管理

一、手术室护理全面质量管理的建立

随着高科技设备及器材的不断更新，外科手术治疗技术的快速发展，人们对健康知识和治疗信息了解需求的增加，为手术室护理工作领域确立了更广阔的空间。手术室护理工作的范畴不仅包括对患者术前、术中、术后的照护，手术安全目标的评估与管理，还包括环境与设备的使用管理及其维护等新的问题。因此，适应形势变化，手术室的护理质量管理必须不断调整、不断深入，并不断扩展。

外科手术对患者是损伤性治疗，甚至是重创治疗，术中患者的生命体征变化大，发生意外的概率高；开放性的治疗，还可能增加感染机会。任何工作环节的疏忽都可能对手术患者造成严重的伤害，影响手术的成败和效果，甚至影响患者的生命安全，也可导致医患纠纷，影响医院的声誉和经济效益。因此，手术室的护理质量管理应遵循全面质量管理这样一种预先控制和全面控制的管理方法。

（一）全面质量管理的要求

全面质量管理是指一个组织以质量为中心，以全员参与为基础，目的在于通过让顾客满意，本组织所有成员及社会受益面达到长期成功的管理活动。1957年，美国著名专家费根堡姆首先提出了全面质量管理的概念，随后它经历了质量检验（侧重事后检验阶段）、统计质量控制（侧重于制造过程）、全面质量管理（不间断寻求改进机会，研究和创新工作方法，以实现更高的目标）3个历史演变阶段。1978年，我国引进了全面质量管理，现已成为医院质量管理的最主要的方法。

全面质量管理的中心任务就是以质量为中心，以标准化建设为重点，建立全面质量体系，设置必要的组织机构，明确责任制度，配备必要的设备和人员，并采取适当的控制办法，使影响护理质量的技术、管理和人员的各项因素都得到控制，以减少、清除，特别是预防质量缺陷的产生。

质量管理的特点主要表现为"三全"和"四一切"，即全部门控制、全过程控制、全员参与，一切为患者着想、一切以预防为主、一切以数据说话，一切工作按PDCA〔计划（Plan，P）；执行（Do，D）；检查（Check，C）；处理（Action，A）〕循环进行改进。

现代质量管理要求，一是对发生问题从事后检验和把关转变为以预防为主，即从管结果转变为管因素；二是突出以质量为中心，围绕质量开展全员工作；三是由单纯符合标准转变为满足顾客需要；四是从过去的就事论事、分散管理，转变为以系统观点为指导进行全面的综合治理；五是不断改进过程质量，从而不断提高服务质量。

（二）质量管理体系

质量管理体系被定义为"在质量方面指挥和控制组织的管理体系"。要实现质量管理的方针目标，有效地开展各项质量管理活动，必须建立相应的管理体系，这个体系就是质量管理体系。护理质量控制体系包括质量控制的组织与目标、人员职责与分工、质量内容与评价标准以及质量持续改进4个基本要素。

手术室护理质量管理体系的建立是以保证和提高护理质量为目标，将直接和间接向患者提供的护理服务，包括在护理服务中将所有操作的各项工作内容按系统管理的原理组织起来，形成一个目标明确、职责分明、操作有序的管理工作体系。其基本要素：一是手术室护理工作过程中的各种配备必须为特定目标而设计；二是分析护士的工作程序，以进行流程化的组织运作并减少过程变动；三是加强与患者的联系，从而了解患者的需求并且明确他们对服务质量的界定。

根据层次管理原则，医院全面质量管理的组织架构体系通常分为4级，即决策级、管理级、执行级、操作级。层次越高，责任越大；反之则相对小。每一层管理都有自己管辖的内容和范围强调管理的职能作用。在医院质量管理体系中，手术室为执行级和操作级，其中手术室管理者是执行级的负责人、全体人员是部门操作级的成员。在手术室内部，质量管理又是一个独立的质量体系层级。

（三）手术室全面质量管理

手术室护理工作的全面质量管理应按照护理质量形成的过程和规律，对构成护理质量的各个环节进行组织、计划、协作和控制，以保证护理工作达到规定的标准和满足患者需求。全面护理质量管理组织首先是要设置必要的组织机构，明确责任制度，配备必要的设备和人员；要制定并落实管理者职责、工作制度、规范流程、质量标准和实施质量持续改进；要建立护理质量管理体系并有效运行，使影响服务质量的技术、管理和人员的各项因素都得到控制，以减少或清除（特别是预防）质量缺陷的产生。只有这样，护理质量才有保证，才能满足服务对象的需求。因此，管理者应清醒地认识到，保证手术安全和患者满意是手术室护理工作全面质量管理的第一目标和最终结果。在目标质量管理中，三级护理质量管理应用较为普遍，既体现了事先（手术前）、事中（手术中）、事后（手术后）的过程管理，也反映了基础护理质量、专业护理质量及护理服务质量全方位管理的内容。

1. 基础质量管理

基础质量管理为科室硬件、软件和支撑条件，是手术室护理工作的基础，具有较强的稳定性，包括规章制度、人员配置、设施环境、业务技术、物资药品供应、仪器设备、手术时间安排及科室文化等。其以"患者满意，手术医生满意"为中心，制定以手术安全为核心的工作职责、标准、内容和流程，健全以专科护士培养为基础的全员培训（事先培训和强制培训）计划和内容，建立以质量效益为持续改进的绩效考核与用人管理机制等，满足专业、快捷、有效、可靠的护理保障。

2. 环节质量管理

环节质量管理是指护理过程中的质量动态性最强、最易出现质量问题的环节，是防控的重点，具体表现在护理过程中执行制度和操作规程的依从性、规范性、准确性、正确性和舒适性，如规章制度和操作流程，无菌技术，护理操作技术，手术配合，手术物品与器材，差错、事故防范，急救物品，护理文书，消毒隔离技术，以及手术环境等的实施与完成情况，是否符合质量管理的要求。

3. 终末质量管理

终末质量管理最常用的是病案质量、统计质量和管理指标。它代表着科室的管理水平、业务水平和技术水平。手术室终末质量主要反映在质量指标上，如护理指标的检查结果、手术患者安全、护理缺陷与投诉、器械物品消毒灭菌效果、感染控制、服务满意度等。

二、手术室护理全面质量管理的实施

《医院管理评价指南（2008 年版）》对手术科室医疗质量管理与持续改进有明确规定：一是要实行患者病情评估制度，遵循诊疗规范制订诊疗计划，并进行定期评估，根据患者病情变化和评估结果调整诊疗方案；二是要实行手术资格准入、分级管理制度，重大手术报告、审批制度；三是要加强围手术期质量控制，重点是术前讨论、手术适应证、风险评估、术前查对、操作规范、术后观察及并发症的预防与处理、医患沟通制度的落实。质量管理的实施包括组织落实、设定目标、成立各层次的质量管理小组，对现状调查等一系列活动，以达到组织生产活动按计划进行的目的。

（一）建立手术室护理质量管理组织

1. 建立质量管理组织

一般设组长、副组长各 1 人，组员若干。通常组长由科护士长担任，副组长由护士长或高级职称护士担任，组员包括各专科组长、带教组长、高年资护士等。小组成员职责分明、分工明确、各负其责，按计划定期开展工作和总结。

2. 制订质量管理的计划、目标、措施

人员职责、分工和要求在制订工作计划和目标时要注意以下几点。

（1）明确目标。

要明确人员、时间、工作内容、达到标准和考核检查内容等，如要完成什么任务、要解决哪些问题，要达到什么目的等。制订的工作目标要适度，必须是经过努力或极大努力 90% 以上可以达到的目标。若经过努力达标率不足 85%，说明目标定高了，易流于形式；否则，目标过低，质量无法提高。

（2）强调单位时间的质量和效率。

布置工作要规定完成任务的标准要求、时间进度、主要负责人和参与人，以及他们的职责、分工及协作关系。

（3）突出重点。

质量管理的重点要突出薄弱环节及关键的少数问题，引起这个问题的可能是单个因素，也可以能是几个因素。

（4）用数据说话。

数据能客观反映服务的质量特性，使质量管理可以定性定量，更具科学性，是质量控制重要的基本观点和方法。它包括计量数据（量杯、注射器、手术脏器测量）、计数数据（手术例数、占台时数）和比例数据（手术率、满意率）。统计数据时要客观、真实、实事求是，这样才能为质量控制提供依据。

（二）制订护理管理要求

遵循医院护理质量管理总要求，制订手术室护理岗位职责、工作制度、工作程序、质量标准、评价细则以及持续质量改进措施等，内容要细则、量化，具体到人、时间、地点、内容、方法，要做到质量评价有标准、质量检查有量化细则、专科操作有程序指引。定期结合新规范、条例进行适时的修订和补充；细化和量化的管理标准和措施应具有针对性、可操作性和有效性。同时，实施岗位管理，因任务设置岗位，因岗位选择合格人才，明确岗位工作职责和标准，确保服务的质量与满意度。

（三）定期组织专业理论和技能培训

1. 基础知识培训

根据不同岗位要求、不同层次和不同年资的人员情况选择不同的培训内容和方式，重点是新入职、轮转或进修护士。培训内容包括工作职责、规章制度、沟通技巧、病情评估、应急处理、手术配合、药品使用、体位安置、标本管理、设备设施的使用、职业防护、患者接送转运、手术核查、输血输液、物品的清点、污染物品的处理等。培训方式可以采用早交班、组务会、上小课、流程演示、操作示范、业务查房、学习园地等，适时、定期、随机培训，以强化学习效果，提高工作执行力。

2. 新知识培训

结合手术变化"三新"技术、学科发展动态等，每月开展分组、分层、分专题培训教学，帮助护士掌握知识和提高技能。

3. 开展专科护士培养

建立长效培训与考核机制，提升专科护士职业内涵。

（四）定期质量检查与评价

PDCA 循环是美国戴明提出的，它是医院护理管理体系中最基本的科学工作方式，体现了工作过程的有序规律。

1. PDCA 循环的主要特点

（1）大环套小环，互相促进。通过大小 PDCA 循环圈的转动，一环扣一环地向前发展，把整个护理管理体系的各项工作有机联系，使管理水平和护理质量不断提高。

（2）螺旋式上升。每一次循环都要解决一些实际问题，使质量上升到一个新的高度；下次的循环又在提高的基础上进行，又产生新的内容和目标，使得护理质量又有新的提高。

（3）PDCA 循环的关键是"A"阶段。只有通过这个处理阶段，把计划中的成功经验和失败教训都纳入各项有关标准、制度、操作规程中，作为今后行动的指南与借鉴，使护理工作在原有基础上提高一步。

2. PDCA 循环的具体内容

1）计划（Plan）。

建立质量目标、把握关键环节。计划阶段包括列出问题、查找原因、确定目标和制订计划（采取的控制方法，建立质量考核标准和考核制度等）。手术室护士应在术前访视的基础上针对每个手术患者的疾病特点和手术问题制订护理安全计划，保证实施的各种措施有效并在手术后得到反馈。例如，预防手术患者医院感染这一目标牵涉面广、环节多，包括麻醉管道、插管器具、各种留置导管的管理；预防性抗生素的使用；手术患者术前皮肤的准备、血糖的控制和术中的保暖；手术器械的清洗、包装、灭菌、运输、保存、使用全过程，灭菌效果的监测；手术中的无菌技术；手术环境的清洁、消毒与维护等。因此，须达到预防感染的目标，须将以上每项可能导致手术感染的工作及每项工作的每一工作环节都列出工作细则。

2）执行（Do）。

实施计划目标、解决工作困难。正确的执行可保证各项工作严格按照计划去做，确保工作在可控制的范围有条不紊地开展。无论多么完美的计划，如果没有执行，终究是一堆废纸。执行的力度直接反映了部门领导的综合水平，影响执行力度的原因包括以下方面。

（1）制定的工作流程与实际工作不相符，缺乏具体细节，文字歧义。

（2）宣传、培训不到位。负责执行的相关人员不清楚，也不知如何去做或根本不重视。

（3）工作中遇到困难未能及时沟通解决。

（4）目标执行情况无人跟踪，有无执行、执行的程度如何没人知道。

（5）未得到上级主管领导的理解和重视，跨部门的问题难以解决；资源配置不足，包括人力资源及经济资源等。

因此，执行过程中发现问题要及时解决。未按标准执行的、执行中发生的各种问题应及时记录，并将这些问顾归类、分析，理清是人的原因、物力缺乏，还是沟通协调方面的原因。影响执行力的人为原因包括人员的责任心问题或培训未到位；资源不足也是实施目标的障碍。例如，预防手术患者低体温需要保温床垫、暖风毯、液体加温器等加温设备，而要想解决这一问题，首先要考虑经费来源；又如，规范器械清洗必须有恰当的、足够的清洗工具（带管腔的器械的管道刷及水枪、气枪），并对操作者进行正规培训，缺一不可。

3）检查（Check）。

进行质量评估、采取考核方法。检查的目的在于找出问题、分析原因、解决问题，促进各项工作达到质量标准。检查中将影响质量标准的问题进行记录、归类和分析，找出解决问题和困难的办法。

（1）定期或不定期对完成质量的检查。通过护士长巡查、护士自查或互查等环节，了解责任护士对手术间物品准备是否齐全、手术器械性能是否正常、种类数量是否实用够用、清洗灭菌是否彻底和达标等，针对日常工作中的问题，及时进行记录，定期归类、分析和报告。

（2）专项工作考核。考核可以在工作中进行，实行过程管理。例如，考核器械护士的手术配合包括3部分：①对手术器械和手术配合的熟悉，手术器械准备是否齐全适用，配合医生时是否熟练。②手术器械与敷料清点规范，清点是否清晰完全、有无遗漏、有无做到检查器械的功能。③操作过程的无菌技术，包括从手术器械台准备到手术无菌区域的建立以及整个手术过程的无菌技术。

（3）实施绩效考核制度。绩效考核是实施质量控制和提高工作效率的工具，也是测量每个被考核者的"尺"，它所反映出的数据是客观、公平的，以数据说话让人心服口服，也可以再现管理者的盲点。根据不同岗位、不同职位设立与之相适合的质量绩效考核表，以质量目标为导向，制订综合考核项目，设立各项目的考核细则和评分标准。绩效考核包括专项工作考核（业务技术）、平时工作质量考评（工作出色及缺陷记录）、年终的业绩成果（论文、基金、科研、评功评先等），以及手术医生对被考评护士、文员、工人的满意度反馈。将平时工作中的缺陷问题、杜绝意外差错发生等按相应分值填入专项考核表内。通过绩效考核，进行个人工作质量评估，每个人都能清楚知道自己的优势、不足，与别人的差距在哪里。同时，对工作特别认真负责的人员是很好的激励。根据质量目标的不断提升和变化，可通过增设项目，修改内容和分值，使绩效考核真正成为质量目标的导向工具。

4）处理（Action）。

修改质量工具、提升质量标准，是对前3个环节的总结。处理要全面分析执行过程中搜集的数据和问题，依据找出的教训、经验，制订相关制度，采取相应措施，纠正不恰当或错误的行为，防止类似问题的发生，以巩固已有成果。对遗留问题进行归类小结，转入下一个循环；同时，要使搜集的数据和问题成为制订新计划的依据，为将来的工作提供指导。质控小组成员应按照工作计划落实每日、每周或每月的质量跟班检查，针对手术配合质量、隐患问题、护理缺陷或不良事件、问卷调查结果等，每月组织召开质量安全分析会。安全分析会要力求从管理环节上、制度上、主观上找原因和分析问题，并针对存在问题的原因开展岗位教育和护理查房。质量管理小组每月或每季度要召开工作例会，要对现存或潜在问题进行分析并产生联想，举一反三，提出预防措施或预案，及时开展护理培训及安全教育，将护理缺陷风口前移。

5）持续质量改进。

持续质量改进，是提高护理质量的根本动力。手术室持续质量改进由护士长和护理骨干组成，负责科室优先级项目的确定、设计及实施；负责收集、汇总部门内护理质量和安全管理的有关数据并进行分析、总结、改进，定期或不定期向护理部或医院质改主管部门通报改进结果。手术室全体人员均是本部门护理质量改进与患者安全的质控员，负责完成本部门质量改进与患者安全具体工作项目的内容。质量小组要针对护理存在的难点问题、重点问题开展"品管圈"活动，每年解决2～3个问题，有效推进护理持续改进。科室质量小组开展的QC活动，是全面质量改进的一种表现形式，遵循PDCA循环管理法。

（1）PDCA循环管理法工作原则。

A.要做到人员、时间、内容（项目）、经费四落实。

B.人员自发组成，主要利用业余时间参与活动，根据情况每周、每月或每季度进行 1 次。

C. 要有项目的工作计划、目标、进度、质量控制和效果评价报告。

D. 小组活动简品、低价、易见成效。

（2）持续质量改进的实施。

成立质量管理小组（简称"品管圈"），"品管圈"的工作是先找出工作过程中存在的问题或薄弱环节，作为小组活动课题，运用"品管圈"的解决问题程序，分析出主要原因，制订改进措施，并根据能力定出目标值，将每项工作完善并逐步强化，形成一个有效的工作体系。作为手术室护士长，还须将本科室持续质量管理工作的进展，改进后的方法和理由向手术科主任、外科行政主任及相关的科室反映，以获得更广泛的支持和配合。

质量管理小组的成员是由各年龄组的人员自愿报名组成的，他们有很强的管理热情，又身在一线，对某一复杂的问题有一套自行解决的程序和办法，可以将改革中可能出现的每个不利因素的细节都列举出来，并制订相应的措施。所有决定都是由小组集体讨论所定的，他们起到的宣教作用、影响要比护士长大，实施起来就容易得多。

"品管圈"的实施包括 4 个阶段。

A. 计划阶段。分析现状，找出质量存在的问题以及引起质量问题的主要原因，根据主要原因制订解决对策。

B. 实施阶段。按制定的计划、解决对策认真付诸实施。

C. 检查阶段。调查分析计划和措施在执行中的效果。

D. 处理阶段。总结执行对策中成功的经验，整理作为标准巩固并指导今后工作；执行对策中不成功或遗留问题转入下一个 PDCA 循环解决。在早期实施"品管圈"质量控制过程中难免遇到一定阻力，要想便一个好的方法及规章制度得以有效落实并非易事，尤其是彻底改革了一系列旧的工作程序和方法后，无论新的工作程序有多么便利，在实施过程中或多或少会遇到来自非"品管圈"成员的非议。因为工作中每项操作是靠全科人员集体完成的"先入为主"的思维方式和旧的工作习惯是产生阻力的主要原因，所以要依靠集体、走群众路线，质量管理小组在解决这类问题上是最适合的。质量管理与科里的每位工作人员都有责、权、利的关系，做得好可营造一个好的文化氛围，达到全面优质管理的一种境界。而护士长在此只扮演了一个"督导员"的角色，首先是检查每个小组成员承担的那部分任务是否完成，小组活动是否按计划和日程活动；其次是解决跨部门的协调工作。

6）建立护理质量督查制度。

按照三级质量监控的原则，医院护理质量管理组织可分为医院护理质量管理委员会（一级质控）、专项护理质量管理组（二级质控）和科室护理质量管理小组（三级质控）。手术室在医院大系统中属于医院质量控制的第三级组织，结合自身工作性质与特点、内容与范围的特殊性，宜将手术室护理质量管理组织分为3层，即科护士长负责的一级质控、护士长负责的二级质控、各专科组长负责的三级质控。上一级质控组织应对下一级质控组织进行业务指导和帮带，尤其是带普遍性或突出性的问题。通过巡查和跟班的看、听、查、问、做等环节，了解护士对规范和标准的执行与掌握程度，并在质量讲评的基础上着重推进制度和规范的落实（查房、示范、演示等）。

保证各项措施和制度的实施是质控的关键，新毕业或调入的护士，从上岗的第一天起就必须有计划地组织规章制度的学习，并将其纳入培训计划中，使她们能自觉遵守各项规章制度、各项操作规范。当发生偏差或差错时，要及时查找原因。属制度不完善的，要及时修改和补充；属违反规章制度的，要认真对待、严肃处理、引以为戒；属管理手段缺陷的，护士长要主动承担相应责任，并及时召开护理骨干会，健全管理机制及监控办法；属手术器具不全的，须及时补充；属手术方式变化或新开展的技术、业务，要及时请专科医生讲课；科室添置了新仪器、新设备，应请厂商技术人员讲授使用方法、注意事项和保养知识，并建立完整的学习纪要，提供给未参加学习的护士或新护士查阅。凡本科人员操作的仪器，都必须有清晰、明确的使用说明和操作规范。要做到每项工作、每个操作都有章可循。

7）加强危机意识教育，建立险情快速反应的处理办法。

教育全体成员要对工作负责、对患者热忱；要养成良好的自查行为，当完成接手事情后自行检查，认定完全没有错误才交接。正确对待不良事件，重反思，轻经济处罚。当发生不良事件时，首先要采取积极的补救措施将损失减少到最小，收集或保护现场、物品、资料，留存证据；其次是调查研究，组织会议分析原因，吸取经验教训，建立警示制度，健全各种预案；最后是主动向护理部呈报，听取职能部门的意见和建议，进一步做好危机管理，同时，要建立一套快速反应的处理程序或办法，尤其是手术不良事件和手术室紧急事件，要力争做到事前计划、事前培训、事前制定程序标准；要明确告知护士哪些是险情、证据在哪、如何记录、如何处理，在避免势态扩大的同时提供举证的依据。

三、手术室护理质量的监控与评价

（一）监控方法

手术室工作质量的监控，主要在于检查督促各项规章制度的落实、各项管理指标的完成情况，检查各监控数据、记录的完整性是否达标。

1. 自检自控

质量目标应以下级自我控制为主，上级阶段性重点检查控制为辅，主要表现在以下方面。一是护士在执行护理技术操作过程中，认真履行职责，严格规范制度，力求每次都将事情做对、做好；同时，对已完成的事情，必须自己检查认定完全没有错误才交接或上报，将纰漏止于当下。二是科室护理管理小组根据目标管理项目和要求，每月或每季度对本科室护理质量指标进行随机和固定检查，针对质量不足与问题进行原因分析与整改，持续质量改进。三是定期组织护理查房、安全形势分析会等，及时发现潜在问题的环节或因素。护理质量控制小组以科为单位，可根据科室规模、工作范围和监控内容设 3 ～ 4 个小组，实施分类检查。

2. 互相检查

护理部及院内外组织的各项质量检查（监控网络），对各项工作的原始记录、数据、护理操作跟班等进行重点或全面检查，发现问题，提出纠正偏差的措施，确保各项指标均符合标准及要求。

监控程序有以下 5 个基本步骤。

（1）资料的收集。

它既提供制订和修正控制问题的依据，又帮助护士长掌握工作质量的第一手材料。为获得客观的、有说服力的、可做比较的资料，应有目的地收集各种质控资料，如细菌检测原始资料、手术器械准备缺陷记录、工作质量调查表和手术医生意见反馈表等，为了了解带教水平，授课内容和质量，除检查授课内容、次数和参加人数外，可分别制作实习生、进修生意见反馈表，它既提供了制订和修正控制问题的依据，又对带教老师起到鼓励和约束的作用，并作为评选优秀带新老师的根据之一。

（2）建立衡量标准。

标准是衡量事物的准则，是质量管理和校正工作的依据。衡量标准是一种参照标准，是对工作概论、方法、程序、结果的一种规定。许多标准是按照上级机关颁布的"规范""要求""通知"做出的，例如，我国医院空气净化要求 I 类洁净手术室空气菌落数 ≤ 10cfu/m³，II 类普通手术室 ≤ 200cfu/m³ 等，而有些指标是科室根据实际情况和工作质量的要求，为确保控制计划的全面实施制定的衡量标准，那么这个标准的建立必须科学合理，且有适度的弹性，使控制得以比较和评定，如医院要求工作第 1 年的护士每年要完成读书笔记 2 篇、手术记录 10 项；毕业 2～5 年的护士，每年要完成基本技术操作考核 8 项（85 分为合格）；护师职称以上的，每年撰写论文 1 篇；科室要求手术器械的完好率为 99.5%。手术器械准备缺项且延误手术时间 ≥ 15 分钟的计缺项 1 次等。

（3）实地跟班检查。

护理高质量，要在高标准基础上通过严格的控制和检查来实现。检查者首先要熟悉标准，掌握护理质量管理情况；其次要每项检查、逐条对照，并记录执行情况；最后汇总结果讲评，并拼出意见或建议。再次跟班时，要对上一次检查提出的问题进行跟踪，评价改进的程度和效果。护理过程质量判断主要是术前访视是否落实、手术患者信息是否正确齐全、技术操作是否规范准确、手术配合是否主动到位、医生（患者）对护理服务的满意程度等，可将检查内容设计成量表，使得检查客观，易于操作和评价。

（4）确定分析比较标准。

分析比较标准确定后，将反馈的信息、数据适时加以衡量，使偏差得以及时发现、纠正和控制。

（5）采取行动改正偏差。

一旦偏差得以确认，经分析比较找出了原因，护士长或控制组就要重拟计划或修改目标来纠正偏差。这种行动可以是补充修改工作内容、完善管理手段、调整职责人员，也可以是加强队伍的素质教育和业务培训等。

（二）质量评价

护理质量的评价，是对护理目标已经达到的程度和护理工作已取得的效果做出客观判断。它以质量标准为依据运用量化手段对护理服务质量做出评价，是护理质量控制的重要措施。为使质量管理水平有一个客观的评价，必须有一套具体的评价方法来衡量管理效果。医疗护理质量主要的评价方法有传统医疗指标评价法、三级结构质量评价法、全面质量管理评价法、医院分级管理评价法等。其中，全面质量管理评价法是目前最全面、最有活力的质量管理方法和评价方法。

1. 原始资料和记录的收集

内容包括业务培训和技能考核记录，工作跟班检查记录，护理缺陷、差错、事故的讨论记录，以及空气、物品、操作台表面、外科洗手后细菌监测记录等。围术期护理的内容和程序，护士的沟通技巧和处理问题的能力，也成为改善工作质量、制订培训计划的依据。

2. 问卷调查和意见反馈

作为手术室的管理者，持续改善工作质量需要有目的地进行现状调查。调查对象可以是本室护士、进修生、实习生、手术医生及患者，调查表的设计、分值要合理，能客观反映现状并对现状给予公平的评价，评价的项目和分值能反映出某项工作的改善和进展情况。一般一项调查表用过 3 ~ 5 次后须根据工作的侧重点进行修改，以达到对计划目标值的重新评价。

3. 检查形式

上级部门的各项工作检查，科室与科室间进行的交叉检查，护理部、医教处、预防保健科组织的检查和定期的自查等都是对工作质量的评估和考核。检查内容包括各项规章制度的落实，各种学习、操作技术考核记录，细菌监测材料登记，工作缺陷的讨论记录，急救物品是否完备，有无过期的无菌包及清洁卫生情况等。消毒隔离技术是手术室检查的重点，包括对污物的处理、消毒与灭菌的过程，限制、半限制、非限制区的划分和流程是否合理等。检查对工作质量的改善、促进和提高是不可缺少的手段。

四、手术室管理者在全面质量管理中的作用

医院护理质量管理与持续改进特别强调要重视护理质量考核标准、考核办法和持续改进方案，并建立可追溯机制。按照《病历书写基本规范》书写护理文件，定期进行质量评价；有重点护理环节的管理、应急预案与处理程序；护理工作流程符合医院感染控制要求；围术期护理患者有规范的术前访视和术后支持服务制度与程序。

质量管理大师戴明曾做过"红珠"实验，得出的结论是管理者要为质量不好承担最主要的责任，质量不好更多是由管理系统造成的，而不是由某些"不良员工"造成的。所以质量是企业最高管理者必须要关心的首要大事，提高质量也必须从医院全系统去考虑、去着手，全面质量管理强调的就是全员、全过程、全方位地对质量进行管理。

手术室护理质量管理应加强反馈控制的行为，克服反馈控制中因时间差而给患者带来不必要的护理缺陷，从而使控制变得积极而有效。因此，手术室管理者必须有良好的学习能力，只有在工作中不断学习、不断总结、积极思考、勇于实践，管理理念上升到一定的高度，才有发现问题、解决问题的能力，才能带领手术室全体成员实现最终的目标，才能将手术室护理工作全面质量管理落实到位。

（一）发挥专业组长作用

随着各类型手术治疗的迅速发展，手术种类繁多，手术使用的仪器设备也越来越多，尤其是微创技术和医疗信息技术的快速发展，大量的昂贵器械和器材的涌入，以及机器人手术、微创技术、光学技术、摄影成像技术和自动化控制一体化手术室的启用，使得手术室护理工作难度越来越高。因此，要按手术专业和工作性质建立不同的工作小组，如普外科、妇科、颅脑科、矫形外科、胸科、泌尿外科、耳鼻喉科、器械供应组、特殊功能手术组、后勤（工人）等工作小组，使工作人员更容易熟悉和掌握，提高工作的质量，同时，根据各专科手术量的多少，安排专业组人员数量，选拔组长，并赋予其权限、职责。

手术专业组长负责内容有以下方面。

（1）制订专科业务发展和培训计划，专科业务考核项目和考核标准，并负责对轮转本手术专业组的各级护理人员，包括进修护士在内，进行培训和出科考核。

（2）负责联系手术科室主任或厂商技术人员对引进的新技术及其仪器设备进行培训。

（3）负责对手术室各层级护士实施培训和考核。

（4）负责专科手术器械、设备及特殊用物的使用、保养、管理。

（5）制订专科手术器械、设备的使用规则。

（6）定期征求所属手术专科医生的意见，根据意见制订改进工作的措施。

（二）打造高素质的专业团队

手术是一项团队合作性工作，要维持高水平的工作质量，仅有好的制度、优化的流程是远远不够的，关键还要有一支高素质的护理骨干队伍。管理者在团队中扮演着"教练"的角色：一要强化自身专业素养及理论知识的学习，具有育人的能力、用人的胸怀，尽职尽责、严谨认真、率先垂范；二要发挥集体智慧，用人长处和优点，将科室目标管理变成每一个人的工作准则和努力方向，人人参与管理，营造一个爱业、敬业、乐业、专业的工作氛围；三要开诚布公、宽厚待人、爱护护士，关注团队的每一队员的成长，积极帮助她们谋划职业发展，增强职业认同感和归属感，竭力提高团队的凝聚力，发挥每一个护理人员及手术室辅助人员的潜能；四要密切协调科间关系，增强团队服务意识、应急能力和综合协调处理能力，善于听取意见改进工作，让满意服务的质量管理深入人心。只有这样，才能将全面质量管理进行到底。

（三）持续开展优质护理服务活动

手术室开展优质护理服务活动，是国家要求、医生期望和患者需要。手术室实现优质护理服务，具体表现在以下方面。

（1）对患者的问题迅速做出反应。

（2）服务的可及性，及时回访，简化流程。

（3）内部团队合作，能共同对患者负责。

（4）尽量为每个患者提供个体化的服务。

（5）对服务质量做出可靠的承诺，并付诸行动。

（6）所有成员在与患者的交往中都能表现出礼貌、体贴和关心。

（7）对待患者永远诚实、尽责、可靠。

（8）让患者的钱始终能发挥最大的效用。

（9）患者能适当地参与服务和管理。

（10）对投诉做出适当的反应。

第七章　中西医结合护理教育

第一节　中西医结合护理教育概述

一、护理教育的特点

科学护理教育是建立在普通教育基础上为培养护理人才而进行的专业教育活动。由于护理专业独特的学科性质、教育任务、培养目标以及教育对象，使得它既具有教育活动的一般属性，又具有护理教育独特的教育特点。

（一）专业特点

护理是一个需要奉献精神的专业，从事护理专业的人员应能够在服务对象有健康需求的时候，提供专业帮助和人文关怀。因此，护理教育不仅需要提供专业知识和技能操作的培训学习，同时还必须在教学过程中，帮助学生建立正确而坚定的职业情感和专业态度，以利于护理人员能在今后的从业过程中战胜来自各方面的困难，客观准确地理解护理工作，树立护理事业的奉献精神，实现自身价值。

（二）任务特点

护理教育是为国家医疗卫生事业培养各层次护理专业人才的社会活动。因此，护理教育是根据国家医疗卫生事业发展需要而定，其规模范围、结构层次乃至教学课程等均会受社会政治、经济、文化和科技发展水平的影响。近年来，随着国家社会对高级护理人才需求的增加以及社区保健意识的增强，高等护理教育与社区保健教育已逐步开始在护理教育中占据重要地位。

（三）对象特点

护理教育的对象一般是青年学生，他们在生理、心理以及人生观、价值观、世界观等方面都越来越趋向于成熟。他们具有强壮的体魄、旺盛的精力，能够承担较繁重的课业负担和脑力劳动的任务，他们对未来充满了憧憬和向往。但由于他们这个时期正处于人生中身心发展的关键时刻，所以除了对他们进行必要的专业文化教育外，还必须加强政治思想教育，坚定他们的无产阶级政治立场，培养他们的共产主义道德品质，使他们树立献身护理事业的精神，成为社会主义建设事业的优秀人才。

此外，虽然男性护士越来越多，但目前护理仍然是一个以女性为主体的专业。在终身护理教育的体系中，由于护理教育对象社会角色的多重性，特别是家庭角色与职业角色之间的冲突对其学业过程所带来的影响也给护理教育提出了特殊要求。因此，在护理教育的总体安排上要重视教育对象的性别特点，否则会影响护理教育的效果。

（四）内容特点

随着医学模式的转变和整体护理思想的确立，护理的目标是促使护理对象不仅在身体方面，而且在心理、社会方面都达到健康完好状态。具体来说，就是护理工作不仅要能根据人体各生命周期所遇到的健康问题提供针对性护理措施，同时，还需要清楚人体的心理、社会特点以及这些特点对疾病发生发展与治疗效果之间的影响。这就要求护理工作者必须具备多方面的知识，除了必须掌握医学专业知识外，还要学习心理学、社会学、管理学、教育学、伦理学及美学等社会、人文科学知识，这样才能提出照顾到服务对象整体需要的护理方案。所以，护理教育内容是综合的、整体的、交叉的、跨越学科间界线的，护理专业学生既要从自然科学角度学习人的生物学需要，又要从人文社会科学视角理解人的心理、社会需要。

（五）实践方法特点

护理学是关于人类生命与健康的科学，护理工作的对象是人。而护理又是一个实践操作能力很强的专业，许多护理知识与技能的学习必须通过对患者直接的护理行为来体现。目前在我国的教学过程中，其中除一部分可用模型替代外，还有一部分只能在学习者自己身上进行练习。另外，还有相当部分的教学内容须通过临床见习和实习才能获得感性认识，达到掌握水平。护理专业学生的实践操作能力在他们实习阶段就开始受到临床医护人员和患者的评价和考量，其结果一方面会影响其专业学科价值感的形成和巩固，另一方面也会对其就业动机产生积极或消极的影响。因此，选择科学有效的护理实践教学方法，不仅是护理技能教学的需要，也是护理育人的教育要求。在护理教学中选择适合的教学方法，有助于学生获得娴熟的护理操作技能和良好的临床适应能力是护理教育的方法特点。这就给教学的组织安排，教学方法的选用与调整提出了特殊的要求。

（六）管理特点

护理专业的实践性特点决定了护理教育不可能全部在学校里完成，护理教育需要得到教学医院和社区各部门的支持。而目前，护理教育在医院中可利用的教育资源还有待完善。另外，近年来护理招生规模不断扩大，使得不少护理院校需要联系更多的医院才能落实护理临床教学中的见习和实习工作。由此，导致护理教育管理呈现多层次、多渠道、多要求、多人参与的特点。因此，要顺利完成护理教育工作，需要参与护理教育的各部门、各级机构协调统一、密切配合。

二、护理教育的任务

（一）培养护理人才

为国家和社会培养各层次的护理人才是现阶段护理教育最主要的任务。护理院校要注重护理专业学生的基本理论、基本知识、基本技能的"三基"教育，只有具备扎实的专业基础知识，才能更好地适应现代化的发展需要。为了推动现代化护理的发展，护理教育的内容必须反映现代医学科学和现代护理科学的最新成就和进展，引导学生接触护理学科的发展前沿，培养学生与时俱进和创新的精神。

合格的护理人才不仅要适应现代化需要，而且要放眼世界，面向未来。为了使护理教育面向世界，就必须加强国际交流，了解世界护理发展的方向和趋势，并据此及时调整和改革培养护理人才的策略；为了使护理教育面向未来，就必须培养学生主动、独立获取知识和自学的能力，特别是培养学生勇于探索、不断创新的精神，以适应时代的飞速发展与科技的日新月异。

此外，为了使护理人员能坚定持久地奋斗在护理岗位上，在培养护理人才时，必须重视思想政治教育和职业道德教育，要注重培养学生爱岗敬业的精神，帮助其树立全心全意为人类服务的奉献精神；为了让护理人员在工作中有更充足的精力来面对各种挑战，在培养护理人才时，还必须提高拥有强健体魄重要性的意识，培养学生锻炼身体的好习惯。

（二）开展科学研究

护理院校是护理研究的重要力量。护理院校的教师是具有较高水平的科研人员，而且护理专业齐全，实验设备条件好，信息交流方便有效，学术活动易于开展，同时又有大量本科生、研究生等科研储备力量保证。因此，护理院校开展科学研究，能及时将研究结果与高校教育内容相结合；用科学的教育理念指导护理教育实践，用先进的教育手段不断完善护理教育过程；通过教师参与科研过程的经历影响和启发学生的科研意识，从而激发学生对护理科研的兴趣，有益于更新教学内容、提高教育质量、培养护理人才科研能力，对促进护理学理论与技术进步、促进护理事业发展都有着重要且深远的意义。

（三）提供社会服务

这里所涉及的社会服务是专指护理院校除教学科研外，为社会承担健康教育、预防保健的服务活动。例如，开展各种护理咨询活动、护理科研成果的推广与应用、举办护理技能培训班、卫生保健知识讲座等。护理院校为社会服务，不仅有助于增进人们健康保健的意识，促进社会物质文明和精神文明的发展，而且有助于加强护理教育与社会的联系，理论与实践的结合，帮助护理院校根据社会需要不断改进教育、教学和科研工作，提高护理人才的社会适应性。具体表现在以下4个方面：一是使护理发展的社会价值得以体现；二是帮助人们正确认识护理人员在维护人类健康中的重要性；三是有助于护理人员充分认识人民群众对护理需求的变化，为专业培养方向和目标的调整提供客观依据；四是为护理专业学生提供接触社会的机会，使其能运用专业知识解决服务对象的实际健康问题，促进学生理论联系实践和社会能力的发展。

以上3项任务中，教学是基础、科研是提高、社会服务是实践，三者之间相互联系、相互促进。

三、护理教育的发展历史及现状

（一）国外护理教育概况

1. 古代医护教育

国外的古代医学史中，载有当时著名的医学理论和医疗措施，但同我国传统医学一样，医疗和护理没有明确的分工。据记录，教堂、养育院中的济贫所是最早收容旅客或香客的场所，遇有患者时，则由伴随的亲属或僧侣、修女进行医疗和照顾。至中世纪，欧洲各国由宗教名义建立了不少医院，最初的护理工作由没有接受过任何的护理培训的修女来担任，主要是照顾患者的基本生活需要。据记载，早在1060年，在意大利沙弗诺城的一所医学院招收妇女学习产科知识，包括医院管理、护理和助产。文艺复兴时期，是科学和艺术的革命时期，当时建立了许多图书馆、大学和医学院，医学得到了很大发展，但当时受重男轻女思想的影响，文化教育特别是大学，只招收男生，致使护理专业发展缓慢，仍停留在中世纪的水平。

1633 年，法国罗马天主神父保罗（St.Vineent De Paul）在巴黎成立了"慈善姐妹社"，其成员大多是具有一定文化水平的教会人员，经过一定护理知识的培训学习后，为病患提供护理服务。1778 年，美国席曼博士（Dr.Seaman）在纽约开办了一个有组织的护理课程，但是影响不大，没有引起人们足够的重视。1836 年，德国牧师西奥多·弗里德尔（Theodor Fliedner）在凯赛威尔斯城为教会的女执事设立了一个短期护理培训班。19 世纪 50 年代，医院采用学徒带教的培训方式，在医师的带领下，从事 6 个月的无薪护理工作后才能取得护士资格。护士的加入，提高了医疗质量，护士得到了医师和患者的认可。1854 年，欧洲的克里米亚战争中，弗洛伦斯·南丁格尔（Florence Nightingale）带领的护理队员在战地抢救中积极有效的护理工作使伤员死亡率从 42% 降到了 2.2%。自此，人们才认识到培训护理专业人才的必要性和重要性。1853 年和 1859 年，南丁格尔先后撰写的《医院札记》和《护理札记》是护理学界中的经典著作。

2. 近代护理教育

护士正规的护理教育是从南丁格尔时代开始的，所以她被誉为近代护理教育事业的创始人。19 世纪下半叶，欧美医学的迅速发展，使得学徒带教培养护士的方式已不能满足护理的发展。因此，1860 年南丁格尔在英国伦敦圣多马医院创办了第一所护士学校，她对学员的入学条件、学年课程的安排、教学的评估和管理都做了详细明确的规定。这一改革是护理教育新的里程碑，确立了近代护理工作的社会地位和科学地位，强调了护理工作是一门科学的专业和职业。这种全新的教育办学理念和模式为各国护士学校的建立奠定了基础，促进了护理教育的发展。1863 年德国人提奥多·福利德纳（Theodor Fliedner）夫妇在医院内设立妇女护士训练学校，讲授伦理学和护理知识，这被认为是欧洲近代护理的萌芽。

3. 现代护理教育

近百年来，医学科学发展迅速，随之而来，与医疗联系紧密的护理教育的发展也是如此。20 世纪高等护理教育开始兴起。20 世纪 40 年代，美国等发达国家的护理教育开始逐步由医院办学转向由专科学院或综合性大学建立护理系。1872 年，美国成立了第一所护士学校。1899 年，美国哥伦比亚大学教育学院家政系开设医院经济学课程，专门培养护士学校校长、教师和护士长。1909 年，明尼苏达大学第一次开设以培养专业护士为目标的 3 年制大学护理学课程。1924 年，耶鲁护理学院第一次开设以授予学士学位为目标的 4 年制本科护理学教育。英国、法国和德国等欧洲国家，深受南丁格尔护理教育的影响，其培训护士的主要模式是以医院为基础的护理学校。1928 年，英国皇家护理学院开设了以培养护理管理人员、护理教师和专科护士为目标的 1～2 年制的毕业后护理学继续教育。至此，随着护理院校的普遍设立，护理学已逐渐向专业教育的方向迈进。基本形成了基础护理、毕业后教育和继续教育 3 部分组成的完整体系，成为高等教育的一部分。

第二次世界大战后，随着经济、文化和科学的发展和医学的进步，各国均需要更多接受高等教育的护士。发达国家普遍开设了大学专科和本科的护理教育课程。1916 年，美国哥伦比亚大学师范学院第一次开设授予护理硕士学位的护理学教育；1924 年，该校第一次开设护理博士学位的护理研究生教育。欧洲、澳洲、亚洲和非洲也相继开设了护理学士、硕士和博士学位的护理教育致使护理教育得以迅速全面的发展。目前，开设护理博士项目的国家有美国、加拿大、澳大利亚、新西兰、中国、韩国以及泰国等。

（二）国内护理教育概况

1.古代护理教育的发展

古代护理教育的发展同样和医药专业的发展相关密切。在两晋南北朝以前，还没有专门的医学教育机构，医药和护理没有明确的分工，护理理论和实践是与医药活动联系在一起的。而早期的医护教育是通过师徒家传、私塾学习和个别授受，实质是前辈将其积累经验通过口授方式传递给晚辈，后来又通过医书传播医护知识。南北朝时期，统治者开始设置"医学"，培养医师，并于 624 年设立唐太医署，唐太医署是一所制度较健全，分科和分工较明确的医学教育机构。也是当时世界上规模最大的医学校。唐代以来，太医署（局或院）都曾担任过医学教育的任务。然而，古代医学教育在广大民间则仍以师徒形式个别进行，这种形式仍然是当时主要的培养形式。

2.近代护理教育

我国近代护理教育的形成和发展，因鸦片战争而深受西方医学的影响。鸦片战争前后，外国教会派遣大量的传教士和医师，在我国各地陆续设立教堂，开办医院和医学校，培养传教士和护理人员。1835 年，美国传教士在广州开设了中国第一所西医院（现在广州市孙逸仙医院），两年后举办护士短期培训班。1884 年，美国护士密克奇尼（Mckechnie）在上海妇孺医院开办护士培训班。1888 年美国人约翰逊（Johnson）在福州一所医院开办护士培训班，1900 年以后全国各地相继成立护校，标志着中国近代护理教育走上了较为正规的发展道路。1909 年中华护士会在江西牯岭成立，护理队伍进一步壮大，这标志着我国护理教育进入了一个新时期。1912 年3 月，中国护士会第三次会议决定，统一中国护士学校的课程，规定全国护士考试时间并订立章程，同时成立护士教育委员会，这些举措使中国近代护理教育向初步规范化迈出了开创性的一步。同年护士教育委员会成立，其中，福州协和护校、上海仁济护校、上海广仁护校、上海妇孺护校等 4 所护校首批注册，为护士教育工作奠定了基础。1914 年 7 月，第一届全国护士委员代表大会讨论并制定了全国护士学校的注册章程和护士会考文凭制度，目的是统一全国护士学校办学标准和提高护士教育水准。到 1915 年，国内的护士学校约有 36 所，均由美英教会开办，但很多学校生源供给不足，有的教学班的学生寥寥可数。

3. 现代护理教育

1920 年 1 月，《中国护士四季报》创刊，它进一步促进了护理教育工作的发展。同年美国洛克菲勒基金会在北京开办了协和医学院并与北京燕京大学、南京金陵女子文理学院、苏州东吴大学、广州岭南大学、山东齐鲁大学五所私立大学合办了 4～5 年制的高等护理教育，并举办护理师资进修班，为我国护理事业的发展培养了一批高等护理人才。1922 年国际护士会正式接纳中华护士会为第十一会员国，从此，中国护士在国际上取得了应有的荣誉和地位。

1934 年 12 月护理教育被正式纳入国家教育系统。1937—1945 年，抗日战争时期，仍有许多医院护校照常就地开办和招生授课。1941 年 5 月成立中华护士会延安分会。1945 年抗日战争胜利后，内迁的各机关、学校纷纷返回各地、重张旗鼓，护理教育工作逐渐恢复正常。1940—1946 年，延安在延安中央医院的基础上，共办了6 期护士训练班。1946 年，联合国善后救济总署在美国举办护士师资进修班，中国派出 20 名优秀护士赴美学习，历时 4 个月，这是中国护理教育史上第一次公派护士出国培训。到 1948 年，在中华护士学会注册的护士学校有 183 所，培训护士约 3

万人，但还远不能满足 4 亿多同胞对护理工作的需要。

1949 年，中华人民共和国成立后，随着国家建设对中等护理人员的大量需要，国家大力发展中等护理教育。1950 年，在第一届全国卫生工作会议上，护理教育停办了高等护理教育，并将其列为中等专业教育，由卫生部统一教学计划和教材，并不断扩大招生和增加临床教学基地。1954 年，护理教育学校改为单一层次 3 年制的中等专业教育，招收初中毕业生。此后，中等护理教育成为我国护理教育的主体，为我国培养了大批临床护理实用型人才。

相较于西医护理，中医护理发展相对较晚，直到现代才将中医护理从中医学、中药学中分化出来，成为一门独立的学科。1950 年后才开始在苏、京、沪等地建立中医护士学校和护士班。1954 年在北京建立了中医研究院。1958 年南京中医学院附属医院集体编写了《中医护病学》，初步总结了中医护理内容，填补了中医护理无专著的空白。该院于 1959 年首次创办了中医护士班，培养出一批中医护理专业人才，中医护理教育事业从此步入正轨。

1961 年，北京大学医学部再度开办护理系，招收在职护士进修大学专业，最后却在 1966 年再次被取消。1966—1976 年，我国护理事业出现断层，护理教育严重受阻。

1976 年，因改革开放政策，中国护理教育重获新生，1979—1980 年，卫生部先后发出了《关于试行中等卫生学校三年制医师、护士、药剂专业学生基本技能训练项目（草案）》和《关于加强护理工作的意见》的通知，加强了当时护理教育工作的领导扶持，各地护士学校开始恢复招生。1980 年，南京军区总医院（第二届转入南京医学院）和上海卫生干部进修学院（后更名为上海职工医学院）率先开办了"高级护理专修班"。1983 年，天津医学院建立护理系，开始正式招收护理专业本科生，同年，中医研究院出版了《中医护理学》。1984 年 1 月，教育部与卫生部在天津召开"全国护理专业教育讲座谈会"，并决定在国家高等医学院校内设置学士学位的护理专业，在停办 30 多年后恢复高等护理教育，护理教育又迎来了一个新时期。第一批有 11 所医学院校获批开设学制 5 年的护理本科教育，毕业后授予学士学位。1985 年，北京中医学院率先成立大专中医护理系。同年，南京中医学院成立中医护理专修班。这些中医学院增设的中医高级护理班和护理系，为国家培养了一批中医高级护理人才。1988—1990 年，在卫生部和教育部的大力支持下，北京医科大学联合美国健康基金会（POPE），在北京举办了 3 期全国护理师资培训班，全程由美国护理教师授课。到 1991 年，全国有 7 所中医护士学校、25 所中医药学校中开设了中医护理专业。1997 年 7 月由国家中医药管理局制定并颁布了具有中医特点的《中医护理常规技术操作规程》，要求全国中医院及有关单位和部门遵照执行，使中医医院护理工作走向标准化和规范化。同年全国能承担中等护理教育的学校达 530 所，在 21 世纪之前护理中专教育一直是我国护理人才最主要的培训途径。在国家和各级地方政府的大力扶持下，护理教育事业迅速发展，护理教育的招生规模逐年扩大教育层次不断提升，1992 年，北京医科大学获准正式招收护理专业硕士研究生。2003年，第二军医大学护理系获准正式招收护理专业博士研究生，至此，国内护理高等教育完成各学历层次的建设过程。目前我国已有 800 多所院校开设护理中专教育，数百所院校设立了护理大学专科和本科教育，数十所大学设立了护理研究生教育，为我国培养了大量不同教育层次的护理人才，促使护理专业向更高水平迈进。

随着社会的不断进步，护理知识体系在不断地丰富和完善，护理队伍也在不断地扩大，护理人员的素质和护理服务质量也在逐步提高。同时，护理教育也在不断发展，目前，我国的护理教育呈现多层次、多规格的教育体系，高等职业护理教育、大专教育、本科护理教育、研究生护理教育、继续教育、成人教育等不同学制并存共发展的态势。随着护理教育的不断发展，各种专业护理机构和组织也应运而生，如中华护理学会等，也为护理教育的发展做出了应有的贡献。

四、护理教育的发展趋势

快速发展的国际社会对护理教育提出了新要求，现代教育理念和科学技术为教育所提供的支持以及护理教育已有的教育基础条件和教育能力是影响未来护理教育方向的关键因素。未来护理教育的发展趋势主要体现在以下几个方面。

（一）加强国际护理教育交流

随着社会前进步伐的不断加速，只有教育观念及时转变和发展，才能符合社会发展的需要，从目前护理教育发展趋势来看，如何把握好目前护理教育良好的发展机遇，发挥现有的教育资源，积极借鉴先进的护理教育理念和经验，是现代护理教育的时代抉择。目前国际护理学术交流正在加强，国际合作的教育培训项目也在积极开展，合作双方共同提供各种水平的教育，资源共享，优势互补。各国的护理学者到国外访问学习，参加学术活动，广泛收集先进的医护科研成果和信息。

目前，国内不断召开国际护理及护理教育研讨会，聘请国外护理专家举办讲座和学习班。同时，选派国内护理及教育人员出国学习考察，一些院校同国外院校结为校友，互派进修，加强了国际合作。许多院校聘请外教来校任教和开办英语护士班，为沟通中外护理合作奠定了基础。当今，护理教育走向国际化已迈出了第一步，随着国际医学的发展，未来的护理教育也必将不断进步，护理教育的国际合作会有更加广阔的前景。

（二）以需求为导向，优化培养目标

高等护理教育是培养高层次护理人才的社会活动，必须以培养满足21世纪新型卫生保健体制需要和社会公众健康需求的高级护理人才为根本目标。这就要求教育工作者必须将高等护理教育立足于培养具有国际意识、具备跨文化护理的知识和能力；具有能在复杂多样卫生保健环境中从事跨学科的实践能力；具有专业责任感、审慎思考和临床思维能力；具有职业伦理素养和人文精神；具有尊重人的个性和差异的全方位人才。

（三）改革课程设置，凸显专业特色

课程是高等护理教育和培养目标的基础。为了适应社会的发展，迎接挑战，护理教育必须进行课程改革，提高护理教育水平。应高度重视以下发展趋势：淡化学科界限、建立综合课程，提升学生整体认识和应用知识的能力；开设核心课程，实施通识教育，实现科学教育与人文教育的统一，促进学生全面发展；理论与实践相结合，实现统一平衡，锻炼学生的临床实践能力；加强护理科研教育，培养学生的创新能力；最新医学护理成果的本土化。

（四）实现多元化教学模式，提高教育效果

护理工作的内涵和外延不断发生变化，护士角色和功能日益多元化，因此，高等护理教育必须培养具有自学能力、勇于创新的新型护理人才以适应学科的发展。建构主义教学理论认为，学生是认知的主体，是知识意义的主动建构者。所以护理教育要强调以学生为中心，突出自主性学习方法，活跃课堂气氛，激发学生兴趣，鼓励学生通过数据库和多媒体直接接受消息和学习，提高学生的知识内化程度和学习能力。具体实施上，要减少课堂学习课时，增加小组讨论、专题讲座和实践训练；在教学手段上充分利用现代的电教设备，如幻灯片、电视、电子计算机、网络等。网上远程教学也将是未来的发展趋势，学校可通过电视网络提供非临床课程的教育和开展座谈讨论、小组辩论、客座讲课、书面或口头测试等。这将为更多的护理人员提供学习和深造的机会。此外，为了适应现代护理实践性人才的培养需要，课程考试应在重视基础知识考核的前提下，从应用的角度，注重对学生认知能力、发现能力、学习能力和创造能力的测试。可考虑采取综合考评的形式对学生能力进行评价，如根据护理学理论考试、护理专业技能考核、文献综述、护理活动设计、护理讲课等进行综合考查，以更好地体现护生培育目标的实现和整体素质的提高。

（五）加强护理师资队伍的建设

未来对教育的要求，在很大程度上是对教师的要求。无论是教育观念的更新，还是教学内容、教学方法的改革都将取决于教师的素质。正如爱丁堡会议提出的"培训教师使他们成为教育家，而不仅仅是学科上的专家"，这就对护理教师提出了更高的标准和更严的要求，教师要能够及时准确地领会终身教育观对学校教育目的、教育方法、教学内容等提出的新要求，并依此组织与设计教育；要建立新型民主、平等合作的师生关系，引导学生独立地探索和获取知识；要有渊博的知识与多种技能，从而成为多种教育职能的承担者；要有高度的事业心与责任感，以及开拓意识和创造能力等优良品质。

（六）建立护理终身教育体系，完善护理教育体制

护理教育是一个终身教育过程，即学校教育→毕业后教育→继续教育。学校教育只是基础教育，是为护生毕业后接受进一步的专业岗位培训打好基础，而毕业后教育和继续教育则是向护理人员进行岗位培训和提供护理科学新技术、新知识，是护士专业水平不断提高和护理学科发展的关键保证。全国医学教育学术会议把终身教育列入医学教育改革的重要内容。国外许多国家形成了从中等水平护理教育到博士教育的多层次、多渠道的教育局面，并增设家庭护理、社区护理、职业护理和培养开业护士等教育项目。从国外护理教育的现状可以看出，从事护理实践的护士以学士学位为主，从事护理教育、护理管理、护理研究等的护理人员则以硕士、博士学位为主。而且拥有高学位的护理人员呈现越来越多的趋势。在我国，要改变以中等教育为主，迅速扩大高等护理教育规模，提高护理教育层次的护理教育改革正在进行。临床一线护士的学历将以大专和本科学历为主。硕士和博士教育立足于培养高层次、高水平的护理师资、护理管理人才和临床护理专家。为了促进护理理论和护理研究的发展，完善护理知识体系，巩固护理专业地位，并使护理专业能适应现代科技的发展。适当扩大护理硕士教育和博士教育，是护理教育的重要发展趋势。

在开展普通高等教育的同时，发展面向在职护士的成年人大专、本科、研究生护理教育的学位教育和非学位教育，如护理继续教育，使在职护士适应工作的变化，提高学习新知识、新理论、新技术的业务水平，提高其心理修养和行动能力。21世纪，终身教育必将深入护理教育中，并成为提高护理教育水平的有效渠道，将对护理教育的改革和发展做出巨大贡献。

五、中西医结合护理教育改革趋势

（一）中国医结合护理教育观念的更新

树立正确的中西医结合护理教育观念是发展中西医结合护理教育的根本保证。

1. 树立事业至上的教育观念

在中西医结合护理教育过程中，我们始终贯彻对学生进行事业至上的教育，着重以正面教育为主。例如，列举护理前辈为振兴护理事业，忘我工作和献身的模范事迹，以教育和感召学生；介绍国内外中西医结合护理发展状况，增强学生的民族自尊心和紧迫感；牢固树立为患者服务的思想，激发护理工作的热情。

2. 树立实用教育观念

中西医结合护理教育的主要目标是培养实用型的护理人才。学生通过护理教育获取的理论知识，要能用于解决他们日后临床中出现的实际问题。护理工作不仅需要理论知识，更需要丰富的实践经验和熟练的技术操作，因此，在护理教育方法上，应遵循人类认识事物的规律，课程一开始便从实际问题入手，逐步培养实用的能力。

3. 树立综合性教育观念

护理教育要适应新医学模式下的护理工作需要，培养的学生应该是全面型人才。这就要求中西医结合护理教师要注意指导学生的学习活动，又要培养他们的观察能力、思维能力和实际操作能力；要培养学生的中心兴趣，又要培养他们的广泛兴趣；同时还要注意培养学生具有足够的社会适应能力。因次，必须将心理学、伦理学、营养学、社会学及大量人文科学知识融汇到中西医结合护理教育内容之中，使护理教育真正成为学生的智慧、能力、情感、意志、品德、修养的全面综合性教育。

4. 树立开拓性教育观念

开拓性教育就是改变老师讲、学生背的传统教育方法，培养的人才由模仿型向开拓型转变。在中西医结合护理教育中，护理教师要通过启发、诱导、传授、训练，增强学生的创造意识，使他们逐渐养成创造思维方式，以便在今后的护理工作中发掘创造性的潜能。

（二）中西医结合护理教育模式的更新

1.多文化渗透的护理教育模式

多元文化狭义上是多学科知识的融合，广义上是整个人类的文明成果及物质文明和精神文明。随着信息的传递，交通的发达，国际往来的增加，如今的医疗护理学科已进入多元文化的新时代。中西医结合护理教育本身就是中西医结合护理的产物，因此，有必要将中西文化融入护理教育之中，探讨多元文化对护理学科的影响和发展，采用多元文化渗透的中西医结合护理教育模式，以满足全人类的健康需要，从而使中西医结合护理走向世界。

2.采用整体护理教育模式

"生物－心理－社会"医学模式得到世界各国医学专家和护理学专家的一致认可，进而带来了医学教育和护理教育模式的适应性转变，如在医学护理教育中增加社会学、心理学、伦理学、人文学等内容，并实行以患者为中心的整体护理。这种整体护理的方法，是中西医结合护理教育的发展趋势。

3.采用双向护理教育模式

护理教师在传授知识与技能时，要注重结合临床实践和学科发展，做到先知先行和知识更新与临床的紧密结合。同时护理教师还要注意倾听学生的想法和意见，创造让学生参与教学的良好氛围。教师对自己的失误或不理解要勇于承认，勇于听取学生的心声，并能及时改正和进一步探求，使双向受益。

4.采用促发能力型护理教育模式

现代教育改革中普遍形成发展个性的观念，就是在教育中要发展个性的特点、强点和闪光点，即一个人潜在的创造力。促发能力型教学模式就是在教给学生基础知识的同时，更重要的是通过多种教学方法，激发他们的强点和闪光点，促使他们在传统的思维基础上去进行发散式思维和创造性思维。

第二节　中西医结合护理教育的层次结构与设置

我国现行的护理教育层次结构是结合国家对护理人才的需求和护理专业发展的需求而定制的，按培养护理人才的等级可以分为中等护理教育、护理专科教育、护理本科教育和护理研究生教育4个层次。另外，中西医结合护理继续教育是对在职的护理人员不断进行知识技能的补缺、增新、拓宽和提高的一种追加教育，是使传统护士学校教育向终生护理职业教育发展的一种新型教育制度。

一、中等护理教育

中等护理教育的任务是培养临床实用型初级护理人员。招生对象为初、高中应届毕业生或具有同等文化程度的青年。报考学生必须通过国家统一命题的入学考试，择优录取。学习年限依学校不同而异，一般为 3～4 年。中等护理教育由国家卫生与计划生育委员会制定护理专业的教学计划、护理学课程的教学大纲和教材。通过系统学习，学生应掌握中等教育所必需的文化基础，本专业必需的医学基础知识和护理学知识，掌握常用的护理理论及基本的操作技能，熟悉病房一般管理，具有对常见病、多发病及急危重患者的观察、应急处理和身心护理能力，具有基本的社会保健知识，毕业后能在各级医院独立从事临床护理、健康教育和疾病防治工作。学生按教学计划修完全部课程，考试及格，准予毕业，发给毕业证书。

二、护理专科教育

护理专科教育的任务是培养具有临床实用型中级护理人才。招生对象多为应届高中毕业生、应届中专毕业生或具有同等学力的青年。护理专科教育的办学形式多种多样，可由普通医科大学或学院开办，也可由高等专科学校、职业技术院校开办，还可以由职工大学、函授大学和民办高校等开办。学习年限一般为 2～5 年；函授大学一般为 3 年；招收医疗单位在职职工、干部的专修科，年限一般为 2 年。通过系统学习，使学生在掌握本专业基础理论、基本知识和技能的基础上，提高专科护理理论和技能水平，掌握本专业的新知识、新技术，具有一定的健康教育、预防保健等能力。护理专科教育的教学计划、教学大纲及教材均由国家统一编写。学生学业期满，考试及格，准予毕业，发给毕业证书。

三、护理本科教育

护理本科教育任务是培养高级应用型护理专业人才。这些护理专业人才既要有临床实际工作管理能力、教学能力，又有一定科学研究能力的护理师。实施护理本科教育的主要机构是各医科大学或学院，招生对象是高中毕业生或大专应届毕业生。高中毕业生通过高考进入大学，学习年限为 4～5 年；应届大专毕业生通过国家统一的自学考试、全日制专科升本科和函授专科升本科等教育形式，学习年限为 2～3 年。通过系统学习，使学生掌握基础医学、临床医学的基本知识及护理学的理论知识与技能；具有常见病、多发病的诊治知识和急危重症护理、专科护理及重症监护的技能；具有护理管理、教学及科研的初步能力，毕业后能从事高级临床护理工作和护理教学、科研工作。国家卫生与计划生育委员会制定本科护理教育教学计划、课程的教学大纲和教材。学生按教学计划规定修完全部课程，考试和考查课程全部合格，达到要求学分者，准予毕业，发给毕业证书，按国家颁布的学位条例规定授予医学学士学位。

四、护理研究生教育

这一层次的护理教育又分为两个层次，即护理硕士研究生教育和护理博士研究生教育。

（一）护理硕士研究生教育

护理硕士研究生教育任务是培养具有专科护理、教学工作、护理管理和护理科研能力的高级护理人才。目前我国实施护理硕士研究生教育的机构主要是各高等医科大学或综合大学护理学院或护理系，招生对象是高等医学院校护理专业或其他高等学校相关专业本科毕业或具有同等学力者，经过国家统一考试，择优录取，学习年限一般为3年。学习期间，由研究生的指导教师按照专业培养目标，制订每个研究生的培养计划。该计划对研究生的研究方向、学习课程、时间安排、指导方式、考核期限、学位论文和培养方法等都有具体的规定。通过系统学习，研究生应具备系统的专业知识和熟练的操作技能；了解本专业方向的国际发展前沿，具备科学的创新精神、临床思维和评判性思维能力、独立科研能力等。研究生各门课程经考试和考查，成绩合格，论文通过答辩，并经国家授权的硕士学位评定委员会批准，可授予硕士学位及硕士学历毕业证书。

（二）护理博士研究生教育

护理博士研究生教育任务是培养具有独立从事科学研究和教学工作能力，能够在科学和专门技术领域内作出创造性成果的高级护理人才。入学对象是已经获得硕士学位或具有同等学力的护理人才。护理博士研究生的学习年限一般为3年。入学后在导师指导下，按照培养计划学习规定的课程，通过考试，并在导师指导下完成科研课题，写出具有一定创新性和学术实用价值的论文，通过答辩，并经国家授权的博士学位评定委员会批准，可授予博士学位及博士学历毕业证书。博士研究生毕业后一般能成为护理学科骨干力量和学科带头人。

五、中西医结合护理继续教育

（一）中西医结合护理继续教育的原则

1. 坚持终身性教育的原则

在中西医结合护理知识不断扩展和更新的年代。中西医结合护理人员要有紧迫感，增强继续教育的自我意识。必须认识到在知识信息的革命时代，仅靠一次性学校教育获得的知识不能适应时代发展的要求，护理人员必须不断地接受教育。

2. 坚持适用性原则

中西医结合护理继续教育在其内容和教育目标的确定上以及教育方式的选择上，都要考虑到共性需要与特殊需要的问题。共性需要的内容要达到全员培训，普遍掌握。对特殊需要的内容要突出重点，重点人员重点培训，即因材施教，按需施教。

3. 坚持超前性原则

在开展中西医结合护理继续教育时要有超前意识，对与中西医结合护理相邻的边缘学科，要列入培训内容，做到超前学习运用，促使其与中西医结合护理更好地融合与渗透。

4. 坚持时效性原则

继续教育的效益是多方面的，包括直接经济效益、科技效益、人才效益、社会效益等，为获取以上效益，中西医结合护理继续教育强调理论结合实际，防止走形式和过场。

（二）中西医结合护理继续教育的形式

中西医结合护理继续教育应该采取因地制宜、因人而异的多层次、多形式、多渠道的办学形式。其中，多层次指不同对象、不同目的、不同水平的培训；多渠道指政府各部、委、局及其培训中心、各企事业单位、各学术性群众团体、各高等院校、成年人高校、各科研院所、生产单位等，都可以举办各种培训班，开展继续护理教育；多形式指可办脱产、半脱产、业余培训班，可采取面授、函授、电化教育、自学加辅导形式及各种新技术讲座、外出技术考察学习等。

第三节　中西医结合护理教育的师资要求

振兴护理事业的希望在于护理教育，振兴护理教育的希望在于护理教师。护理院校的教师是护理教育活动的直接组织者和实施者，是完成护理教育任务的基本力量。没有一支思想素质优良的中西医结合护理教师队伍，要培养大批优秀的中西医结合护理专门人才，振兴中西医结合护理事业是不可能的。因此，正确认识中西医结合护理教师应具有的职业道德与素养，努力建设一支结构优化、素质优良的教师队伍，对提高中西医结合护理教育的质量具有十分重要的意义。

一、中西医结合护理教师的职业道德

（一）对待护理事业的道德

中西医结合护理教师首先应该是优秀的护理工作者，因此，护理工作者的道德规范也就是中西医结合护理教师对待护理事业的道德。护理道德规范把忠诚于护理事业、忠实于人民的健康利益作为护理道德的首要的基本要求。忠诚于护理教育事业是一个道德信念，也是护理专业教师最崇高的美德，就是把护理事业看作一项伟大而崇高的事业。忠实于人民的健康利益也就是忠实于护理事业，就是把人群的健康时刻放在心上，用自己的毕生精力去促进、维护人民的健康并视为自己的崇高职业。

首先，忠诚于护理教育事业，就要热爱护理教育事业，这是护理教师热爱祖国和热爱人民的集中表现和实际行动。它既是护理教师整体崇高声誉的重要标志，又是每个护理教师做好护理教育工作的动力；其次，要有宽广的心胸和乐于奉献的精神，教师劳动工作性质决定了护理教育是一项艰苦的工作；再次，教师劳动效果与他们付出的不匹配决定了护理教师必须具备不计得失和乐于献身的精神；最后，要有高度的责任感和强烈的事业心，这是护理教师做好护理教育工作的强大动力。护理教师的责任感就是要求自己把培养高水平的护理专业人才作为天职，全心全意、勤勤恳恳，毫无保留地奉献给自己所从事的护理教育事业。

（二）对待学生的道德

在我国社会主义条件下，护理教师的职业道德就是共产主义道德在护理教师职业生活中的具体体现。它反映了人民对护理教师的基本要求，作为教师最根本的任务和职业道德核心是热爱学生，使学生获得德智体美劳全面发展，成为优秀的护理人才。

首先，必须爱护和了解学生，这是护理教师热爱祖国和人民的具体体现。护理教师只有爱护学生才能得到学生的尊敬，形成良好的师生关系。密切的师生关系和情感对教学工作的顺利进行和教学质量的提高都有重要的意义。教师对学生的爱护还应表现在对学生的学习、身心和生活上，以学生为重，以深厚的感情对待学生。教师要经常深入了解学生，与学生联系密切，对学生的每个进步与提高都感到喜悦，对学生各方面存在的问题都应热心帮助，耐心教育，尽力帮助解决其困难，克服其缺点，促使学生不断进步。

其次，要尊重和信任学生。热爱学生就要尊重学生，尊重学生的人格、自尊心和正当的兴趣爱好。还要信任学生，信任也是重要的教育力量，它能够唤起学生的自信心和战胜苦难的勇气。相信每一个学生经过教育都是能够进步的。对犯错误的学生要充分体谅他们，信任他们，引导他们改正错误。

再次，要严格要求学生。对学生爱护不等于迁就和袒护学生的缺点和错误。护理教师为了把学生培养成优秀的护理人才，还必须严格要求他们认真地对待学习，严格遵守校规校纪，树立良好的护理道德作风。

最后，要对学生一视同仁，不偏袒，不歧视。因为护理教师的根本目的是培养护理专业的接班人。所以，应公平对待每一个学生，对学生的关心爱护，不以情感亲疏、个人好恶和学生品德优劣情况而不同。

（三）对待患者的道德

护理教师，在临床实践中同样也应是一位优秀的护理工作者。因此，要用道德规范的修养对待患者，不仅要热爱临床工作，而且要精于患者的护理；要以护理多方面的知识为患者提供全面整体的护理，使之处于接受治疗所需要的最佳状态。护理教师要一切从患者的利益出发，爱护患者，平等相待，一视同仁；尊重患者的人格和权利，保护患者隐私；对工作严格要求，一丝不苟；言行举止文明礼貌，表现高尚的道德风貌，以自己的模范行动教育护生。

（四）对待集体的道德

不管是在护理院校还是在医疗机构，护理教师之间的关系，以及护理教师与整个教师集体之间的关系，是护理教师道德生活中的一个重要领域。培养优秀的护理人才有赖于教师集体的共同努力。因此，护理教师要正确处理好与其他教师以及与教师集体的关系。这不仅反映了护理教师的道德水准，而且还直接影响教育效果。护理专业教师首先要尊重和信任其他教师，就是尊重其他教师的人格和声誉，应坚决杜绝因个人恩怨而相互诋毁的行为；还要尊重其他教师的劳动。其次，要支持和配合其他教师的工作，在护理教学工作中，教师之间应相互交流、彼此支持及团结协作，这是护理教育效果显著的必要条件。最后，要尊重和依靠教师集体。教师集体是共同担负教育任务的复杂整体，要使这个整体能有效划一地工作，必须要求所有成员力量协调一致。依靠教师集体的力量是解决护理教育过程中出现各种困难的重要支撑。

临床的各种医疗和护理活动都是集体活动。客观上要求护理教师在工作中要坚持集体主义原则，发扬团结协作的精神。从功能制护理到责任制护理都强调集体的协调及整体合作。虽然功能制护理是按工作内容分工，各自完成任务，但它是围绕患者治疗、护理连续性需要而组成的集体分工合作，各自的工作是为集体负责。按现代护理模式建立的责任制护理方式，更要求树立整体护理观念。责任护士和辅助护士之间的分工，构成了互相协调，互相配合的整体。每个人的分工都要对集体负责，其核心也是来自关心患者的道德责任。

（五）对待自己的道德

首先要以身作则，为人师表。教师的职业特殊性在于育人，教师的劳动始终具有示范性，教师不仅用自己的知识、技能育人，还要用自己的品格育人，用自己的规范语言和模范行为去影响学生。因此，护理专业教师要时刻严格要求自己，在品行修养、学识才能、言语习惯、作风仪表、道德情操、劳动态度和生活方式等各方面"以身立教"，为广大学生做好榜样。

其次是学而不厌，努力进取。护理教师要教育学生，传授学生系统的科学文化知识，培养学生护理专业的真才实学，就必须具有渊博的知识且精通自己所授学科的知识。因为教学不仅是简单地传授知识，而是一种创造性的劳动。当代科技日新月异，新兴学科领域不断开拓，知识更新更加迅速，学科间联系日益加强，这就促使护理教师必须终身努力学习，刻苦钻研，不断丰富自己以适应时代的步伐。另一方面，教育是一门科学，有其自身的规律可循，这就需要教师通晓教育理论，掌握教育规律，运用教育技巧，不断提高自己的教学能力与教学水平。

二、中西医结合护理教师的知识结构

随着医学科学的发展，我们对中西医结合护理教师知识的要求将更为严格。一方面，中医要现代化，走向世界；另一方面，西医也在不断向微观和宏观发展，向分析和综合发展。这就要求中西医结合护理教师既要有扎实牢固的专业基础知识，又要有与医学相关的自然科学和人文社会科学知识；既能适应科学技术的发展，以新知识武装自己，他们又能适应学科的高度分化、交叉和融合，及时充实自己的知识库存。只有如此，他们才能跳出单一的专业研究范围，把其他学科、专业领域内的新知识、新成果与新方法及时地引入到自己的学习和专业中来，有所创新、有所发展和有所作为。

（一）中西医兼备的医学专业知识

1. 中医学专业知识

中西医结合专业的教师，应系统全面地学习中医理论，掌握中医学知识，才能继承和发扬祖国医学、实现中医现代化，发展中西医结合医学。要实现中医现代化，发展中西医结合护理学科，就要继承前辈的学术，了解中医学的历史和现状，掌握中医学的理论、方法和经验，理解中医学独特的思维方式，才能综观全局，站在巨人的肩膀之上，使中医学不断发展和创新，才能在中西医结合护理中有所作为。

2. 西医学专业知识

西医学专业知识是现代医学的重要内容，是进行医学研究和医疗实践的必备基础，也是从事中西医结合研究及临床实践必不可少的专业知识。基础医学知识包括人体解剖生理学、病理学、微生物寄生虫学等，具有训练科学思维方法和研究方法的作用，是培养护理人才必须打好的基础，也是护理教师所必备的知识。医学护理专业知识包括基础护理学、临床护理、护理技术、社区护理等，是培养护理专业人才的主体部分。现代护理学正向着日趋成熟和独立学科高速发展，护理教师必须及时补充知识和调整结构，拓宽专业知识，努力学习最新成果，才能赶上学科和相关学科的发展步伐。总之，掌握了一定的中西医学专业知识，融汇两种医学不同理论体系的内容。在中医整体观念指导下辨证论治，运用现代科学方法及诊察疾病手段，既可以从宏观整体上把握认识人体的生理和病理，又可以根据西医形态学观察，利用现代先进的科学技术从微观上认识人体的组织结构、病理变化，取长补短，全面把握疾病的发生、发展和变化，更有利于对疾病的诊治，提高临床疗效。所以，中西医结合专业的护理教师应十分重视中西医专业知识的课程安排，以充分保证学生完整系统地学习中西医两种专业知识。

（二）具有相关的自然科学知识

自然科学的发展一直促进着医学的发展。目前，自然科学已进入高速发展的时代，各种新思想、新理论和新发现接踵而至，令人目不暇接。比如，电子计算机的应用与普及，原子能的利用，空间技术、生物工程等新技术革命席卷全球，为医学的研究提供了大量的新技术、新方法和新设备。自然科学还包括数学、物理、化学、生物和外语等普通文化知识。这些知识可以开阔护理教师的眼界和知识面，是护理教师道德情操和品德修养的源泉。教育科学知识也是自然科学和护理教师知识结构的重要组成部分，教育实践证明，教学质量水平的高低有赖于教学的有效性和掌握教育学知识的程度。因此，护理教师要获得良好的教学效果，不仅要提高专业知识水平，还要学习教育科学知识，用教育学的规律来指导工作，引导学生形成自主获得知识，提高分析问题和解决问题的能力。

中医学在《黄帝内经》中早已将医学与当时的天文、地理、历史、气象和数学等自然科学相结合，但由于历史的原因而没有能够使之被有效地接纳和吸收，近、现代更没有充分利用先进的自然科学的成果和方法，因而导致中医学在近、现代的发展较为缓慢。因此，当代中西医结合护理教师应掌握必要的天文、地理和气象学等知识，进而有利于了解和把握某些地方病、季节性流行病等发病机制与防治措施，有利于挖掘整理中医理论中的相关内容。护理教师掌握了现代自然科学有关的实验研究和技术手段，对中医学进行深入的探究，就有可能使中医学的各种思辨方法逐步实现其客观化、规范化和标准化。

（三）具有一定的人文社会科学知识

人文社会科学知识，是指对社会现象和文化艺术的研究，包括心理学、社会学、伦理学、人文（哲学、文学、音乐、美术、语言、法学、历史等）等。哲理知识是教师哲学素养的核心内容，是活化知识和发展认识的重要因素，是引导学生全面发展的思想驱动力的组成要素。它能深化教师思想，增强其洞察力，坚定其科学理想和信仰，对教书育人可产生巨大的影响。医学本身是自然科学和社会科学相互交叉的产物，具备自然和社会科学的双重属性。同时，医疗保健的所有重大成果的取得，都不仅仅是生物医学发展的直接结果，还是与一系列社会措施密不可分的。因此，医学与人文社会科学是密切相关的。掌握与医学相关的人文社会科学知识，了解本民族、本地区的风俗习惯、生活方式，就能更好地学习、消化、把握和运用医学专业知识，有效地进行临床工作；就能开阔眼界，从更广阔的文化背景上去理解和挖掘中医学的相关内容；就能深入研究社会心理因素，理解当代医学的发展。具备良好的语言知识和能力，是把握国内外医学科研动态、更新知识、调节知识结构的必要条件，也是向世界各国人民介绍、宣传中医学的重要途径。总之，人文社会科学知识已经是医学发展不可缺少的重要支柱，作为当代中西医结合护理教师，要努力掌握好人文社会科学知识，不断提高自己的文化素质，紧跟现代医学的发展步伐。

三、中西医结合护理教师的能力结构

（一）观察能力

观察能力是指人们运用视、听觉来获得信息及审察客观事物的外在征象的能力。医学研究以及医学实践都离不开观察能力，它是智力的门户和思维的触角。古今中外，许多名医无不具备深入细致和敏锐的观察能力。在临床诊疗时，医者若能深入细致地观察患者的外表、步态、病容、肤色等变化，尤其是善于发现容易被人忽略而又能反映疾病本质的症状和体征，则能提高诊断和治疗水平。在医学研究中认真仔细观察各种现象，分析比较，并善于从中发现疑点和矛盾，提出自己的见解，则会有所创造和发明。

（二）思维能力

思维能力是指人们对客观事物间接的和概括的认识能力，包括分析与综合、比较与归纳、抽象与概括、判断与推理和想象能力。思维能力是能力结构的核心要素。只有运用思维方法，才能深刻地理解中医学的整体性、系统性和高度概括、具体分析、取象比类等方法的科学性，以及继承和发扬祖国医学遗产的重要性。只有运用思维方法，才能把在实践工作中获得的大量资料进行概括和总结，形成科学的假说和理论。

（三）科研能力

科研能力实质上包括洞察能力、分析能力、设计能力、基本实践与实验能力等。其中科研设计是科研过程中的关键环节。科研设计是指科研工作者针对科研的具体内容和方法，进行合理的设想与计划安排。科研设计是否合理，直接关系到科研结果。科研能力在医学科学发展中具有重要的作用，尤其是要继承和发展中医学，实现中医现代化，更需要较强的科研能力，对中医学进行全面的整理挖掘，进行系统的科学研究。因此，中西医结合护理教师需要有一定的科研能力来开展科研活动，为今后中医学的发展和进行中西医的结合研究奠定坚实的基础。

（四）操作能力

操作能力包括临床实际操作能力和科学实验操作能力。实际操作能力指对诊疗

技术的具体操作、接触患者和应急措施等。医学是一门技术性较强的应用学科，在临床实践中，对诊疗技术操作必须达到较熟练的程度，在接触患者方面，应有高尚的医德操守和娴熟的诊疗技术。要善于运用多种知识去观察患者的动态，分析患者的心理，了解患者的需求，取得患者的信任，以便掌握真实病情，制订科学合理的治疗方案。熟练精巧的操作技能、敏捷灵活的思维方法，是作为一个护理教师必须具备的实际工作能力。此外，在医学研究中，离不开实验操作能力。实验操作能力是指操纵仪器设备，并保证充分发挥其功能，顺利获取有用信息的技术操作能力。实验操作能力是保证科学实验正常进行，获得真实科学记录的前提和基础，也是进行医学研究、取得创造性成果、发展医学科学的重要条件。因此，现代医学教师应重视操作能力的培养。

（五）语言表达与沟通能力

语言是由自然语言（各民族地区的语言）、科学语言（各学科所特有的专业语言、外语等）、数学语言等形式所构成。语言表达能力，是指人们运用语言交流知识、经验、情报资料信息和思想感情的一种综合性技能。它包括口头语言表达能力、书面语言表达能力、图表表达能力、数学符号语言表达能力等。语言表达能力是护理教师必须具备的基本功之一，主要包括口头表达能力和书面表达能力两方面。护理专业教师的口头表达能力包括科学准确地选择词和字的能力、熟练使用规范语法的能力、对表达内容进行选择组合的能力和善于运用不同语速、语调与节奏的能力，使之能准确表达自己想要表达的思想感情。引起学生的情感共鸣，并便于学生理解和记录。护理专业教师的书面表达能力包括书写文字端正、条理清晰、用词准确及流畅；板书布置整洁、巧妙和概括性强；写出的评语、总结和文章等简明扼要、逻辑清晰及准确生动。目前医学科学研究的社会化程度日益提高，尤其是中医学更需要向外界广泛地宣传介绍，这就要求从事医学研究项目的个人或集体，都必须通过深入阅读、分析综合、整理大量的文献资料，并撰写学术论文及时报告科研成果，这样科研成果才能得到实践的检验，而且经验技术也得到及时的交流和社会的承认。

护理教师的沟通能力包括善于聆听患者和学生的倾诉，理解他们对问题不同方式的表达，同时能准确、恰当地将自己的要求和意见传递给他们，并使其易于理解和接受；善于与同事交流医疗、教学和科研的见解，取得支持与帮助，合作完成医疗、教学和科研任务；善于与学生家长、患者、患者家属、医院和社区保健部进行沟通，协调各方面的教育影响，并取得他们对护理教学临床见习和实习工作的协作与配合。

（六）组织管理能力

组织管理能力是指由决策能力、计划能力、组织实施能力、指导能力、平衡协调能力等基本要素构成的一种综合性能力。它是护理教师能力结构的重要组成部分，是有效地组织学术活动，发挥学科职能，完成医疗、教学和科研工作的必要条件。一个合格的护理教师，必须有一定的组织管理能力，才能有计划、科学地组织、调动和使用人力、物力、财力，做到人尽其才、物尽其用，组成一个智能结构合理的研究集体，互相协作，攻关克难，共同完成任务。例如，在教学中，护理教师是护理教育活动的组织者，要使护理教育和教学活动有序、高效地开展，护理教师必须具备多方面的组织能力，包括组织课堂教学的能力、临床见习和实习的能力、组织学生的能力、维持正常教学秩序和纪律的能力、组织加工教材的能力等。

（七）处理公共关系的能力

公共关系，就是人与人之间社会的交往关系，也被称为人际关系，即人们在社会生活过程中，通过人际交往而形成的各种相互关系的总称。处理公共关系的能力，则是指一个护理教师善于把握和调节上述人际关系的活动艺术，从而创造出一个良好的生活气氛和工作环境，以保证工作的顺利开展及医疗、教学和科研任务的完成。良好的人际关系是一种客观的环境因素，它有利于工作的开展，振奋精神，调动积极性，从而使自己得到归属感和满足感。

（八）自我优化知识结构的能力

自我优化知识结构能力，是指一个人主要依靠自己的力量获取知识和经验，把握技能及时调整知识结构，使之处于最佳状态的一种实际本领。它是护理教师及时更新知识、提高自身素质的有效手段和基本途径。医学文献和资料浩如烟海，医学发展又日新月异，这就需要教师主动优化自己的知识结构，不断更新自己的观念，尤其是当代中西医结合的护理教师，一方面应勤奋努力地学习，博览中西医典籍，广泛获取各类知识和经验；另一方面应及时学习和了解现代自然科学的新技术、新知识和新方法，不断地更新、丰富和优化自我的知识结构，避免被时代所淘汰。

（九）自知力与自省力

优秀的护理教师能够通过自我观察、自我体验和自我评价而获得清晰准确的自我认知，了解自己所处的位置及自己应努力的方向。在自我认知的基础上，有效地进行自我监督，经常反省自己，克服自身弱点，提高自控能力，自觉抵制各种不良因素的影响，把自己的情感、行为限定在合理的范围内，并能通过自我疏导从矛盾和困境中解脱出来。这种自知还能帮助护理教师根据实际情况，不断地调整自己的思想和行为，用更高的标准要求自己，不断地自我更新和进步，成为学生的表率。

四、中西医结合护理教师的心理素质

心理素质是人类行为的内在驱动力，心理支配行为，行为反映心理，良好的心理素质能提高行为素质。护理教师具有良好的心理素质才能高效积极地推进工作和影响学生人格健康地发展。

（一）坚强的意志力

意志是人们自觉地调节行为去克服困难，以实现预定目标的心理过程。医学教学、科学与卫生保健的认识与实践活动，是复杂而艰巨的任务。为了达到医学领域的某一个具体目的，战胜重重困难，就需要心理上的坚强意志力，即善于排除干扰，坚定不移地为达到既定的目标而不断努力；能在是非曲直面前，当机立断，果断地做出决定；具有长期作战的顽强意志。

教师应具备的意志品质：应具有沉着、耐心和自制的特点；应具备勇敢果断和不屈不挠的坚定性；应富有精力和毅力，工作有条理、有始终。护理教师拥有这一意志品质，才能在中西医结合护理教育工作中，不畏艰险，知难而进，而这一意志品质也是在教育过程中直接影响学生的内在力量。

（二）高尚的情操

教师的高尚情操，是指其对教育价值引起的精神需要，通过自身行为得到满足的主观体验，从而产生的一种情感上的操守。教师的情感特征主要表现为对学生的爱护并且不因种族、性别、贫富、文化等不同而区别对待，要一视同仁，不谋私利，不徇私情；一切从学生的利益出发，在科学精神的指导下，善于践行和坚持正确的教学决策，全心全意地做好教学工作。教师的高尚情操，是建立在对教育热爱和学生尊重基础上的一种典型的师德情操。

（三）优良的性格

性格是指一个人在对待现实的稳定态度及相应的习惯性行为方式。对教师的性格要求：心胸豁达、善于观察、移情理解、客观公正、真实诚恳、谦虚审慎，认真负责，独立判断，沉着冷静，勤奋好学和热爱工作生活等。一名护理教师的优良性格，是在长期的教学实践中逐渐发展形成的，是个体的各种心理活动特征整合的结果。教师一旦走进教室，就应该将个人的问题置之度外，调整心态和情绪，避免对学生学习造成不良影响。护理教师应注意培养自己豁达开朗又讲原则的性格。同时，护理教师在确立以中西医结合护理教育为中心兴趣的前提下，还应培养广泛的学习兴趣，使中心兴趣稳定而持久地发展，使周围兴趣对事业起到有力的促进作用。

（四）善于保持丰富的感染力

中西医结合护理教师在护理教育中的情绪和情感，对学生有直接的感染作用。如善于运用自己乐观向上和积极自信的内心情感感染和鼓舞学生，增进师生之间的情感交流，则更易取得最佳的教学效果。同时教师的工作是一项创造性的工作，有丰富想象力的老师，更能高瞻远瞩，憧憬未来，根据学生的特点预测他们发展的方向，做到因材施教。

第四节　中西医结合护理教学常用方法及教案书写

教学方法是教师实现教学计划和教学大纲的手段，直接影响教学目的实现和教学任务的完成。因此，教学方法在护理教学过程中具有重要意义，是护理教学过程中不可或缺的组成部分，甚至影响整个教学系统功能的实现。

教学方法是教师和学生为完成教学任务所采用的工作方法，包括教师教的方法和学生学的方法。教师借助教学方法，引导学生掌握知识、技能和技巧，并在这一过程中发展学生的认识能力，培养学生良好的学习能力和学习习惯。护理教学方法是指护理教师和学生为完成护理教学任务所采用的方式和手段的总称。护理教师借助护理教学方法，可引导护生快速高质地掌握知识、技能和技巧，发展智力和体力，达到整体素质的全面提高。

教学方法受教育目的和教学内容所制约。在不同的护理发展时期，护理教学的目的、内容不同，护理教学方法也相应地不同。护理教学方法有很多，但是对于教育活动而言，万能的教学方法是不存在的，每种教学方法都具有优缺点。护理学科内容复杂多变，作为护理教师应该掌握多种教学方法，明确各种教学方法的使用范围和条件，选择合适的教学方法以达到最佳的教学效果。

一、护理教学的常用方法

（一）讲授法

讲授法是教师运用口头语言系统，配合一定的书面形式，系统连贯地向学生传授知识、进行教育教学的方法。讲授法既适用于传授新知识，也适用于巩固知识。由于语言是传递思想和交流经验的主要工具，故讲授法是护理教学中最基本的方法之一。

讲授法的基本形式是教师讲，学生听。具体方式主要包括讲述、讲解、解说、讲演、讲评和讲读。讲述是指教师用生动形象的语言，向学生叙述、描绘名物和现象的方式，一般用于教师向学生叙述事实材料或描绘所讲的对象。讲解是指教师对概念、公式、定理、定律、原则等加以解释、说明、剖析和论证的方式，包括解说和讲析。在护理教学中，讲述与讲解应互相结合，穿插应用。解说是说明"是什么"；讲析是说明"为什么"与"怎么办"。讲演是指教师不仅向学生系统全面地描述事实，而且通过深入地分析和事实论证，得出科学的结论，它比讲述、讲解所涉及的问题更深，所需时间更长。讲评是讲授过程中评价有关教材或学习的内容，常带有个人主观意见。讲读是一系列复杂的护理教学互动的总称，是指教师边讲边读或边读边讲，讲读结合，常用于语言教学中，它包括词汇解释、课文讲解、朗读、默读训练、复述、背诵等。这几种教学方式之间没有严格的界限，在教学活动中经常搭配在一起使用。

1.讲授法的优点

（1）操作方便。

讲授法不受时空的限制。只要教师对学科知识有较多的积累并事先进行充分的准备，就可以在任何时间和任何场地使用。

（2）教学效率高。

讲授法可以充分发挥教师的主导作用，使学生能在较短的时间内获得较多的完整系统的护理科学知识。一个教师可以同时与几十名甚至几百名学生进行交流沟通，是一种经济省时的教学方法。

（3）适合传授系统的知识。

讲授法可以让教师完整地、系统地、合乎逻辑顺序地将知识传授给学生，尤其是在讲解一些抽象和难以理解的知识时。教师在传授护理科学知识的同时，除了有助于学生智力的发展，还能有计划地对学生进行思想教育。

（4）新知识传递快。

医学是更新速度较快的学科，教师可以通过知识更新和充分准备，介绍最新的知识，尤其是教材里没有的新知识，弥补教科书上知识更新速度较慢的不足。

（5）帮助学生建立知识框架。

教师生动形象的讲述，深入浅出的分析与论证以及合理的设疑解疑会对学生形成深刻的感染力，帮助学生理解并掌握知识脉络，建立自己的知识框架。

2. 讲授法的缺点

（1）单向式教学。

不利于培养学生良好的学习习惯。讲授法中师生间的沟通常是单向式的，教师居主导地位，学生则处于被动位置，整个教学过程形式单一、呆板枯燥，学习气氛容易乏味，不能充分发挥学生的主观能动性，不利于激发学生的学习动机和兴趣。长此以往，学生会逐渐丧失主动学习和积极思考的学习习惯。

（2）难以因材施教。

讲授法一般要面对很多学生，教学内容、进度等只能考虑大多数学生的需求，不能适合所有学生的需要，因此难以因材施教。

（3）学生注意力不易集中。

据研究显示，学生在被动接收知识的学习过程中，能够集中注意力的平均时间约为20分钟，之后注意力就开始下降。如果在教学过程中，教师教学方法单一或教师本身语言表达技巧不够高明，学生容易出现注意力不集中，进而影响教学效果。

（4）对教师授课的要求较高。

学生通过讲授法得到的是教师消化过的"二手"资料，所以教师对教学内容的掌握程度对讲授法的效果有很大的影响。教师必须对讲授的内容准备充分并对学科知识系统掌握，再配合准确且易于理解的表达技巧，才能很好地呈现学科内容。

（5）不利于培养学生的创造性思维。

讲授法的特点是以教师讲授为主且教学内容以结论性知识居多，因此难以引发学生对知识较为深入的思考，不利于激发和培养学生的创造性思维能力。

3. 讲授法的应用技巧

讲授法既有其突出的优点，也存在不可避免的缺点，因此，教师需要有意识地运用技巧弥补这些缺点，从而提高教学效果。

（1）讲授内容的准备和组织。

教师作为知识的传授者，必须有较好的知识基础，掌握丰富的信息资讯。教师的知识越丰富、投入越多，讲授的内容越深刻、课堂感染力就越强。对护理院校的教师来说，更要注意及时补充新知识、新进展和新成果，这样才能让学生及时获得正确的资讯，培养学生的评判性思维能力。另外，要取得良好的教学效果，教师不能生搬硬套、平铺直叙地将教材的内容直接灌输在课堂上，而是要将授课内容符合逻辑地有机组织起来，让学生更好地掌握学习的重点。教师可以在上课前把本次讲授内容的要点以及相互关联的知识点印刷成学习指南提前发给学生，授课时围绕每个主题下面的 3～5 个重点来组织教学。

（2）导课的应用技巧。

好的开端是成功的一半，因此不能忽视导课的重要性。导课的形式有很多，常见的有以下几种：①直入主题式，教师直接介绍本次授课的主题、主要内容和目的要求，让学生明确本次授课内容和重、难点。②温故式，简单复习上次授课内容或以前学过的与本次课程相关的知识，自然过渡到本次课程。③故事式，教师可选用与本主题有关的故事或奇闻轶事作为授课的开始。④提问式，用精心设计的提问作为开始，再通过学生回答和教师补充或给出答案而引入课题。⑤演练式，通过有针对性地展示标本、模型和录像等教学工具或者做一些实验、练习来作为上课的开始，使学生对新课程先有个直观的印象。⑥即兴式，通过与周围的环境、天气和人物等联系，即兴发挥，调动学生学习的积极性来导出新课程。

（3）语言表达技巧。

语言表达的技巧主要包括以下几种：①教学语言的表述要符合专业术语，例如，静脉注射不能说成"点滴"或"挂吊瓶"。②教学语言要注意口语化，既要避免照本宣科，又要注意讲解性，对重、难点部分可以适当重复并通过举例进行解释。③在授课时要避免平铺直叙，可以通过生动形象、准确恰当的语言来吸引学生的注意力。④语言表达要清晰，研究证明语言的清晰度和学生的学习效果呈正相关关系。⑤可适当应用一些有吸引力的词汇，如"更重要的是""关键的是"等。⑥注意表达的逻辑性和系统性，避免用专业词汇去解释专业词汇。⑦合理使用停顿以集中学生注意力。

非语言表达的技巧，主要包括手势、面部表情、眼神、体态、副语言等。授课时要注意以下几点：①语速和音量要适中，应保证坐在最远的学生也能清晰地听到。②合理运用于手势来增强感染力，教学手势多在肩部至腹部之间平稳运用，一般不可幅度过大，频率过快。③教师要学会运用表情来鼓励学生，同时也要善于通过观察学生的表情变化来获得学生的反馈信息。④尽量多用眼神与学生沟通，不要忽视坐在远处或角落的学生。⑤讲课时体态端正，可以适当移动身体来吸引学生的注意力，但移动不要太过频繁，更不能扭捏造作。

（4）建立师生间的双向沟通。

在教学过程中，教师应运用穿插问答或讨论，以便了解学生是否能听懂，进而调整其教学进程。

通过穿插其他教学方法来调整讲授时间的比例。为了兼顾教学进度和教学效果，当教师在使用讲授法时，可以适度调整讲授所占的时间比例。常见的方式包括以下几种：①在一节课中，大约用40分钟的时间讲授课程，然后约留10分钟的时间让学生讨论或发问。②可将一节课分为2个段落，前后各讲授约20分钟，中间则穿插讨论、问答或练习。③可将全单元2/3的时间用作讲授及问答，最后留1/3的时间用来讨论。

配合教材适时适量地使用教学媒体与教具。为了避免教师所提供的信息刺激源只有声音。教师应配合教材内容适时适量地增加其他感官的刺激，如幻灯片、视频、图片、模型和实物等。

（5）提问的应用技巧。

常见的有以下几种：①根据教学需要在关键处设置问题。②问题的设置要具有启发性。③问题设置应具有不同层次，在发问顺序上应由浅入深，由易到难，循序渐进。④问题的难度适中，使大多数学生能通过努力回答出来。⑤教师在提出问题后要给予充裕的时间让学生进行思考，等学生回答之后教师也要给予一定时间让学生去思考如何完整地回答问题。这就是提问后的"第一等待"和"第二等待"。⑥一般可以先提问中等水平的学生，同时提醒全体学生注意，待中等生回答后再请优等生补充，切忌先点人后提问或专门提问优等生。⑦当学生回答问题不够完整和准确时，教师应耐心并设法点拨提醒学生，例如通过分解难点、变换角度、适当提示等来化难为易。

.（6）结课的应用技巧。

结课的形式与方法很多，常用的包括以下几种：①自然式结课，是指按照讲课进程，讲到哪里就在哪里结束。常用的语言如"今天就讲到这里，下课"。但要做到水到渠成，这就要求必须精心设计教学内容，准确把握教学进程。②设置悬念式结课，给学生留下一个有待探索的未知数，激起学生学习新知识的强烈兴趣。③提问式结课，通过提问或测验来了解教学效果，澄清讲授中的疑惑。④总结式结课，对本次所学内容进行系统地整理和总结，使学生获得一个完整的知识体系。⑤发散式结课，将所得的结论拓宽延伸，提出新的问题促使学生更深入地思考，以启迪和开拓思维。

4.教学步骤

目前讲授法的教学步骤是"三段式"，即把讲授法分为准备阶段、讲授阶段和反思阶段。

（1）准备阶段：①制定明确具体的课堂目标。教师应该仔细钻研教学大纲和教科书，参阅一些最新参考资料，然后明确课堂目标。课堂目标既能帮助教师从整体上把握一节课的教学，又为每一阶段的教学提供了依据，同时也为教学评价明确了标准。课常目标一定要切实可行，必须与学生的学习能力、学习兴趣、学习资源等相适应。②了解学生。对学生情况的了解可以帮助教师因材施教，避免盲目教学，而且也有助于建立良好的师生关系，创造和谐的课堂氛围。教师在授课前，要全面了解听课学生的人数、基础知识、学习态度、理解能力、兴趣爱好和学习方法等。③拟定和准备教学内容。研究表明，教学内容过多、过细不利于学生掌握教学内容。因此，准备教学内容时，首先要精选教学内容。其次是区分对待基本教学内容、推荐教学内容和可选教学内容，其中课堂教学和考试主要是围绕基本教学内容进行的。再次是抓住重点教学内容并精心准备，并明确此次授课的教学难点，分析产生教学困难的原因并确定解决难点的办法。教学内容选定后，还必须按照一定的逻辑关系组织教学内容。④制订一份详尽的授课计划。对授课过程中的各个环节、步骤和方法进行认真的研究，拟定比较详细的教学实施构想，即教案。教案的格式每个学校都不同，一份规范的教案一般包括授课课程、授课对象、授课时数、课堂教学目的、教学内容和时间分配、教学组织形式和方法、重点和难点、授课日期、使用的教学媒体、复习要点、思考讨论题、教材及参考书、授课后的评估方式等。要写出一份合格的教案，必须注意全面掌握教材，重、难点突出，条理清晰，语言准确通顺。

（2）讲授阶段：①导课。导课的主要目的是导出课堂的主要教学内容，对待定的学习任务起到承上启下的作用。同时也是为了激发学生的学习兴趣，建立一个良好的课堂学习气氛。导课的具体形式和方法多种多样，所用时间一般不会超过本次课程用时的5%。②授课。授课部分是讲授法的中心环节，包括基本知识、基本理论以及支持理论的论据和实例，所占时间一般在本次课时的90%以上。授课应按照教案进行，但又要根据课堂的具体情况，灵活掌握。③结课。结课就是本次课程的结束部分，通常为讲授结束后的总结。结尾部分作为整个课时的一部分同样也会影响教学效果，所以同样需要引起重视，所用时间一般为本次课时的5%左右。

（3）反思阶段。教学后的反思内容主要包括以下几种：①是否达成了全部教学目标。②内容的讲述是否条理清晰、逻辑分明和系统完整。③教学手段的运用是否恰当。④学生的反应是否热烈。⑤是否真正激发出了学生的学习动机。

（二）谈话法

谈话法，又叫问答法、提问法，是教师根据学生已有的知识和经验提出新的问题，引导学生进行积极思考，通过师生间的对话得出结论，让学生获得知识和发展智力，从而得出达到教学目的的一种教学方法。谈话法历史悠久，古代希腊哲学家苏格拉底也曾运用这种方法（产婆术）进行教学和传播自己的思想。

1.谈话法的优点

（1）能充分激发学生的思维活动，调动学生学习的兴趣和积极性，使学生通过独立思考来获得知识。

（2）对于发展学生的语言表达能力和独立思考能力和习惯有积极影响。

（3）从心理机制看，谈话法属探究机制，是使学生们变被动学习为主动学习的方法。

（4）通过谈话，教师能了解学生对知识的掌握程度，及时得到学生的反馈，有利于教学方法的改进。

（5）谈话法在护理学科的各门课程教学中均可选用，同时也适用于临床参观、见习及实习等现场教学形式，易于使学生保持注意力和兴趣，消除从课堂到临床的陌生和神秘感。

（6）了解和模仿教师的临床思维逻辑，培养分析和解决问题的能力。

2. 谈话法的缺点

（1）谈话法耗时多，教学效率低。

（2）对教师的谈话内容、形式和时间等提出了更高的要求，如果谈话不科学，易于流于形式，就会丧失谈话法的意义。

3. 谈话的形式

（1）根据问题的层次分类：知识层次的谈话；综合层次的谈话；评价层次的谈话。

（2）信息交的形式分类：特指式谈话；答式谈话。

4. 谈话法的技巧与要求

（1）教师应充分准备。谈话法是一种以问题引导学生获取知识的教学方法。问题的设计是该法运用的关键。教师应根据教学大纲、教学目标和授课计划设计合理的问题，所提出问题既要包括基本概念、基本原理，也要突出重点和难点，同时提问应具有启发性，并运用综合思考的机会以引发学生谈话积极性，主动学习，培养学生善于发现问题，提出问题，综合分析并解决问题的能力。此外，还要注意所提的问题应难易相当，符合学生的知识水平和理解水平。

（2）教师应组织安排好谈话：①谈话要按计划、有条不紊地进行，要围绕谈话的主题进行。②一次最好只问一个问题。③提问时注意发问的语气和时机。④提问没有正确答案的问题，有利于提高学生的发散思维能力。⑤提问能引起学生间相互讨论的问题，并用适当的限定词来提问。⑥提问的节奏应快慢适当，要根据问题的多少，难易和提问对象的程度来掌握时间。⑦提问的对象要普遍，对不同性质和不同程度的问题，要适当让不同学习程度的学生回答。⑧对回答问题较好的同学应予以鼓励，对回答不全或有错误的同学也不能指责批评，以免挫伤其参与谈话的积极性。⑨教师要注意提问时2个等待的时间。⑩避免提问单纯用"是"或"不是"回答的问题。

（3）谈话结束后，教师应进行小结。小结包括教师概括问题的正确答案，澄清谈话的疑惑部分，重申谈话的重、难点，让学生把握本次谈话的主题；对学术界有不同答案的问题，应适当介绍。

（三）讨论法

讨论法是学生在教师的组织和引导下，以小组或班级为单位围绕某个题目，通过发表看法、相互交流、相互启发和相互分享而达到预期教学目标的一种教学方法。其基本特点是将教师指导、学生个人独立钻研、集体交流学习三者有机结合在一起，以培养学生对知识的运用能力和临床思维能力，达到交流思想和学习知识的目的。讨论法一般适用于具备较为丰富的基础知识的高年级学生。讨论法随运用形式的不同，分为课堂讨论和会议讨论，全班讨论与分组讨论等形式。

1. 讨论法的优点

（1）学生参与性强，激发学习兴趣。讨论法改变了讲授法中教师的主导地位和教学呆板严肃的课堂气氛，而是由学习水平相近的学生共同参与，让学生在相互交流中掌握知识，从而激发学生的学习兴趣。

（2）加深对知识的理解。在讨论过程中，学生通过与他人的交流、辩驳和自身的思考增进对知识的理解和理论知识的运用，经过自己探索和思考的过程，学生理解和掌握知识会更加全面和深刻。

（3）提高沟通表达能力，改善人际交往。沟通能力是学生必须掌握的核心能力之一。学生通过反复参与讨论，逐渐学会如何聆听其他同学的意见，运用语言和非语言技巧表达自己的想法，正确对待与自己的不同观点，进一步提高沟通和表达能力，增进师生间以及学生之间的了解，改善人际关系和发展人际交往技能。

（4）培养团队合作精神。在讨论过程中，学生共同收集资料和讨论，分工合作，可以帮助学生养成合作学习的习惯，增强团队合作能力。同时在个人的分享、辩论与合作中能使学生养成尊重他人和容纳异己意见的民主风度。

（5）加强分析和综合能力。讨论法有助于学生听取、比较和思考不同的意见和观点，培养学生的评判性思维能力和独立思考能力，提高分析和综合能力。

2. 讨论法的缺点

（1）教学条件的限制。采用讨论教学法，对于所讨论的问题若事先没有充分的准备或没有收集到足够的资料，往往只能对问题泛泛而谈或流于形式。学生获得的可能是片面和零碎的知识，从而降低了知识积累的程度。另外，教室人数过多或者座位摆放不合理等都可能使讨论无法有效地进行。

（2）时间的限制。讨论常需要花费较多时间，若指导教师或组长控制时间的能力不足，很可能会费时劳众，无法在单位时间内完成预期的教学任务。

（3）教学管理的限制。讨论教学法需要指导教师具有多方面的教学管理技能，包括讨论题目的选择、讨论过程的调控、突发事件的处理等。例如，在讨论时，指导教师或组长若不善于鼓励沉默者发言或为其创造发言的机会，那么整个时间可能被少数同学所垄断，性格内向、学习能力不强的同学则达不到最初设定的教学目的，从而大大削弱了讨论的意义。

（4）讨论分寸的限制。相互讨论或彼此辩论，固然可集思广益，但若不注意民主操作，意气用事，各执己见，往往容易造成相互敌对的状态，影响教学效果。

3.讨论法的应用技巧

（1）制订讨论计划前先评估学生的讨论能力。学生的收集资料能力、分析和解决问题能力、合作学习能力以及人际沟通能力等都是讨论得以顺利开展的基本要素。教师应该根据教学内容、教学要求和学生实际水平来设计讨论的内容和问题，在刚开始应用讨论法时讨论的内容可以相对较少，问题的选择也尽量接近学生熟悉的知识点。一段时间后，学生的讨论能力提高了，再逐渐增加讨论难度。

（2）讨论前做好充分的准备。一方面，要选择恰当的讨论内容和形式，另一方面，指导教师也应对与题目相关的材料做细致的了解，以便应对讨论时学生的一些提问或突发状况。当然，教师还应对讨论课的组织方式进行充分的设计，如论题的组织、分组方式、座位安排及引导方式等。讨论的问题设计是否恰当和巧妙，是能否成功开展讨论的重要因素。

（3）讨论课的引导技巧。在讨论过程中，以下技巧可以帮助教师更好地进行引导：①对学生讨论过程中一些有意义或需要澄清的问题做简单的笔记，以便在适当的时机进行引导。②把讨论的主题写在黑板上，以随时提醒学生讨论的主题。③用表情或肢体语言来控制讨论的进程，如点头鼓励继续、手势示意停止等。④如果发现讨论离题了，应该及时制止，但要注意表达技巧。⑤仔细倾听学生的发言，当有独到的观点时应表示鼓励。⑥避免讨论恶化为激烈的争论，但通常不要在学生刚开始争论时就打断他们。如果有小组讨论过于激烈，可以采用要求学生举手发言来放慢讨论节奏、换用新的讨论问题、把有冲突的内容作为课后作业、先休息一下暂停讨论等方法缓和气氛。⑦讨论期间最好有1～2次短暂的停歇，让学生有休息的机会和思考问题的时间。

（4）小组综合报告时的技巧。在小组代表行讨论结果报告时，应注意以下问题：①若其他小组的学生对该组的内容提出质疑时，需该组的代表或组内其他同学答复或补充说明。②要及时打断过于冗长的学生总结发言。③每组除口头报告外，一般还要求课后向教师提交书面报告。④在综合报告进行期间，教师可根据各组报告内容及技巧等方面的表现，做出成绩的初步评定。

（5）教师概括总结的技巧。教师对讨论课的概括总结应注意以下3个方面：①对学生讨论内容加以归纳和评价。②补充教师对讨论主题的基本观点，即带有结论性的意见。对本次讨论课的评价，既要肯定和表扬好的方面，也要指出有待于改进的地方。

4.讨论法的教学步骤

（1）确定讨论目标。讨论教学要达到的目标有两大类：一类是学术目标，主要是为了完成学生的学习任务，一般要根据学生的学习水平来定；另一类是技巧目标，主要是为了加强学生分享、表达、交流、探索、思考和解决问题等方面的技巧。许多教师往往只重视学术目标而容易忽视技巧目标，实际上没有一定的合作技巧，小组活动是很难顺利开展的。

（2）选择讨论内容。在组织讨论之前，教师应该明确讨论内容。讨论内容的选择原则是具有讨论的价值，能引起学生解决问题的兴趣和积极的思维活动，同时兼顾教学目标、教学内容和学生的实际水平。

（3）明确讨论题目。讨论题目的提出形式最常用的有以下3种：①由教师或师生共同确定讨论题目，各小组的论题相同。②由学生提出小组讨论的问题，各学习小组论题相同。③各小组根据自身需求围绕主题提出各小组的论题，各组论题可以不同。

（4）指导分组。科学合理地分组是有效进行讨论教学的必要条件。不同内容、不同形式和不同学生的讨论教学对于小组人数的要求是不一样的。小组人数一般以5～6人为宜。一般分组后，每组推选一个组长，其任务是负责分配工作并主持小组讨论。

（5）组织实施讨论。讨论的指导教师应先合理安排好各组学生的座位，一方面，要求教师很容易靠近每一小组，但小组间讨论又不会相互干扰；另一方面，小组内的座位安排能使各小组成员之间相互靠近、平等交流。讨论正式开始前，一般先由组长报告讨论的内容，指定记录人员，设定每个人发言的时限，鼓励组员积极发言等，然后开始讨论。在讨论过程中教师要加强巡视和蹲点指导相结合，全面了解各组讨论情况，引导学生围绕论题中心讨论，及时纠正偏离主题或讨论停止的情况，鼓励学生积极发言、勇于探索。

（6）概括总结。各组学生的结论可能不同、也不完整，所以在讨论结束后，一般要在教师引导下进行概括总结。首先每组分别推选一人做总结报告，分享各组的学习心得及讨论结果，彼此交流经验，然后教师进行概括总结，可归纳讨论得出的观点，阐明正确的概念、观点，也可提出需进一步解决的问题，让学生自己去学习和研究。有时这个环节也可以由教师引导学生来完成。

（7）效果评价。评价工作可由教师和学生共同完成，评价内容包括讨论内容、讨论形式、分组情况、分工合作、行为表现及学习心得等。

（四）演示法

演示法又被称为示教法，是指教师通过展示实物、直观教具或实验程序、示教表演来说明、论证传授知识和技能的一种教学方法。这种方法以演示为中心，通过教师示范、学生观察，使学生了解操作程序、技能技巧，理解并掌握演示中蕴含的知识和技能。演示法在护理专业的各门课程中都可运用，主要适用于理解和掌握各种护理实验、操作技能以及一些概念、原理等。

演示法的种类，按教具可划分为四类：实物、标本和护理模具的演示；图片、图画和图表的演示；实验及实验操作的演示；幻灯片、录音、录像和教学电影等的演示。按演示实物的单面或整体可划分为两类：演示单个或部分物体或现象；演示事物的发展过程。随着现代视听工具的不断发展，演示的内容及范围将更加扩大，不受时空的限制，演示法在护理教学中的作用将显得更为重要。

1. 演示法的优点

（1）有利于学生掌握知识和技能。演示法往往有很强的真实感和直观感，能形象具体地解释所要传授的知识技能，在很大程度上缩短理论与实践之间的距离，使学生获得丰富的感性材料，加深对学习对象的印象和理解，帮助学生形成正确的概念、巩固知识和技能。

（2）为学生提供不同的学习经验。演示法能帮助学生运用多种感官进行学习，包括观察、聆听、提问和实践操作等，从而提供不同的学习经验，有利于培养学生的观察能力。

（3）学习兴趣。演示法强调将知识与实验、图像、实物等联系在一起，能够激发学生的学习兴趣，使学生集中精力、活跃思维，认真学习，巩固知识和技能。

2.演示法的缺点

（1）费时费力。演示法在实施前，教师需要做好认真的准备工作，如准备物品、练习操作、场地安排等。因此，演示法常需要花费更多的时间、精力以及费用等。

（2）较难把控学生的注意力。在教师示范时，学生既要关注这个步骤的具体操作技能，又不能忽略各个步骤的前后顺序及整体关系。因此需要高度集中注意力。但学生的注意力是有限的，长时间的学习，可能会出现注意力分散或浮躁等不良情绪，尤其当教师演示的内容学生不熟悉或不感兴趣时。

（3）受教学内容和教室环境的影响较大。演示法并不适合所有的教学内容。一般说来，演示法主要适用于技能性内容的教学。另外，教学环境也影响演示法的实施。如果教室环境过于嘈杂或拥挤，学生听不到演示的说明或看不见演示的全过程，就可能会使演示流于形式。

（4）对教师要求高。要很好地实施演示法，教师需要在讲解说明的同时运用娴熟准确的操作技巧，如果教师无法做到正确流畅的演示，可能会导致学生对教师提出质疑和产生不信任，进而失去演示的意义。

3.演示法的应用技巧

（1）做好充分的准备工作。一方面，在应用演示法前，教师要做好详尽的演示计划，包括演示的方式和内容、演示的基本步骤、演示场地的布置、相关材料的准备、设备的检查以及预先的练习等；另一方面，在上课之前教师应该仔细设计好师生的最佳位置，以确保所有学生都能清楚地看到和听到演示的全过程。

（2）展示教具要适时。演示内容密切结合授课内容进行，过早展现教具会分散学生的注意力，削弱新鲜感，降低感知兴趣；过迟展示会显得教学内容不紧凑。另外，教具也不能过早拿出，学生容易过于专注教具而影响听课，教具使用后应即刻收存，以免分散学生注意力。最后教具也不宜过多，以免学生"走马观花"，有"看热闹"之感。

（3）演示过程中的应用的技巧：①演示重要的操作技能前先将整个操作的基本步骤按先后顺序写在黑板上或用多媒体显示在屏幕上。②教师示范时，动作不能过快，但每一个小动作都必须正确、完整、熟练、流畅，让学生有时间对每个环节进行仔细观察和学习。一般可以先用正常速度演示一遍，然后再放慢速度，将操作动作分解示教。③为了使学生了解示范动作的意义，教师应一边示范，一边口头解释。这种讲解应简洁明确，以免学生因专注聆听而疏于观察。有时，教师也可以在演示进行一段时间后稍停一下进行解释，或者先整体演示一遍，第二次演示时再辅以解释说明。④采用录像示范时，应以正常的速度将全部内容放映一遍，使学生先有一个完整的印象和概念，然后再以慢镜头展示每一个动作或视情况配合示范，务必使学生都能看得清楚明白。

（4）联系强化过程的应用技巧：①在演示结束后，教师可以通过提问、学生演示等方法检查学生是否明确了演示的内容。最好能针对演示的要点再次进行总结，增进学生对相关技能的掌握。②学生模仿练习时，教师要巡视指导，表扬鼓励练习效果好的学生，及时纠正错误或不当的操作，营造一个友好的练习气氛。一般个别错误，教师可以当场给予指正。共同的错误，可以先将其记录下来，等练习告一段落后，再予以纠正。必要时重新示范。③模仿练习到一定阶段时，教师最好能实施评价，评价的方法应根据教学目标及评价标准实施，评价时如发现错误，最好能及时指出纠正。

4.演示法的教学步骤

（1）提出主题，引起学生兴趣。在演示之前，教师先提出演示主题，向学生介绍演示主题的重要性，使学生产生学习兴趣，从而集中注意力，专心致志地进入参与演示教学的状态中。

（2）说明目标。教师最好能在演示之前说明要达到的目标及讲解演示中可能涉及的相关知识。强调观察演示时学生需要注意的细节，让学生在观察演示前对演示主题有一个基本的认识

（3）进行演示。教师在说明演示概况的基础上进行操作示范，使学生对演示主题有一个整体性的认识。对护理操作技能教学来说，教师示范环节十分重要。因此如果有必要，教师可以进行二次或多次演示。

（4）练习强化。演示结束后，一方面，教师可以提出一些问题，让学生围绕主题做进一步思考；另一方面，技能需要反复练习才能熟练和准确，学生在教师的指导下亲自实践操作并且反复练习，进一步强化演示教学的效果。

（五）角色扮演法

角色扮演法是教师根据教学要求，启发及引导学生通过角色表演和情境想象，

共同探讨情感、态度、人际关系、价值及解决问题策略来学习新知识的一种教学方法。

1. 角色扮演法的优点

（1）寓教于乐。角色扮演具有较强的趣味性，有助于调节教学气氛，激发学生参与的积极性。

（2）通过角色扮演，学生可以进一步增进对他人的了解，体验他人的情感，增进人际交往技能和同理心，有助于学生对复杂行为的理解认识。

（3）角色扮演可以帮助学生认识行为之间的因果关系及相互联系，培养其解决问题的能力和组织活动的能力。

2. 角色扮演法的缺点

（1）角色表演比较局限，并非适合所有的教学内容，且不适合初学者。

（2）角色扮演法传递信息少，速度慢。

（3）要求表演者在各方面都要做好充分的准备，如场地、道具等。

（4）不是每个学生都能有机会参与角色表演，且表演尺度较难把握，学生如果表演不当，可能会使其有挫败感或影响教学效果。

3. 角色扮演的技巧

（1）表演人数不宜过多，一般为 2～4 人，以免影响观察效果。

（2）演的目的必须以教学要求为基础。

（3）表演的时间不宜多长，应在 15 分钟以内。

（4）让学生明确其所扮演的角色要求，然后再让其自由发挥。

（5）教师应对整个表演过程加以指导和控制，使表演有条不紊地进行。

4. 角色扮演法的教学步骤

（1）设计情境问题。情境应根据教学目标和教学内容设计；还应该具有一定的戏剧冲突性，这样可以激发学生的表演欲；情境尽可能接近真实，这样容易产生移情及共鸣。

（2）挑选角色。扮演者一般是根据角色特点指派或让学生自愿报名参与；在选定角色后，教师应该帮助演员分析角色特点。

（3）场景布置。设计和确定具体情境，如场地、对话、服装、道具等。

（4）观察者的准备。教师要向充当观察者的学生强调本次角色扮演的学习目标和注意事项，可以根据需要布置观察任务。

（5）表演与观察。观察并记录表演者和观察者的行为。

（6）评价及修正。教师组织和鼓励学生回顾角色扮演的过程，表演者谈论自己的表演体验，观察者谈论自己的观后感；讨论扮演中存在的问题以及如何进行修正完善；教师应努力营造轻松、自由的气氛，注意从多个角度引导学生进行分析探讨。

（7）共享经验与总结。学生根据讨论和评价的结果中总结所领悟到的东西，获得在相似情境下解决问题的能力。

（六）参观法

参观法是教师根据教学要求和任务，组织学生对实际事物进行现场观察、接触和研究，从而获得新知识或巩固、验证已学知识的一种教学方法。

按照教学过程中安排的时间不同，参观的种类可分为准备性参观、并行性参观和总结性参观。准备性参观是在讲授课程前，先组织学生去参观课程相关事物，目的是给学生学习新课程积累必要的感性经验和引起学生学习新课目的兴趣，为学习新课打下基础。并行性参观是在讲授课程的进程中，为了使理论与实际更好地结合起来，而进行的参观。总结性参观是在讲完课程后，组织学生去参观已讲过的内容，目的是巩固和加深课堂上已经学过的知识。

1. 参观法的优点

（1）有效地使教学和护理实践紧密地联系起来，帮助学生加深对所学知识的理解和运用。

（2）能激发学生的学习积极性，能拓宽学生的知识领域，提高学生的认识能力。

（3）学生在接触临床护理实践工作中，端正其专业态度，明确其职业道德。

2. 参观法的教学步骤

（1）参观前要制订切实可行的参观计划和准备工作。教师根据教学大纲准备参观的程序、内容、地点和观察对象等。出发前，教师做好组织动员工作，师生要明确参观的目的、要求及注意事项，保证参观活动顺利进行。

（2）参观过程中要了解研究主要的、本质的内容，体会课程的重难点；要注意启发学生提出需要解决的问题，并给予解答；要指导全班学生注意力集中到参观活动中去，指导他们搜集资料并做简要笔记。

（3）参观结束后，教师组织学生座谈讨论并进行总结，把学生在参观时获得的知识进行概括和归纳，引导其将参观的感性认识上升为理论知识，并指导学生写出参观报告。

（七）实验法

实验法是指在教师指导下，学生利用一定的仪器设备进行独立作业，通过操作、观察学习来验证知识、获得知识，以培养和提高实验技能、技巧的一种教学方法。实验法分演示性实验、验证性实验和设计性实验。演示性实验一般在进行新课之前操作，让学生对新课有一定的感性认识。验证性实验则在讲完新课后操作，以检验所学的知识。设计性实验（开发性实验）对实验要求较高，一般在学生具备一定的基础理论和实验技能的基础上进行。

1.实验法的优点

实验法是学生通过观察与操作获得直接经验，并与书本知识相结合以加深对概念、规律、原理和现象等知识的理解，有利于发挥学生的主体作用，有利于培养学生的观察能力、思维能力和动手操作能力以及探索创造精神和严谨的科学态度。

2.实验法的基本教学步骤

（1）根据教学大纲编制实验计划，内容包括实验项目、内容、步骤、所需仪器、材料、工具、时间等，编写实验指导书，明确实验目的、方法、要求及分组等。

（2）应做好充分准备。实验前应进行预实验，及时解决出现的问题；仔细检查仪器和实验材料，以保证实验的顺利进行和安全性，取得正确的实验结果；要做好组织工作，合理分组，并向各组提供必要的仪器、设备和材料，鼓励学生亲自动手做好实验前的一切准备工作。

（3）实验进行时要做具体指导。实验开始前，教师应简明扼要地说明实验的目的、要求、原理、操作过程及仪器设备的使用方法，必要时进行演示。实验过程中，教师要通过巡视，及时发现和提出问题，纠正实验中的错误，还要鼓励每个小组成员都应亲自动手操作。如发现大多数学生碰到共性困难时，应暂停实验，进行指导性说明后，再继续实验；如发现个别学生遇到困难时，教师可帮助指导，但不可包办代替。

（4）实验结束时要进行总结。实验结束时，学生代表报告实验的进程与结果，然后由教师做出明确的结论并简单概括实验中的优缺点以及克服缺点的方法，并要求学生上交实验报告，做好清洁工作。

（八）练习法

练习法是教师指导学生完成教学活动，以巩固知识和形成技能、技巧的一种教学方法。这种方法在护理各门学科教学中广泛运用。

1.练习法的种类

（1）表达能力的练习，如外语教学中的口语和会话、回答问题等。

（2）解答问题的练习，在《医用化学》《高等数学》和《卫生统计学》等学科教学中运用较多。

（3）绘图练习，在《生物学》《组织胚胎学》《微生物学》《寄生虫学》等学科教学中运用较多。

（4）技能技巧的练习，如《医用化学》《医用物理学》《卫生统计学》中的计算练习；《医用化学》《生理学》《生物化学》《药理学》中的实验技能、技巧的练习；《基础护理学》《内科护理学》《外科护理学》《妇产科护理学》《儿科护理学》中的操作技能、技巧的练习等，在护理教学中被广泛运用。

2.练习法的优点

（1）把知识变成技能、技巧，能使学生更加牢固地掌握知识，发展记忆、思维和想象等能力。

（2）能培养学生克服困难、始终如一、认真工作的优良品质。

3.运用练习法的技巧

（1）练习前，帮助学生明确练习的目的要求。掌握有关练习的基本知识和理论知识。这样学生才会提高自觉性和积极性，高速保质地进行练习；理论联系实践，使知识掌握得更牢固，有目的地练习，才能避免机械盲目地练习。

（2）练习过程中，帮助学生掌握正确的练习方法，科学地分配练习时间。教师首先要简单回顾理论知识，再通过示范配合讲解分析，使学生获得关于练习方法和实际动作的清晰表象，然后再让学生分组练习，教师积极巡视，必要时进行个别指导，使练习有计划、有步骤、循序渐进地进行。此外，还要注意正确安排和科学分配练习的次数和时间，减少疲劳，提高练习效果。

（3）及时检查练习效果。练习的中间，每组安排一个同学操作演示，表扬其优点。指出错误加以纠正，帮助学生答疑，然后教师再示范或再放一遍规范操作的录像，以加强操作印象，以便使学生养成自我检查、不断纠错、不断进步的习惯，提高练习的质量和效率。

（4）练习结束时，要抽查学生的练习效果，教师再次总结操作的要点和易犯错误的地方。

（5）根据练习的内容与学生的实际情况，恰当地采用多种多样的练习方法。多样化的练习可以保持学生在练习中的兴趣和积极性，使学生从不同的方法中领悟更多的知识和技巧，减少疲劳，提高练习效果，灵活地应用所学的知识和技能。练习可以是口头的和书面的，问答的和实际操作的，个人的和集体的，模仿性的和创造性的，课内的和课外的等方式。在护理各学科教学中，可以根据护理教学内容和护生的实际情况灵活运用。

（九）实习作业法

实习作业法，又被称为实践活动法，是根据教学大纲的要求，教师在校内外组织和指导学生进行实际操作活动，将书本知识应用于实践的一种教学方法。

1. 实习作业法的优点

贯彻了理论联系实际和教学与临床相结合的原则，巩固了学生的理论知识。培养了学生运用理论知识来实践操作的工作能力及救死扶伤的职业道德。

2. 实习作业法的步骤

（1）要按照教学大纲规定，实习作业在相应的理论指导下进行。进行作业前，教师要组织学生学习相应的理论知识，学生具备一定的理论储备后再进行实际操作。

（2）临床实习进行前，教师要制订翔实的实习作业计划，包括与实习病区的联系协调、实习时间、地点、分组、实习作业内容、实习作业要求及注意事项，并向学生明确说明。

（3）在实习作业进行过程中，教师要加强指导。教师要给学生以具体帮助，尽可能让学生与患者接触，让学生真正动手操作，学会护理患者，与临床教员共同指导学生实习作业；教育学生在实习中树立人道主义的理念和培养爱岗敬业的职业素养。

（4）实习作业结束时，教师应对学生实习作业进行检查评阅，检查实习效果。

（十）读书指导法

读书指导法是教师有计划、有目的地指导学生阅读教科书和参考书来获取知识，并培养学生独立阅读能力的一种教学方法。它可以培养学生的自学能力，尤其是学会读书和独立思考、领悟的能力。在医学科学技术飞速发展的今天，这种能力和习惯对学生的在校学习和今后从事护理工作来说意义重大，尤其是临床护理、护理教学及护理科研中需要学习和研究的问题不断出现，这种能力的培养就更为重要。

1. 指导学生阅读教科书

教科书是学生在校接受护理专业学习中获得知识的主要来源。指导学生阅读教科书主要应体现在课前预习和课后复习两方面。

预习是指学生在教师讲课前自己先阅读教材。通过预习使学生初步了解教材内容并发现问题。然后带着问题听课，提高课堂讲授效果。预习前，教师应指导学生抓住重、难点和关键问题阅读，侧重于基本概念、基本理论，而不要在一些枝节问题上钻牛角尖，以提高阅读效率。教师对预习应做适当的检查，督促学生养成良好的预习习惯。复习课后，教师应指导学生及时阅读教科书，查漏补缺。整理课堂笔记，使学生及时地消化、巩固知识并使之完整系统，易于记忆。

2. 指导学生阅读参考书

首先，应帮助学生明确阅读的目的，列出参考书目或指定参考资料的范围，帮助学生正确地选择参考书，进行自学。选择参考书应注意以下问题：所选书籍资料应是与课堂学习结合紧密，其有助于学生理解新知识，同时又能够扩大学生的知识领域；选择面应适当宽一些，体裁应当多种多样，以拓宽学生的视野。

其次，还要指导学生根据不同要求选择合适的阅读方法。一是泛读，即快速浏览的方法，目的是迅速了解阅读材料的中心思想，或是寻找某种资料的阅读方法；二是精读，即围绕一个中心系统阅读的方法，就是要对学习的内容系统学习、反复领会以求举一反三、融会贯通，必要时教会学生使用各种工具书，指导学生作好读书笔记，有利于学生保存资料，使知识系统化，并提高书面表达能力。

再次，还要指导学生根据不同要求选择不同读书笔记的方法。一是摘录，就是摘抄书中有用的语句；二是提纲，是对阅读内容中心思想的概括；三是概要，阅读完毕后，自己写出阅读内容及其反映的思想。

最后，教师还应指导学生制订阅读计划，定期举行读书报告会、座谈会等交流心得体会。互相交流，解决问题，进一步加强读书的效果。

（十一）以问题为基础的学习法

以问题为基础的学习法（Problem-based Learning，PBL）是指在教师指导下，以问题为引导，学生自学讨论为主体的一种教学方法。其实质是以患者问题为基础、以学生为中心的小组讨论式教学。

1.PBL 的优点

（1）提高学生的学习积极性。PBL 教学法是围绕问题的提出、分析和解决展开的，学生可以选择适合自己的学习方法，再加上小组讨论中和同学的交流、互动，使学生成为学习的主体，所以 PBL 能够激发学生的学习热情和兴趣。

（2）培养和发展学生多方面的能力。PBL 这种"提出问题 - 建立假说 - 自学 - 论证假设"的教学方式能帮助学生养成多种能力，主要包括自我学习能力、独立思考、评判性思维能力、获取信息的能力、利用信息构建知识的能力、临床推理和解决问题的能力、团队合作能力、人际沟通能力、口头表达能力以及管理能力等。

（3）有利于基础学科知识与临床实践的统一。PBL 教学法是通过设计的临床情境及问题来引导学生学习，学生在对问题的分析、探讨和解决中能将以前学习的基础学科知识综合应用到临床实践中，既提高了对所学知识的理解和记忆，又强化了理论联系实际的能力。

2.PBL 的缺点

（1）对临床情境和问题设计的困难。PBL 打破了各学科的界限，所需要的教材与传统教材完全不同。要设计出一套既能调动学生学习积极性又能体现教学目标的临床情境和问题，无疑是一项复杂而艰巨的任务。

（2）对老师要求高。PBL 需要教师不但要具有较强的基础理论知识和丰富的临床经验，还要有较强的辅导技巧和应变能力，需要不断地进行知识更新，能对学生的不同观点进行评判和概括。

（3）学生获取的知识缺乏系统性。PBL 以问题为核心，虽然掌握了这些问题，也并不见得能掌握问题所涉及的其他方面的知识。而且 PBL 设计中也很难顾及传统教学中的先易后难、层层递进的学习顺序。

（4）对教学资源和经费要求高。要顺利开展 PBL 教学，必须使学生可以方便地取得学习资料，如参考书、图书馆和电化教学设备等，这一切都需要足够的教学资金来支持。另外，PBL 采用小组教学方式，如果要每一组配备一名辅导教师，对师资的数量要求也更高。

3.PBL 的应用技巧

（1）明确 PBL 教学中教师的角色。PBL 教学中教师不再是中心位置，其主要的任务包括如下内容：指导并帮助参与分析个案，提出问题；提供相关的知识和经验，激发学生的思考；提供可用的学习资源；检查学生自学和讨论情况，协助学生进行讨论；总结评价。

（2）把握 PBL 的适用范围。PBL 并不适用于所有的教学活动。问题教学法在下列情境中比较有效：内容指向形成相应领域的概念、规律和理论；内容是以前学过知识的合乎逻辑的积累；内容可以让学生进行独立探索；内容是阐明现象之间的因果联系和其他联系等。

（3）问题情境和问题的设计：①在问题情境和问题设计时要考虑学生的认知水平；其能激发学生的学习动机；设计的问题可以引出相关的概念原理；使学生应用相关的综合知识；适合学生在自学小组内合作学习；能培养学生分析问题和解决问题的能力。②PBL 课堂中一些常用的问题。我们对这个患者和情形知道什么？对这个问题最可能的解释是什么？为评估我们假设的可靠性，还需要从患者、患者家属或情境中获取其他什么重要信息？有没有社会资源可以被用来帮助解决这个病案？

4.PBL 的教学步骤

1）经典的 PBL 教学步骤。

经典的 PBL 是一种由 6～7 名学生组成学习小组，每组配备 1 名导师的导师制教学形式。课程设置打破学科界限，主要围绕着患者的疾病问题编制。在这种模式中，学生以组内讨论为主要形式，通过识别问题、分析问题、查找解决问题的相关信息、进而解决问题等阶段来融会贯通医学护理基础知识和临床的各种相关知识。这几个阶段周而复始，形成一个循环过程。

2）非经典 PBL 教学步骤。

当前大多数学校的护理教育者在应用 PBL 教学法时，都结合自身的教学实践和其具体情况，将经典 PBL 做了不同程度的修改，基本上仍以班级为形式，以学科为界限编制课程。最常用的教学步骤如下。

（1）设计情境问题。情境是指学生在 PBL 教学中所要面临的一种"有目的但不知如何达到"的困境。目前护理教学中最常见的方法是提供一个能体现学习目标的案例或临床情境。

（2）明确学习问题。问题可以由教师提出，也可以由学生提出。根据学生的知识水平和理解水平提供的个案或情境，提出要思考和回答的问题。在护理教学中较常用的是由教师在上课前确定需要讨论的问题，并准备书面材料。这种方式目的明确，讨论涉及范围小，有利于教师准备和学生完成既定的学习目标。

（3）分组分工。PBL一般以8～15人为单位，各组在组长的协调下制订学习目标并进行合理分工。教师可以介绍与情境有关的基础知识或解决临床问题，为参与者提供有关参考文献等学习资源。

（4）学生自学。每个学生都带着问题和任务去自学，自学的基本资源包括教科书、参考书、论文、请教专家、网上教学资源、实验室和临床实践等。

（5）组内讨论。让每个学生将自学的内容和信息与小组其他成员分享，大家互相补充，从而把个人成果转化为全组的成果。

（6）课题讨论。各小组将讨论结果带进课堂，先由每组代表陈述自己的意见，其他小组成员再对他们的意见发表见解。这种团体性质的讨论，更容易让学生碰撞出思维的火花，从而对问题的认识更加深刻。

（7）归纳讲评。教师进行答疑，并进行归纳总结。

（十二）发现教学法

发现教学法是指学生运用教师提供的、按发现过程编制的材料，在教师指导下，通过阅读、观察、实验、思考和讨论等途径去独立探索和学习，自行发现事物变化的因果关系及其内在联系，从中找到所学内容的概念、原理、规律或结论，进而掌握知识并发展创造性思维与发现能力的一种教学方法。

1.发现教学法的优缺点

（1）优点：发现教学法能充分发挥学生的主动性和创造性，提高学习兴趣；能内化外部动机；有助于开发学生的学习和智力潜能；有助于培养探索精神；有助于保持对知识的记忆。

（2）缺点：耗时多；不利于学生系统掌握知识和形成必要的技能技巧；内容较浅或较深都难以采用；对教师和学生的要求高，必须有较高的理论基础和思维发展水平。

2.发现教学法的教学步骤

（1）发现并提出学生感兴趣的问题。教师应努力创设一个有利于学生进行探究发现的良好教学情境。依据学生的特点，帮助学生确定探索的问题并启发探索过程。

（2）提出试探性的假设。通过分析和讨论，帮助学生运用已有的知识进行推理，提出解答问题的假设，指导学生思考的方向，探求解决问题的办法和途径。

（3）验证假设。帮助学生运用更多的材料和途径来分析和验证假设，学生如有不同观点可以展开讨论，引导学生去证实结论。

（4）总结运用。对结果进行补充、修改和归纳总结，形成概念、结论或原理等，并帮助学生运用知识解决问题。

（十三）情境教学法

情境教学法又被称为模拟教学法，是指教师按照教学内容设置真实、具体、生动的模拟场景，充分发挥学生的积极性、主动性和创造性，帮助学生学习和巩固知识、技能的一种教学方法。在护理教学中，常通过这种方法进行专业课的临床教学及训练。

1. 情境教学法的优缺点

（1）优点。情境教学法创设理智和情感并存的意境，激发学生的想象力，以加深他们对事物的认识和情感上的体验；学生充分参与了教学全过程，演示内容丰富多彩，激发了强烈的求知欲。真正体验到了学习的乐趣；通过营造医院环境的实践氛围，学生可以接触和体验医院护理工作，尽早认识到理论与其实践存在的差距，确立针对性的学习目标；模拟教学法有利于培养学生对实际问题的预测能力和解决问题的能力。

（2）缺点。模拟场景的设计和布置比较费时、费力、费钱；场地要求高；模拟环境和实际环境存在不同程度的差距。

2. 情景教学法的基本步骤

设计情境教学方案；根据情境要求准备场景及道具；分配情境模拟的角色及任务；实施情境训练；情景效果验证；效果评价及总结。

（十四）自学辅导法

自学辅导法又被称为学导式教学法，是指在教师的指导下，以学生自学为主的教学过程。

1. 自学辅导法的优缺点

（1）优点。体现了学生为中心的教育理念，更多地调动学生学习的主动性；

学生有较多独立学习的机会，能更好地培养独立思考、独立学习的能力；师生之间有助于建立平等协作的民主关系；有利于学生知识体系的内化形成。

（2）缺点。加大了教师的工作量，因为教师既要关注学生群体的学习情况，又要关注学生个体的学习状态；对教师和学生的要求较高；初期接受知识的效率可能较教授法低。

2. 自学辅导法的教学步骤

（1）一般环节。自学辅导法一般都包括启、读、练、知、结5个环节。"启"就是教师的启发、诱导；"读"就是学生阅读教材；"练"就是学生完成练习、作业等；"知"就是探讨自学结果；"结"就是最后小结。

（2）"六步"法。"六步法"在护理教育中应用较多，具体如下：①教师精讲，包括复习基础知识、导入新课和布置自学提纲及思考题。②学生自学，包括自学教材、互相讨论。③教师释疑，包括教师解答问题、重点知识讲解、重点提问等。④巩固练习，包括模拟练习和综合练习。⑤师生总结，指3教师和学生共同对这次课程的知识进行归纳总结，使知识系统化。⑥布置作业，教师针对重、难点及学生的疑点布置作业。

二、教案书写

教案，是指为了实现一定阶段预期的课程目标，运用系统观点和方法，遵循教学过程的基本规律，对教学活动进行系统的规划和安排。简言之，就是对教学活动的设想与计划。编写教案是对一次授课或一节授课的教学过程的设想与计划。任课教师在开课前必须编写好教案。

教案书写是教学工作的重要环节。教案不是教材的拷贝，也不仅是教师讲授要点的简单罗列，更不是"电子教案"所能替代的，这些仅能算作是讲稿。教案是任课教师实施教学活动的具体方案，是教师上课的依据，更是教师教学经验的结晶、教学组织能力、教学水平和教学思想的体现。这也是为什么同样一个问题，由不同的教师来讲授会出现不同的教学效果之所在。因此，为保障教育教学质量，提高课堂教学效果，教案编写要规范，要求如下。

（一）教案编写原则

（1）教学目的明确，重点、难点突出，紧扣教学大纲。

（2）教学内容分析透彻，文字准确，切合教材和学生实际。

（3）教学环节安排合理紧凑，对课堂教学有很好的指导作用。

（4）教案中既能体现传授知识的科学性、系统性，又能体现教学方法的灵活性，教会学生学习的方法。

（5）教案图表规范，板书设计科学合理。

（6）教案内容不断充实完善，积极吸收本学科专业最新的科研成果，充分体现教学改革的思想，培养学生的创新精神。

（7）恰当合理地使用现代教育技术手段。

（二）编写教案的前提

1.深入研究本课程的教学大纲（备大纲）

教师在备课过程中，要深入研究教学大纲，明确本课程的教学任务和基本要求，掌握各章节的教学内容，分析大纲与教材之间的内在联系，要以教学大纲作为本门课程的"法律依据"，该课程教学成功与否，应根据教学大纲规定的教学要求进行检查。

2.下苦功夫钻研教材、习题集及实习课题（备教材或教学内容）

教材是教学内容的基本依据，是直接为培养目标服务的。因此，教师必须吃透教材，了解全书的内容及各章节之间的内在联系，依据所授专业的要求来评估教材的深度和广度，在此基础上，再具体分析、确定每一课题的教学目的、重点、难点和关键问题，并进一步安排教学过程和组织教学内容。若有习题集，应做好习题解答，评估习题集各章节的难易程度、数量等。对实习课，应规范自己的示范动作或操作演示，以及巡回指导中如何突出重点，分散难点，做到心中有数。对教材、习题和实习应达到懂、透、化的境地。在钻研教材的同时，还要收集有关的参考资料和生产实践中的实例，来补充和丰富讲课的内容。

3.做好教学对象的调查了解工作（备学生）

教学活动是教师和学生的双向活动，学生是学习的主体，即学生学习的主动性和积极性是学习的内因，教师的授课则是外因，只有调动了学生在课堂中学习的能动性，教师在课堂教学中才能发挥主导作用。切记，教学的最终目的是使学生按教学要求掌握知识、发展智力和提高能力。教学成败的关键之一，是内容和方法是否符合学生的实际，这就要求教师必须了解学生的知识现状、文化基础、接受能力、学习习惯、思想状况和个别差异等，以利于调动学生的学习积极性，充分利用学生已有的知识和经验进行有的放矢地教学，更好地贯彻因材施教的教学原则，避免主观盲目性，不致挫伤学生的学习积极性而导致教学的失败。因此，教师要通过多种途径和办法去了解学生。

4.研究教学方法（备方法）

教学方法是完成教学任务所采取的工作方法，是为教学目的而服务的。教师运用教学方法向学生传授知识、技能和技巧，培养学生的能力，发展学生的智力。教学方法是由许多教学方式和手段所组成的，是一种富有创造性的艺术，具有很大的灵活性和独创性，并往往带有教师的个人色彩和独特风格。不同的教学环节、不同的教学内容和教学对象，各有其不同的特点，这就需要有不同类型的教学方式、课堂结构和教学方法。教学艺术取材于生活，但需依据教材进行巧妙的构思。精心设计出丰富多彩的表现手法。

一堂课的成功与否，在很大程度上取决于对所讲课题能否选用恰当灵活的教学方法，来激发学生学习的积极主动性。有经验的教师总是深思熟虑地选择易于学生接受的讲授方法，尤其是在学生感到"山穷水复疑无路"时，引导学生看到"柳暗花明又一村"。俗话说，学有规律，教无定法。总之，只有在教学实践中根据教学的具体内容和学生的实际情况，灵活地选择和运用恰当的教学方法，并在实践中不断地创新，才能不断地提高教学质量，达到预期的教学目的。

（三）教案内容及要求

一份规范的教案应包括授课课程、授课章节、授课对象、授课时数、授课地点、使用教材、目的要求、重点难点、教学内容和进程、教学组织形式、教学手段、使用的教具、授课提纲、时间安排、复习要点、思考讨论题及作业题、新近参考书、实施后情况记录。教案各部分内容的要求如下。

（1）教学日历是教师组织课程教学的具体计划表，由任课教师按教学计划规定的教学任务、课程教学基本要求及教学大纲的要求，结合授课班级学生学习情况、课表、校历等编写。教师在编写教学日历时应明确规定教学进程、时间、授课内容提要等。教学日历按课程和授课对象（教学班）编写。

（2）授课题目指1次理论课（一般为2学时）的章、节题目，或实践教学单元、任务、项目、课题等名称。

（3）授课时数指完成一个授课题目所用教学时间。理论课通常以学时数为单位，而实践课则以学时数、天数或周数为单位。

（4）教学目的和要求也称教学目标，指教学中要体现"课程的总体目标""章、节或实践教学单元的目标""预期达到的效果"等。

（5）教学重点和难点指该章、节的重点和难点部分，学生必须掌握的知识点和技能。实践教学还包括实践操作训练的主要指导要点；关键环节、关键技术指导方法等。

（6）教学方法和手段是根据教学目的进行教学方式（讲授、演示、实验、实作、讨论、案例分析、仿真或真实现场实作指导等）、教学辅助手段（教具、模型、图表、实物、现代教学设施设备以及特殊教学或实践环境等）、师生互动和板书等的设计。其中板书内容要设计合理、标题要醒目、序号要分明、字迹要规范工整、图表要清晰正确、数据要准确无误。要能有效地调动学生的学习积极性，促进学生的积极思考，激发学生的潜能。

（7）教学内容及设计是指通过对教学大纲、教材和主要参考资料的研析，确定本教学单元的课程教学知识信息的总和。实践课还应注重其对实践环节的指导性，必要时应包含实践步骤及其说明。具体应包括教学引入（可选）、教学内容与教学设计、作业布置、课后小结等部分。其中要有导入新课教学内容的衔接方法；授课内容层次要清楚，有条理，重点、难点突出，并有处理方法；作业题要精选、分量，深度、难度、覆盖面要适宜；课后小结主要是教师完成本教学单元教学后对教学设计、教学重难点把握、教学方法应用、教学效果等课堂教学过程情况的总结与分析。为以后教学提供经验和素材，故小结要具有概括性，重点、难点要简明扼要。

第五节　中西医结合护理教育中的人际沟通

人际沟通是人与人之间运用语言或非语言符号系统进行信息交流沟通的过程，即人与人之间传递信息、沟通思想和交流情感的过程。师生沟通是教师与学生之间的信息交流及相互作用的过程。有效的沟通交流不仅是建立良好师生关系的前提，也是教师与其他同事之间顺利开展工作的基础。因此，作为教师，了解沟通交流的知识和恰如其分地运用沟通技巧对建立良好的人际关系以及提高教学质量有着十分重要的意义。

一、人际沟通的意义

人际沟通是有意义的人际互动历程，在讨论人际沟通过程中的诸多因素之前，必须首先探讨人际沟通的意义。人际沟通是在一段时间内进行的一系列行为，无论是学校师生之间、同学之间的谈话，还是临床教师与患者之间的交谈，都有其意义。可以说，任何的人际沟通都会产生意义。人际沟通的意义主要表现在以下方面。

1. 人际沟通的内容

人际沟通的内容是指人际沟通的过程中所表达出来的特殊信息，即要沟通什么。没有内容，便不能称为人际沟通。

2. 意图

意图指的是进行人际沟通的人为什么要进行人际沟通。

3. 沟通的意义

沟通是由沟通的双方共同决定的人际沟通的过程，是当事人与沟通对象之间的互动，所以沟通的意义是由沟通的双方共同决定的。

二、沟通的基本要素

沟通是遵循一系列共同规则而互通信息的过程。一个完整的沟通过程包括 6 个基本要素。

1. 信息背景

信息背景是指沟通发生时的场所或环境，其中包括物理的场所、沟通的时间和每个参与者的个性特征，如情绪、情感、经历和文化层次等。相同的信息在不同的背景代表的意义不同，离开背景来理解沟通的内容容易产生误解。

2. 信息发出者

信息发出者指信息发出的人，也被称为信息的来源，即沟通的主动方。它可以是个体、群体或组织对所发出的信息的理解、表达和使用，受其社会文化背景、情绪、知识结构和沟通技巧的影响。

3. 信息

信息是沟通双方传达的内容，包括语言、文字、图表、音乐等多种事物。沟通的双方在将信息传递时，经过语言和非语言行为，把信息变为具体的、易理解和可接受的概念。

4. 信息的接收者

信息的接收者是指信息接收的人，也称信息传递的对象，即沟通的被动方。同样，接收者的态度、沟通技巧、知识水平和社会文化背景也会对沟通产生影响。

5. 途径

途径是指信息由信息发出者传递到信息接收者通过的渠道，即信息传递的手段。它必须是信息接收者所能接受到的，通常是与感官通路相关，如视觉、听觉、触觉、味觉、嗅觉等。这些途径可同时使用，亦可单独使用，但同时使用效果更好。

6. 反馈

反馈是指信息由信息接收者返回到信息发出者的过程，即信息接收者对信息发出者的反应。有效的、及时的反馈是极为重要的，因为一次沟通的完成，实际上要经过双方多次的反馈才能达到预期的效果。

三、人际沟通的过程

1. 意义的产生

意义是指在人的头脑中产生的源于对外部世界反应的思想和感情。例如，你今天要早去机场接人，如果觉得很累和没有精神，便是头脑中的想法，即意义。

2. 符号

符号指代表一定意义的文字、声音和动作。要将人头脑中的意义传递给别人，必须通过由语言和非语言组成的信息。

3. 编码和译码

将思想和感情转换为符号以及把他们组成信息的认知、整合过程就是编码。把别人的信息转化为自己的思想和感情的过程就是译码。前例中你将头脑中的"累"和"没有精神"转化为一句话"我今天觉得很累，没有精神"即是你的编码过程，而同事听见你说的话，看见你的倦容，头脑中也会产生"这个人看起来真的很累"的想法。同事将你的话变为自己的想法的过程便是译码。

4. 组织

将复杂的意义进行组织整合并持续沟通的过程称为组织，即我们决定如何组织信息的过程。我们对信息进行组织整合，有助于沟通对象更好地了解我们的意图。例如，教师在给学生传授知识之前，必须对所传授的内容进行组织，包括先讲什么，后讲什么；途中采用怎样的练习和互动会加强学生对课程的理解等。

四、人际沟通的特征

1.积极互动

人际沟通是将信息从一个人传递到另一个人的双向互动过程，人际沟通的双方都是积极的主体。这就表示参加人际沟通的每个人都希望自己的沟通对象具有积极性，希望沟通过程是一个相互影响、相互作用的积极过程。所以，在沟通过程中，信息发出者应准确判断对方的情况，分析沟通的动机、目的和态度等，并达到预期沟通的结果。因此，人际沟通过程不是简单的"信息传输"过程，而是一种积极的信息交流过程。

2.符号共识

沟通双方借助符号系统交流信息。作为信息交流工具的沟通符号，只有在信息发出者和信息接受者共同掌握统一的编码、译码系统的情况下才能实现。这不仅指双方应有相同的语言和非语言系统，而且要对语义、动作等有相同的理解。这在很大程度上依赖于沟通情境、社会背景、沟通场合以及沟通者的社会地位、政治立场、宗教信仰和职业等。这个法则就要求使用双方都熟悉的语言与非语言系统来进行沟通。

3.目的明确

在人际沟通中，沟通双方都有各自的立场、动机和目的，都设想和判定自己发出的信息会得到什么样的反馈。人与人的沟通是以改变对方想法和行为为目的，是一个沟通者对另一个沟通者的心理作用过程。

4.情景制约

沟通总是在一定的情境中进行的。影响我们沟通行为的因素有许多，如沟通双方的生理因素、心理因素、社会因素（文化程度、身份地位、宗教信仰、性格等）和时间、空间等。例如，教师和学生谈话时的心境，与他和校领导谈话时的心境是不同的。

五、人际沟通的类型

人际沟通可以按照不同的标准划分为不同的类型。

（一）根据沟通的形式分类

根据沟通的形式划分，分为正式沟通和非正式沟通。

1. 正式沟通

正式沟通是指在组织系统内部，按照一定的组织原则和组织管理制度，通过组织管理渠道进行的信息传递和交流，如组织内部的会议制度、汇报制度、文件的下传与呈送、组织之间的公函往来等。其优点是正式沟通的沟通渠道比较固定，信息传递较为准确，易于保密，约束力强，受重视程度较高，沟通效果好等。其缺点是因为要依靠组织系统层层传递，所以较刻板且速度慢。

2. 非正式沟通

非正式沟通是指在正式渠道之外，通过非正式的沟通渠道和网络进行信息交流和传递。非正式沟通是建立在日常人际关系基础上的一种自由沟通，没有明确的规范和系统，不受正式组织体制的约束，不受时间和场合的限制，没有固定的传播媒介，形同信息流通的"自由市场"，如组织成员的私下交谈、朋友聚会、传闻、小道消息等。非正式沟通的优点是沟通形式方便灵活、不受限制、内容广泛、速度快，能获得在正式沟通中难以了解到的一些信息，如人们的情绪、动机、思想等。其缺点是难以控制，传递的信息容易失真和曲解，并且可能形成小集团、小圈子，影响组织凝聚力和思想的稳定。

（二）根据沟通中信息的传播方向分类

根据沟通中信息的传播方向划分，分为下行沟通、上行沟通、平行沟通和斜向沟通。

1. 下行沟通

下行沟通是指在组织或群体中，自上而下的纵向信息传递，如医院护理部向各基层科室护士长下发通知，传达决策和提出要求等。其功能在于安排工作、布置任务等。

2. 上行沟通

上行沟通是指在组织或群体中，自下而上纵向信息传递，如护士向护士长，护士长向护理部主任反映意见、汇报工作情况等。其功能在于组织决策层及时而正确地了解内部运行状况和成员的意见，以便做出正确决策。

3. 平行沟通

平行沟通是指在组织内部同级机构和成员之间的横向信息传递，多用于各部门的协调合作活动，如护士之间的沟通，护士长之间的沟通。其功能在于调整组织或群体及其成员之间的关系，减少摩擦和冲突。增进相互间的合作和友谊。

4. 斜向沟通

斜向沟通是指发生在不同工作部门和组织层次的人员之间的信息传递，如主治医生及责任护士对其患者病情的交流。其功能在于协调与合作。

以上4种沟通都可以通过正式沟通或非正式沟通进行。

（三）根据沟通的方法分类

根据沟通的方法分类，分为语言沟通和非语言沟通。

1. 语言沟通

语言沟通是指运用语言符号进行信息交流。传递思想、情感、观念和态度，达到沟通目的的过程。语言沟通是一种运用最广泛的沟通方式。语言沟通过程可以超越时空限制，既可以记载人类的历史与现状，也可以与更多的人分享先进的思想和知识。同时，根据语言的表达形式不同，语言沟通分为口头语言沟通和书面语言沟通。

（1）口头语言沟通，是最常用的交流方式，采用口头语言的形式，如演讲、访谈、讨论、交谈、征询、闲聊等。口头语言沟通的优点是亲和力强，生动形象，随机灵活，可运用非语言系统增强沟通的效果，即刻获得对方的反馈，具有双向沟通的好处。

（2）书面语言沟通，是利用书面文字的形式进行沟通。书面语言沟通包括正式文件、公告、信件、备忘录、留言便条、内部期刊、规章制度等多种具体形式。书面语言沟通一般比较正式、准确和具有权威性。

为了达到语言性沟通的有效性，要注意两点：①沟通双方使用相同的语言系统。②沟通双方对相同的语言应有相同的理解。

2. 非语言沟通

非语言沟通是指通过非语言系统传递信息的方式。非语言沟通形式主要包括身体语言沟通形式、副语言沟通形式和道具沟通形式3种。身体语言沟通形式是指通过动态的目光、表情、动作、姿势、服饰等来传递信息的沟通形式。副语言沟通是指通过非词语的声音，加重音、声调、哭、笑、停顿、语速等类语言来传递信息的沟通形式。道具沟通是指人们通过运用物体、环境布置等方式来传递信息的沟通形式。非语言沟通可以是有意识的，也可以是无意识的。它具有以下特点。

（1）非语言性沟通可改变语言性沟通所表达的意思。同样一句话，可因语气、语调不同或其他非语言性表达的不同而呈现的意义不同。

（2）非语言性表达比语言性表达更接近事实。

（3）特定环境下的非语言性表达具有特定的意义。

（四）根据沟通者的数目分类

根据沟通者的数目分类，分为自我沟通、人际沟通和群体沟通。

1.自我沟通

信息的发送者和接受者的行为是由同一个人来完成的，如通过各种方式进行的自我肯定和自我批评等。

2.人际沟通

在2个人之间的信息交流，特点是有互动性。

3.群体沟通

3个或3个以上的个体之间进行的沟通，包括个体和群体之间以及群体和群体之间的一对多、多对多的正式沟通或非正式沟通，如会议、演讲及谈判等。

（五）根据沟通的意识性分类

根据沟通的意识性分类，分为有意沟通和无意沟通。

1.有意沟通

沟通具有一定的目的性，每一个沟通者对自己沟通的目的都会有所意识，如开会、讲课、打电话、写信，甚至闲聊都是有意沟通。表面上看闲聊好像没有目的，实际上闲聊可以排解孤独，消磨时光。

2.无意沟通

在与别人进行信息交流时，并没有意识到沟通的发生和信息的交流。实际上无意沟通是广泛存在的。出现在我们感觉范围中的每一个人，都会与我们有某种信息的交流。无意沟通不易被人们所认识，如护士巡视病房时，发现患者睡了，护士会不自觉地放轻脚步。

（六）根据沟通方向分类

根据沟通方向分类，分为单向沟通与双向沟通。

1.单向沟通

单向沟通是信息的单向流动，即一方只发送信息，另一方只接收信息，如专家做报告、讲演、发布命令等。其特点是接收面广、速度快，没有及时的反馈信息。

2. 双向沟通

双向沟通是信息的双向流动，沟通双方同时互为信息的发出者和接收者，如谈心、讨论、谈判等。其特点是双方的信息能够及时反馈校正，准确可靠，信息传递速度相对较慢，有利于联络双方感情，增强信息接收者的信心。

（七）根据沟通目的分类

根据沟通目的分类，分为征询型沟通、告知型沟通与说服型沟通。

1. 征询型沟通

这是以获得期待的信息为目标的沟通。一般通过提问的方式进行。

2. 告知型沟通

这是以告知对方自己的意见为目标的沟通，通常采用言语沟通的方式。

3. 说服型沟通

这是以改变对方态度为目标的沟通，主要采用说理的方式进行。

（八）根据沟通的是否需要媒介分类

根据沟通的是否需要媒介分类，分为直接沟通与间接沟通。

1. 直接沟通

运用人类自身固有的手段，无须媒介作中间联系的人际沟通，如面对面的谈话、演讲、上课等，它是人际沟通的主要方式。

2. 间接沟通

除了依靠传统的语言、文字外，还需要信件、电话、邮件、电报等媒介作中间联系的人际沟通。这种沟通方式正日益增多，极大地改变了人们的沟通方式，拓宽了人际沟通的范围。

六、人际沟通的功能

（一）生理功能

作为信息加工和能量转化系统的人类有机体必须接收外界的各种刺激，并对这些刺激做出反应，必须与外界环境保持相互作用，才能维持正常的生命活动。1954年，心理学家贝克斯顿等学者进行的"感觉剥夺"试验证明，缺乏满意的沟通甚至会危及生命。

（二）心理功能

1. 满足与他人沟通互动的需求

人具有社会属性，有人际沟通的需求，我们需要和他人进行沟通。心理学家也认为，人是一种社会动物，人类之间的相处就像人们在生活中需要水和食物一样重要。人若失去了与他人相处的机会，就会产生生理和心理失衡。日常生活中，我们习惯用一定的时间去和他人交流，甚至是闲聊一些无关紧要的琐事，但我们却能因此满足彼此互动的需求而感到愉快与满意。

2. 满足识别与肯定自我概念的需求

自我概念是对自己的评价，对自己的身份和角色的认识，对自己应该怎样行事及别人对自己如何评价等方面的观念。但是在很多时候，并不存在那种赖以判断和评价自己的客观标准和手段，这时人们便将自己的观点、能力以及其他方面与他人进行比较，产生对自我的评价。与他人比较成为一种强大的内驱力，驱使自己去行动。所以，人的自我概念是在与人的沟通过程中逐步形成和发展起来的。

（三）社会功能

我们都生活在特定的社会环境中，都不能离开社会面独立生存。我们通过沟通的纽带联结成为社会群体，形成不同的社会关系。我们通过人际沟通，发展、改变或者维系社会关系；个体可以接受社会信息，学习各种知识并联合起来开展活动；人们可以树立社会意识，增强岗位能力，优化综合素质，强化协作精神，成为社会需要的优秀人才。所以，人际沟通具有其社会功能。

（四）决策功能

1. 人际沟通使有限的资讯经过交换而变得丰富

正确和有效的资讯是进行决策的前提，有些资讯是经由自己的观察、阅读或从传播媒体得来的，但有些资讯是经由与他人沟通而获得的。

2. 影响他人或被他人影响

我们所做的决策中，有许多是需要别人同意或合作的，所以，沟通在决策中的另一项功能便是影响他人或者被他人影响。例如，说服班主任同意学生去参加某项学习活动。同意班级的安排，去执行一定的任务，都是人际沟通在决策过程中具有影响功能的表现。

七、人际沟通的层次

1.一般性交谈

一般性交谈是沟通的最低层次，沟通的双方只使用一些表面性的、肤浅的、社会应酬性的话题，如"你好""吃饭了吗""今天天气真好"之类的语言。这种不涉及个人问题的一般性交谈，可以使初次交往的双方有一定的安全感，有利于短时间内打开局面和帮助建立关系。

2.陈述事实

沟通的内容一般只涉及所要沟通的事实，不参与个人意见，也不牵扯私人关系，如"我是一名教师""今天要开会"。这种层次的沟通不需要沟通的双方参与个人感情，而只需要将沟通中的信息准确地传达给对方。在沟通双方还未建立信任感时，交谈多采用陈述事实的方式，防止产生误解或引起麻烦。

3.交流看法

当沟通到达这一阶段时，沟通双方已经建立了一定的信任，能自然表达出彼此的想法，并希望能与对方分享，引起对方的认同和理解。在此层次上，双方容易引起共鸣，获得对方认可或产生同情感。

4.分享感情

沟通双方彼此无戒备，相互信任，有了安全感时进行的沟通。在此层次上，沟通双方愿意说出自己的想法和对各种事件的反应，尊重彼此间的感情和分享感受。

5.沟通的高峰

沟通双方达到了短暂、高度一致的感觉，甚至不需要任何语言就知道他的体验和感受。一般交往时间长，信任度高的人才会达到这种沟通的最高层次，这也是沟通双方希望达到的理想境界。这种高峰只需要短暂的时间即可完成，也可能伴随着分享感觉的沟通时就自然而然地产生了。

八、人际沟通的原则

1.人际沟通具有目的性

在进行人际沟通时，我们都带着自己的目的。虽然有时这个目的是我们没有意识到的。例如，一名学生学习成绩不好，又不按时完成作业。老师为学生的文化课成绩着想，希望学生能够按时完成作业，以巩固教师课堂讲授的内容，苦口婆心地对学生讲解学好知识的重要性。如果学生以后真的能够按时完成作业，那么教师与学生进行沟通的目的便达到了。又如，在学校里，学生看到老师，常过去打一声招呼。看起来这个沟通过程好像没有直接的意义，但是实际上，双方是通过自发性的方式表达相互认识，顾及了社交的礼仪，达到了沟通的目的。

2. 人际沟通具有持续性

人际沟通具有持续性，是因为其中包含语言和非语言沟通的成分，而这些内容是他人可以进行推论的部分。例如，在课堂师生互动的过程中，学生对教师授课的反馈都会通过学生的回答问题的声音、面部表情和肢体动作表现出来，成为教师推断学生思想和感情的依据。

3. 人际沟通过程中的讯息因为不同的编码而存在差异

虽然人际沟通是有目的的，但是人们能够意识到目的所需要的时间又有很大的差异性。当我们在人际沟通中自然流露时，我们的编码是不太需要考虑的。例如，学生辛苦答题，久久做不出来时，会脱口而出："这道题真的很难！"有时，我们的沟通是根据过去的经验使用在此刻类似的情景中，此时，我们往往可以不假思索地编码。例如，以前当你需要别人帮助时，会说"请帮帮忙"，并在得到帮助后会说"谢谢"。后来的人际沟通中，与此类似的情景我们会迅速做出反应了。

4. 人际沟通具有关系性

在人际沟通的过程中，人们不仅分享讯息，也显示彼此的关系。例如，当同学甲对同学乙说："你看，我把这本书给你带来了。"甲不仅是报告消息，同时也传达"我还是很为你着想的"这一信息，以体现相互之间的关系。

在人际互动的过程中，涉及关系的意思有两层。一是呈现在关系中的情感。例如，听到一个人对你说："真高兴见到你！"伴随这句话的非语言行为让我们知道对方是否真的高兴见到我们。如果对方面带微笑，声音真诚，并热情地注视着我们，拍着我们的手，我们便能感觉到对方的热情。相反，如果对方使用的是没有感情的声音。表情僵硬，我们会觉得对方只是社交上的礼仪而已。二是界定谁是关系中的主控者。例如，宣传委员对班长说："我知道你担心咱们班级这次活动的宣传力度，但是我会妥善处理好这一切的。"由宣传委员的用字和语词，我们可以看出，宣传委员是本次活动宣传的主力，是一位主控者。

九、人际沟通的影响因素

（一）个人方面的因素

1. 情绪因素

情绪会影响一个人对信息的理解。当交流的双方情绪稳定时，能够较系统地表达自己的意见和想法，交流会愉快、顺利；而当一方或双方情绪不稳定，出现愤怒、兴奋、焦虑、紧张、悲伤等不良情绪时，常会词不达意或对信息理解错误，影响沟通的效果。

2. 身体因素

个人身体的缺陷和不适会影响其沟通的效果，如果交流一方或双方听、说、看和理解的能力低下或出现疲倦、疼痛、身体不适等都可以影响信息的传递和接收。

3. 感知因素

感知是一个人对事件的观点和态度。双方感知不同，看待事物的观点也不同，交流则不能达到统一。

4. 价值观

价值观直接影响和决定一个人的理想、信念、生活目标和追求方向的性质。不同的经历和不同的期望会导致不同的价值观。价值观既影响人们表达其思想、感情和意见的方式，也影响人们对他人的思想、感情和意见的理解。

5. 社会文化背景

不同阶级、种族、民族、文化、职业和信仰的人，其认知和表达其思想、感情的方式也不尽相同，沟通时容易产生障碍。

6. 知识水平

沟通双方的文化程度不同，对事物会有不同的认知和理解。知识水平的差异常使沟通产生障碍。一般来说，知识水平越接近，沟通越顺畅。反之，容易产生障碍。

7. 角色与关系

例如，同学之间说话可以随意，互相打闹嬉戏，但师生关系就不一样，学生要尊师重道，使得学生在老师面前恭敬有礼。同样，上级与下级和同级之间的交流也是不一样的。所以，角色与关系也影响交流。

8. 其他因素

沟通方式、语言技巧、性别、种族、年龄等都是可以影响沟通效果的。

（二）环境方面的因素

1. 物理环境

物理环境是指沟通环境中的温度、光线，沟通者的位置，身体距离等因素。

（1）沟通者的位置。

沟通者之间的人际距离是指他们之间的身体距离以及两者的座位。如面对面近距离的座位会使双方近距离的直视而觉得有压力，而适当的距离会利于沟通的进行。

（2）沟通的场所。

进行人际沟通时，不同的场所因其不同的光线、温度、气味和安静度而影响沟通的效果。光线昏暗、室温过高或过低、难闻的气味和嘈杂的环境等会造成沟通者看不清对方的表情、沟通者精神涣散、注意力不集中等。当沟通一方发出信息后，外界的干扰可以导致信息失真，造成另一方无法接受信息或误解信息含义，导致沟通障碍。因此，人际沟通时，应该选择一个具有温和的光线、适宜的温度、清新的气味和安静的环境的场所。

（3）隐秘性。

人际沟通中，可能会涉及一些隐私性的谈话。沟通者讲述时，不希望被其他人听见，因此沟通时应考虑环境的隐秘性。条件允许时，最好选择无人打搅的房间，或请其他人暂时离开，或是注意说话声音的大小，以解除沟通者的顾虑。

（4）身体距离。

人际交往中，无意识或有意识地保持一定的距离以捍卫个人的空间和领地，当其受到限制和威胁时，人们会产生防御性反应，从而阻碍沟通。人际空间距离大致可以分为4种：①亲密距离是指交流双方距离小于50cm，通常用于家人、好友之间。②个人距离是指交流双方距离为50cm～1m，一般用于朋友之间。③社会距离指交流双方距离为1～4m，用于具有公开关系而不是私人关系的个体之间，如上下级关系、师生和护患之间等。④公众距离是指交流双方距离大于4m，用于进行正式交往的个体或陌生人之间。

2. 社会环境

沟通的意义会因所处社会环境的不同而有所差异。在家庭、工作场合、宴会、朋友聚会等不同的场合，人们沟通的内容与方式都是不同的。

十、语言沟通与非语言沟通的技巧

（一）语通交流的技巧

1. 词汇

在沟通过程中，如果信息接收者不能理解信息发出者所传递的信息，那么沟通是无效的。所以信息发送者要根据不同的信息接受者选择合适的词汇，如对老年人、文化水平和理解能力比较低的沟通者要使用通俗的词，避免使用专业术语。

2. 语速

语速要适宜，不要过快，也不要过慢，不要不合适的停顿。速度过快，让人有时思维跟不上，反应不过来；速度过慢，让人听了着急，易起不耐烦的情绪。据调查，每分钟 60 个字左右的语速是较为适宜的。

3. 音调

音调可以影响信息的含义，从而影响沟通的效果。即使是一个简单的陈述，凭借音调便可以表达热情、悲伤和愤怒等不同的情感。

4. 幽默

恰当地使用幽默可减轻压力，增加情感支持的有效性。当沟通一方有情绪不良时，恰当地使用幽默可以帮助沟通一方释放情绪上的消极性，但要注意使用的场合和沟通者的性格，不要弄巧成拙，而且要沟通双方关系比较好，信任度比较高的时候使用。

5. 清晰和简洁

清晰的发音和简洁的词汇可以保障有效的交流。如果吐字不清、说得太多，又没有重点，别人不容易明白你的意思，造成沟通无效。使用简明扼要的词句可以减少一些不必要的混淆。

6. 可信

说出去的话一定要有可信度，不懂、不知道、没有把握的不要乱说。正确可靠的信息能取得别人的信任。

7. 沟通时间的选择

沟通时间的选择对信息的接收是尤为重要的。即使信息是重要的，但如果没有选择合适的时间传递此信息，同样会妨碍信息的正确接收。因此，沟通者必须选择适当的时间沟通。通常最佳的交流时间是沟通者表现有兴趣交流的时候。所以，在谈话之前，沟通双方协商一下，以选择最佳的交流时间，以保证有效交流。

（二）语通交流的技巧

1. 仪容仪表

当两个人见面时，首先被对方所关注的是一个人的外表。仪容仪表会影响对方的感知，考究的服装、精致的妆发、饱满的热情、健康的体魄、旺盛的精力等良好的形象能促进交流，使沟通者有安全感和信赖感。反之，会使沟通者有不信任感，阻碍交流。

2. 面部表情

面部表情是沟通交流中最丰富的讯息来源，信息的接收者往往根据对方的面部表情做出判断。沟通者应该意识到自己面部表情的重要性，并且尽可能控制那些容易引起误解的表情；也应仔细观察对方的面部表情。注意与其语言表达的内容是否一致。

3. 目光接触

目光接触即眼神的交流，是面部表情中非常重要的部分。目光的接触通常是希望交流的双方，在交流期间，双方保持适度的目光接触，表示尊重对方并愿意倾听对方的讲述，并及时得到对方的反馈（了解对方的满意度，是否感兴趣，还有没有继续沟通的必要等）。一般来说，理想的情况是一方坐在对方的对面，使双方的眼睛在同一水平面上，体现平等的关系。目光的位置大体在对方的嘴、头顶和面颊两侧为好，并且表情要轻松自然。目光范围过小，会使对方有压迫感；过大，目光则显得太散漫，注意力不集中。应避免向下看对方，给对方一种居高临下的感觉，使对方容易产生自卑感。

4. 手势

手势可加强思想和感情的表达。适当的手势可以增加沟通的效果，但切忌手势太多，手舞足蹈，让人眼花缭乱。

5. 触摸

触摸可以表达关心、理解、安慰和支持，但是触摸还有其他的意义，它常受家庭、宗教信仰、社会阶层、文化等多方面因素的影响。此外，年龄和性别在触摸的意义上也起着一定的作用。

6. 暗示

在某种情况下，语言信息和非语言信息会出现不一致的情况，即两者间传递的意思不同、甚至是矛盾的。在这种情况下，通常非语言的行为更能准确地表达说话者的真实感情。然而，非语言信息有时是含糊不清的，而且因文化的差异，其表达的含义也有所不同。所以，应鼓励对方将其非语言的信息用语言表达出来。

参考文献

［1］吴松花, 李明今. 中西医结合护理教育现状与发展趋势［J］. 齐鲁护理杂志, 2013, 19（10）: 47-48.

［2］秦明芳, 杨连招. 基于本科护理教育的中西医结合护理专业硕士研究生培养策略［J］. 广西教育, 2016（07）: 82-83.

［3］马淑丽. 中西医结合护理教师业务培养探析［J］. 世界中西医结合杂志, 2013, 8（11）: 1170-1172.

［4］李明今. 关于护理学专业中西医结合护理教育的研究［J］. 教育与职业, 2008（09）: 89-90.

［5］徐桂华. 中西医结合高等护理教育模式改革与研究［J］. 中医教育, 2002（05）: 31-32.

［6］郭巧英, 杨琼, 陆丽娜, 等. 骨科病房晨间分层中西医结合护理查房初探［J］. 护士进修杂志, 2013, 28（16）: 1463-1464.

［7］唐媛. 人性化管理在中西医结合科护理管理中的应用效果分析［J］. 中国社区医师, 2022, 38（28）: 97-99.

［8］吴菊茹. 情感管理在中西医结合科护理管理工作中的应用［J］. 中医药管理杂志, 2020, 28（12）: 62-64.

［9］陈欢欢. 中西医结合护理质量管理在内科病房的实施与效果［J］. 中医药管理杂志, 2019, 27（24）: 140-141.

［10］季玉凤. 中西医结合护理管理模式在内科护理管理中的应用分析［J］. 中国卫生产业, 2018, 15（17）: 10-11.

［11］刘丽娟. 中西医结合综合康复疗法治疗膝骨关节炎的疗效观察［J］. 中国医药指南, 2019, 17（05）: 177-178.

［12］顾力华，陈奇刚，石丽琼，等. 中西医结合康复疗法治疗神经根型颈椎病73
例［J］. 河南中医，2015，35（03）：559-560.

［13］杨丽春，殷欣. 腰椎间盘突出症术后中西医结合康复疗法护理疗效观
察［J］. 护理研究，2008（24）：2195-2196.

［14］王晓健，华何柳，何毅娴，等. 中西医结合并康复疗法治疗血管性痴呆的
疗效［J］. 心血管康复医学杂志，2006（05）：498-499.

［15］杨永，杨连招，张瑛，等. PBL案例情境教学在中西医结合外科急腹症护理
本科实训应用效果中的质性研究［J］. 当代护士（下旬刊），2018，25（07）：
150-152.

［16］王玉玲，王丽，王文锐. 中西医结合护理在急腹症患者中的应用体会［J］.
天津护理，2015，23（05）：426-427.

［17］冯智华，潘燕，吴雅慧. 中西医结合护理急腹症的体会［J］. 世界最新医学
信息文摘，2015，15（52）：105.

［18］罗运文，胡红梅. 94例急性胰腺炎的中西医结合护理［J］. 亚太传统医药，
2010，6（07）：186-187.

［19］傅川，牟剑珍. 中西医结合治疗急腹症的观察及护理［J］. 时珍国医国药，
2002（12）：713.

［20］张缤丹，刘浩. 基于PDCA循环的情景模拟教学法在手术室中西医结合护理
专业实习教学中的应用［J］. 卫生职业教育，2022，40（03）：70-72.

［21］李兴芳. 精细化护理质量管理在中西医结合手术室中的应用［J］. 中医临床
研究，2020，12（07）：136-138.

［22］周超群. 精细化管理在中西医结合病房医院感染控制中的应用［J］. 中医药
管理杂志，2022，30（07）：172-173.

［23］戴新娟，顾平. 中西医结合护理诊断手册［M］. 南京：南京大学出版社，
2018.